牙种植轮廓美学——实战根盾技术（SST）

Contour Aesthetics in Dental Implant—Socket Shield Technique

QUINTESSENCE PUBLISHING

Berlin | Chicago | Tokyo
Barcelona | London | Milan | Paris | Prague | Seoul | Warsaw
Beijing | Istanbul | Sao Paulo | Sydney | Zagreb

Contour Aesthetics in Dental Implant

—Socket Shield Technique

牙种植轮廓美学

——实战根盾技术（SST）

主　审　赖红昌

主　编　王劲茗　邓飞龙

副主编　李俊达

北方联合出版传媒（集团）股份有限公司

辽宁科学技术出版社

序　言

在口腔种植领域，上颌前牙区的美学和功能重建一直是重要的挑战。由于上颌前牙唇侧骨壁通常较薄，拔牙后容易发生骨吸收，增加种植修复的难度，影响其美学和功能效果。针对这一问题，Hürzeler教授于2010年提出了一种创新的技术——根盾技术（socket shield technique，SST），即在拔牙时保留唇侧颈部的部分牙根，随后即刻植入种植体。

SST的出现为美学区即刻种植修复带来了新的方向。然而，SST作为一项新技术，它的困境是存在技术敏感性高、并发症风险高的问题。SST要求临床医生谨慎选择合适的病例，熟练掌握操作流程、细节和技术难点，合理设计根盾的形态和种植体植入的位点与方向，准确分析手术风险，对术中及术后可能出现的并发症能够及时决断并妥善处理，以求最大限度防止种植失败，为患者争取最佳的治疗效果。

中山大学光华口腔医学院附属口腔医院口腔种植科王劲茗教授团队对于SST进行了深入的研究，大胆尝试、小心操作，经过多年的手术应用积累了丰富的临床经验，并将这些宝贵的临床经验和经典的代表病例精心整理，编写了《牙种植轮廓美学——实战根盾技术（SST）》一书。在本书中，我们可以看到王劲茗教授团队对SST进行了全面的介绍，包括SST的适应证选择、根盾设计原则、操作流程要点等。同时王劲茗教授团队分享了多篇精彩病例，从术前评估、术式选择、风险考量，到术中操作过程的细节展示，并配以大量临床图片，以及最终取得的临床效果和对于该病例的分析思考，内容翔实、精彩纷呈、引人入胜。

本书理论扎实，同时融合了王劲茗教授团队丰富的临床经验，相信本书会受到广大医生同道的欢迎。在《牙种植轮廓美学——实战根盾技术（SST）》一书出版之际，谨向广大读者推荐此书，希望各位从事口腔种植工作的同道们能够从中受益！

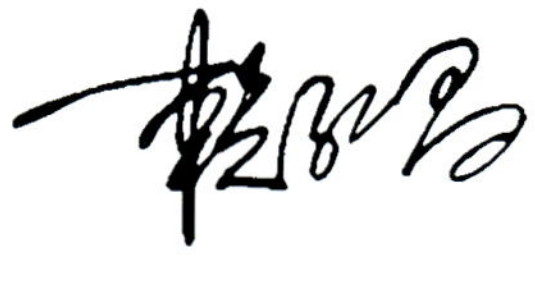

2024年11月 于上海

前言一

前牙区种植由于种植位点位于牙列美学区，对患者整体形象的影响大，患者往往对于种植修复后的美学期望与要求较高。但由于前牙区的唇侧骨板往往较为菲薄，且在牙齿缺失后，唇颊侧骨板相较于腭侧骨板吸收迅速且明显，造成垂直向和水平向骨缺损。此类不良的骨组织条件对于前牙区的美学修复提出了更高难度的挑战，如何在最短的疗程中取得让临床医生和患者都能满意的美学修复效果，是许多临床医生面临的一项重要临床挑战。

Hürzeler教授提出的SST，不同于以往任何种植术式，创新性地在种植位点保留了天然牙部分根片，通过将这一小部分牙根稳固地保留在牙槽窝内，利用此部分牙根片的牙周膜血供以滋养束状骨，特别是菲薄的唇侧骨板，从而解决前牙区种植术后唇侧骨板改建丧失的难题。这项技术的难点在于对临床医生的技术要求高，治疗前临床医生应对牙根及牙槽骨的走向非常清晰，对于根片设计和种植体植入方向的规划也十分明确，做到“胸有丘壑”，才能在手术中准确地分离牙根，达到唇侧根片稳固地附着于骨壁且不损伤牙槽窝内其他结构的目的。

本书的内容丰富而详尽，不仅在文字上有着深入全面的阐述，同时配以大量的临床图片，图文并茂地向读者展示了SST的操作过程及取得的临床效果，对于读者有着很好的借鉴意义。本书中所包含的理论知识基础坚实，笔者还融入了自己丰富的临床经验，展示了SST在不同临床条件下的应用，结合了大量临床经验给予种植专科医生临床操作指导，是一本关于SST的重要临床操作指南。

本书凝聚了团队多年应用SST的心得体会和对于SST临床效果的观察。我相信本书的出版一定会受到广大医生同道的欢迎，感谢王劲茗教授团队为本书做出的贡献。期待每一位阅读本书的读者，都能在阅读和思考的过程中获得新的启示与收获。

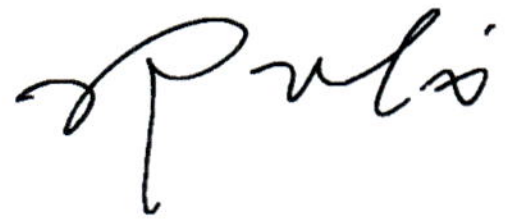

2024年11月 于广州

前言二

随着新材料与新技术的不断发展，口腔种植修复已逐渐成为牙列缺损修复的主流选择之一。在种植治疗时，前牙美学区对美学的高需求与前牙区软硬组织重建的高难度，存在难以避免的冲突。一直以来，口腔种植临床医生致力于应用各种骨增量技术和软组织增量技术，以求恢复和改善前牙美学区种植修复后的软硬组织轮廓及形态，虽然取得了长足的进展，但仍然存在治疗周期长、轮廓形态不自然等问题亟待解决。而医生通过保留天然牙发育单元的3个要素——唇侧根片、牙周膜血供及束状骨，最大限度地保留种植位点的唇侧骨板及保持唇侧牙根轮廓外形。该技术应用于前牙区种植美学修复有着独特的优势，或可成为广大临床医生对于种植美学修复的新选择。

SST（socket shield technique）于2010年由Hürzeler教授创新性地提出，经历了10余年的不断改进，已拥有完善的操作流程指导，可以成熟地应用于临床。然而医生对于适应证的选择值得探索，对临床医生的技术也有一定要求，如果操作不当，术中及术后可能出现并发症。这要求临床医生在应用时谨慎选择病例，对操作流程和技术难点了然于心，才能取得理想的临床效果。

在本书中，我们对SST的适应证选择、操作流程、根盾设计等进行了详细的介绍，同时分享了20余个SST病例，详细介绍了在不同情况下的应用过程及取得的临床效果，其中还囊括了医生与数字化技术的结合以及并发症的处理。在这些分享的病例中，我们列出了每个病例的病史、临床表现、影像资料以及治疗方案等关键信息。同时，我们团队还结合自己的临床经验和专业知识，对这些病例进行深入分析和解读，以期为口腔种植医生同行们提供一些有益的参考和借鉴。

希望本书能为您带来些许启发，将理论与实践相结合，此为我们编写本书的初心。同时，为了进一步提高本书质量，与广大同仁交流学习、互相启发，诚恳希望专家同仁提出宝贵意见。

王勤思

2024年11月 于广州

编者名单

主审

赖红昌

主编

王劲茗　邓飞龙

副主编

李俊达

编者（按姓名首字笔画为序）

王天璐　刘　芸　许玉明　许嘉允　麦　馥　吴雨函

吴敏婷　张晨光　陆　笑　陈建宇　欧乾民　曾文奕

主编助理

麦　馥

主审简介

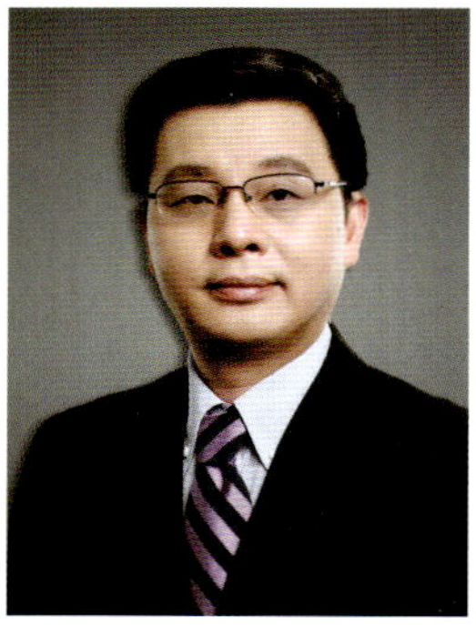

赖红昌

口腔医学博士，教授，
主任医师，博士研究生导师

上海交通大学医学院附属第九人民医院口腔种植科 主任

中华口腔医学会口腔种植专业委员会 主任委员

国家口腔医学中心专科联盟 主任

中国医师协会种植工作委员会 副主任委员

担任国际种植领域顶尖杂志《International Journal of Oral Implantology》副主编、《Clinical Implant Dentistry and Related Research》副主编、《Clinical Oral Implants Research》编委和中文版主编。

主编简介

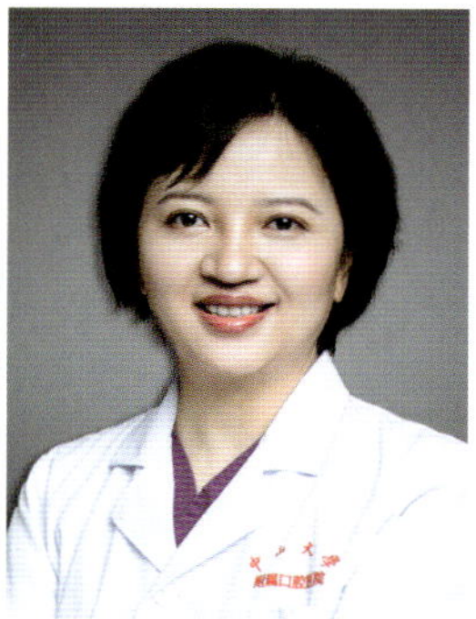

王劲茗

口腔医学博士，主任医师，
硕士研究生导师

中山大学光华口腔医学院附属口腔医院口腔种植科 副主任

中华口腔医学会口腔种植专业委员会 委员

国际口腔重建基金会（FOR）中国委员会 委员

广东省临床医学学会牙种植学专业委员会 副主任委员

广东省口腔医学会口腔种植学专业委员会 常务委员

广东省整形美容协会口腔整形美容分会 常务委员

2000年毕业于华西医科大学获硕士学位，2010年获中山大学博士学位，2014—2015年国家公派美国哥伦比亚大学牙学院Center for Craniofacial Regeneration访问学者。

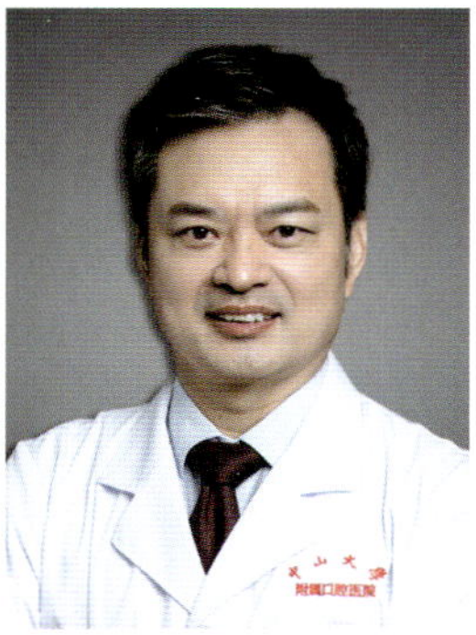

邓飞龙

口腔医学博士，教授，
主任医师，博士研究生导师

中山大学光华口腔医学院附属口腔医院口腔种植科 主任

中华口腔医学会口腔种植专业委员会 常务委员

广东省口腔医学会口腔种植学专业委员会 副主任委员

广东省口腔医学会 常务理事

担任杂志《Clinical Implant Dentistry and Related Research》和《Clinical Oral Implants Research》中文版副主编、《中国口腔种植学杂志》编委、《中华口腔医学研究杂志》编委。

副主编简介

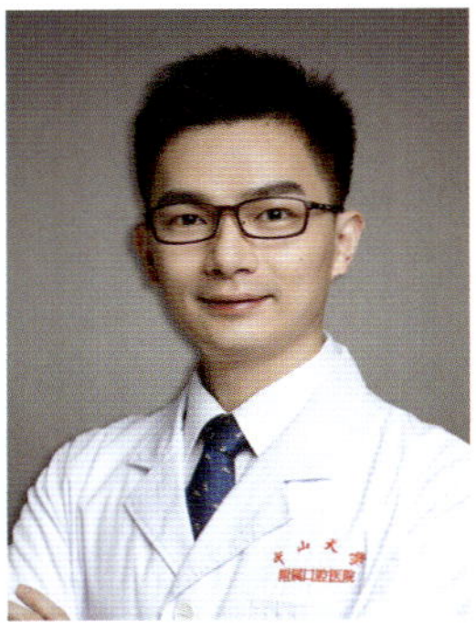

李俊达

主治医师，助理研究员，
博士后

中山大学光华口腔医学院附属口腔医院口腔种植科 主任助理
广东省口腔医学会口腔种植学专业委员会 青年委员
中国非公医疗协会口腔种植专业委员会 委员
第一届FOR全国病例大赛前10强

编者简介

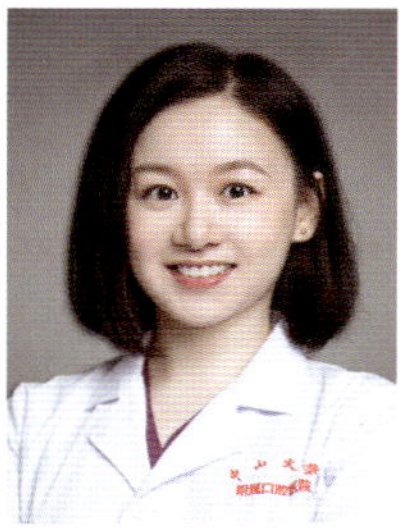

王天璐

主治医师，助理研究员，博士后

广东省口腔医学会口腔种植学专业委员会 青年委员
美国加州大学旧金山分校 交流学者
中华口腔医学会口腔种植年会病例大赛全国二等奖

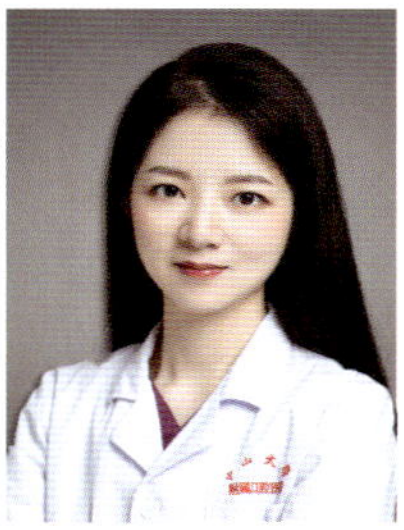

刘　芸

博士，主治医师

广东省口腔医学会口腔种植学专业委员会 委员
第十一次BITC口腔种植大赛骨增量主题分赛区二等奖
第一届FOR全国病例大赛前20强

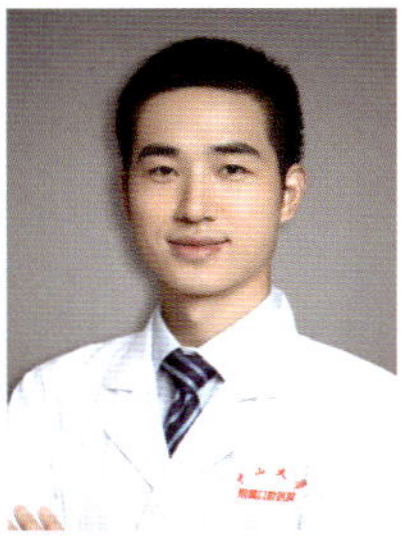

许玉明

医师，助理研究员， 博士后

中国非公医疗协会口腔种植专业委员会 委员

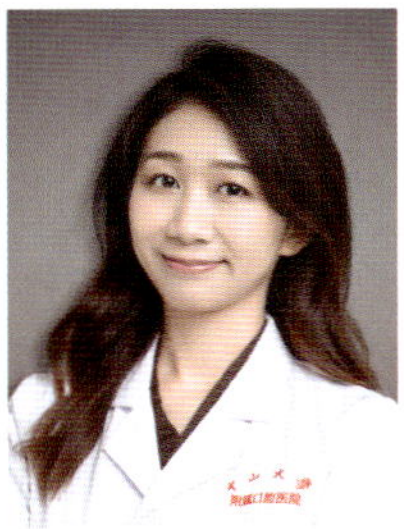

许嘉允

医师，助理研究员，博士后

广东省临床医学学会牙种植学专业委员会 委员
诺保科大中华区 讲师
登士柏 青年讲师
第二届FOR全国病例大赛前10强

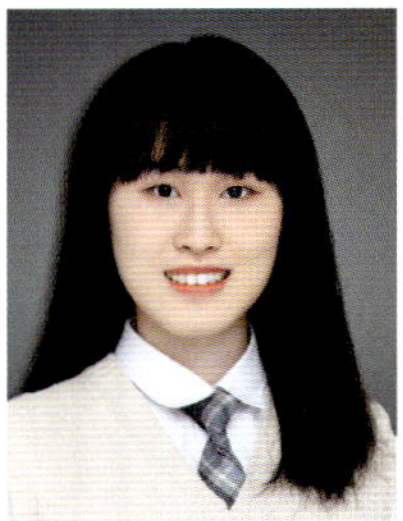

麦　馥

中山大学光华口腔医学院附属口腔医院口腔种植科 硕士研究生

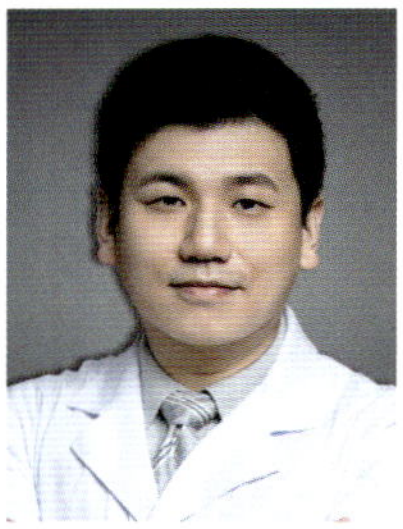

吴雨函

日本东北大学与北京大学联合培养口腔医学博士

希玛爱康健口腔集团医疗 副总监
诺保科、瑞医博机器人 特聘讲师
中科安齿、华视光学、立心科学 学术顾问

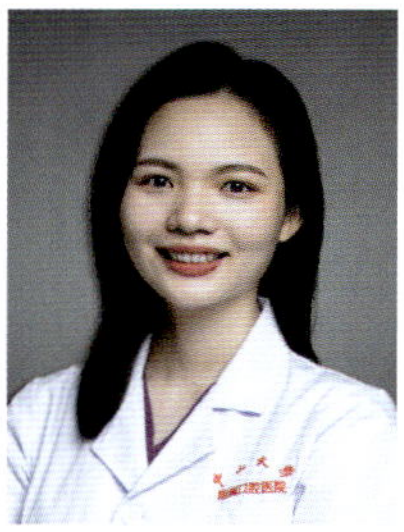

吴敏婷

口腔种植学硕士，医师

广东省口腔医学会牙周病学专业委员会 青年委员

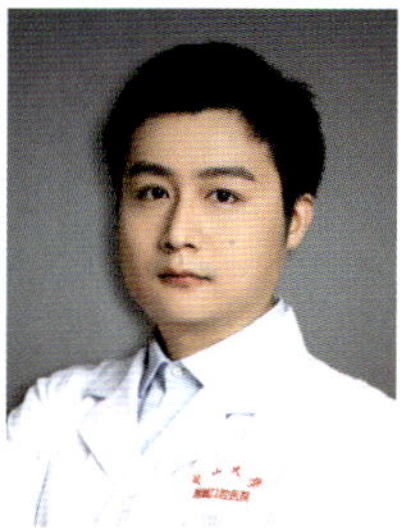

张晨光

医师，助理研究员，博士后

中国科协青年人才托举工程
广东省临床医学学会牙种植学专业委员会 委员

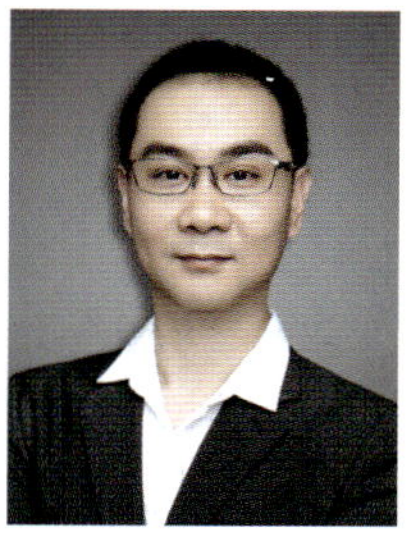

陆　笑

博士，副主任医师

广东省临床医学学会牙种植学专业委员会 常务委员
广东省口腔医学会口腔种植学专业委员会 委员
广东省口腔保健分会 副主任委员
广东省口腔医师协会 理事
美国哥伦比亚大学 访问学者

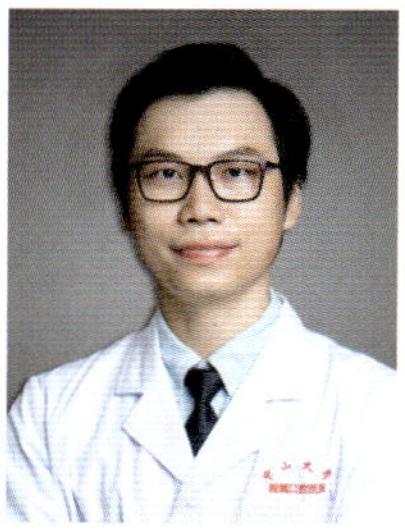

陈建宇

博士，副主任医师，硕士研究生导师

广东省医院协会口腔数字化技术管理专业委员会青年委员会 副主任委员
广东省口腔医学会口腔种植学专业委员会 委员
广东省医院协会口腔数字化材料技术管理专业委员会 委员
加拿大McMaster大学 访问学者

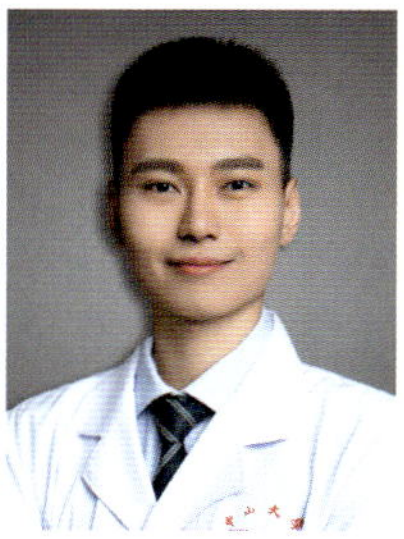

欧乾民

医师，助理研究员，博士后

中华口腔医学会第十三次全国口腔生物医学学术年会杰出青年研究奖
中华口腔医学会第九次口腔医学科研管理分会青年科学家一等奖

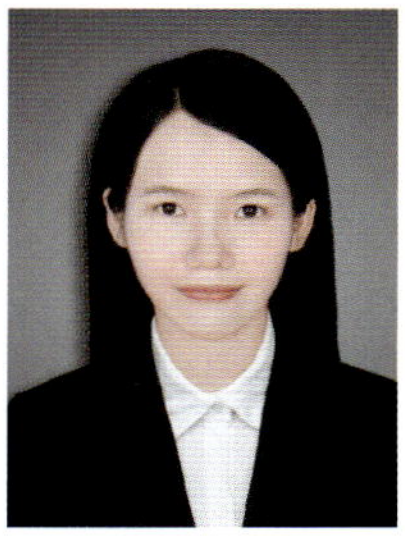

曾文奕

中山大学光华口腔医学院附属口腔医院口腔种植科 博士研究生

目　录

第 1 章

1

序章：种植轮廓美学与 SST

PREFACE:
APPLICATION OF SOCKET SHIELD TECHNIQUE FOR CONTOUR AESTHETICS IN DENTAL IMPLANT

SST：一项用于保存唇侧骨壁的种植新技术

王劲茗　麦　馥

目前，拔牙后牙槽骨改建对于种植修复仍是一个挑战性的难题[1-3]，而上颌前牙区的唇侧骨壁厚度普遍小于1mm[4]，存在骨壁过薄甚至缺如的问题。一方面更易引起骨吸收[5-7]，影响种植术后的远期预后效果，导致种植失败[8-9]；另一方面缺少硬组织支持将导致种植位点唇侧龈缘退缩，最终造成相邻龈缘线不连续、种植体暴露、龈乳头解剖形态消失等美学缺陷[10-11]，无法满足患者的美学期望。

为了减少上颌前牙区拔牙后的唇侧骨丧失，维护上颌前牙区种植术后的美学效果，有研究者已经提出了许多方法来对抗拔牙后的骨改建，如即刻种植、引导骨再生、结缔组织移植、超量植骨、双区植骨等，这些方法可以一定程度地减少或补偿唇侧骨吸收，但都不能完全有效地达到阻止上颌前牙区拔牙术后骨丧失的目标[7,12-19]。

研究表明，上颌前牙区唇侧骨壁为菲薄骨壁，几乎都由束状骨组成，束状骨主要依赖牙周膜血供[20-23]，拔牙造成的创伤与牙周组织丧失是导致唇侧骨壁吸收的根本原因。因此，或许可以通过维持牙周膜血供以达到保存完整唇侧骨壁的目的。

1980年，Casey和Lauciello首次引入了牙根浸没技术（submerged-root technique）[24]，即通过在义齿下方保留牙根的方式，保留完整的牙周组织以实现牙槽骨的完整保留。2007年，Salama等[25]将牙根浸没技术引入种植学科，在美学区多颗牙缺损的病例中，通过保留桥体下的牙根以保留该位置的牙槽骨。2010年，Hürzeler等[26]在动物实验中创新性地保留了种植位点的唇侧牙根并与即刻种植结合起来，在4个月后进行组织学评估，发现该方法可以在没有任何炎症和吸收的情况下实现骨结合，且唇侧骨壁没有任何丧失，证明此技术是一种可行的有效保留唇侧骨壁的种植方式，Hürzeler将此技术命名为Socket Shield Technique，即SST。

近年来，国内外的临床试验都表明，SST有着与常规即刻种植等同的成功率，且对比其他任何保存牙槽骨的种植术式，SST能够真正达到阻止唇侧骨壁改建的目的，完好保留前牙种植位点原有的牙根轮廓，获得更好的上颌前牙种植美学效果。

SST对操作者技术敏感性有较高要求，本章将对SST的适应证、操作流程、根盾设计等进行详细的阐述，以供临床医生参考借鉴。

1　SST的适应证与禁忌证

选择合适的病例是提高SST成功率的重要前提。在选择应用SST时，应考虑以下几点：

1. 失牙原因：由龋齿或创伤导致的不能进行修复但稳固的牙齿适合进行SST。

2. 美学要求：涉及美观的牙齿，特别是位于美学区（上颌前牙区）的牙齿。

3. 牙周条件：良好的牙周条件，是确保种植术后远期成功的前提。

4. 根尖周条件：由于牙根的根尖部在制作根盾的过程中会被切除，所以根尖周的小病变可以通过牙槽窝处理，而根尖周感染范围较大的牙齿则应避免即刻种植。

5. 腭骨和根尖骨量：在拔牙后即刻植入种植体时，必须实现种植体的初期稳定性[27-28]。获得初期稳定性所需的骨量为根尖部3～5mm[29]。

牙根的矢状位置应通过CBCT评估。Gluckman等[30]根据上前牙的垂直轴向倾斜度和骨壁厚度，将上颌前牙在牙槽骨中的位置分为5类（表1-1和图1-1）。他们分析了150个CBCT图像（总样本量为591颗上颌前牙），发现其中Ⅱ类牙最多，占所有样本的76.5%，而对于种植更安全的Ⅰ类牙仅占6%。Ⅴ类牙的唇部骨壁和腭部骨壁均较薄，这样的骨骼解剖结构将无法保证种植体的初期稳定性，并且种植空间有限，将使种植体太过靠近根盾，在种植过程中容易发生根盾移动而导致手术失败，因此不适合应用SST。

缺牙周围的可用骨不足，会影响即刻种植的初期稳定性，该情境下不应选择SST，应首选早期种植或延期种植。

治疗方式选择错误可能导致病例治疗失败，以下情况不适合选择SST：

1. 松动的牙齿：SST的成功取决于唇部根盾与唇骨的完整附着，松动的牙齿是该手术的禁忌。松动的根盾必然会导致术后根盾移动，导致并发症或手术失败。

2. 唇侧骨壁大面积缺失：在没有唇骨支撑根盾的情况下，术后根盾的移动是不可避免的。

3. 较大的根尖周病变：根除病灶是治疗的首要目标，这种情况应采用拔除牙齿和手术切除的常规方法进行治疗。

4. 牙内吸收：有内吸收且影响牙根唇部的牙齿应避免进行SST。

5. 牙根变色：牙根如果长时间严重变色，保留的根盾可能会造成美观问题。如果患者具有薄的牙龈生物型和高唇线，变色的根盾可能会通过软组织显露出来，影响美观。在这种情况下，应考虑完全拔牙和常规治疗。

2　根盾设计

理想的根盾设计和制备应遵循以下原则：

- 应确保根尖部的完全去除和彻底清创
- 在制备结束时，根盾应保持稳定，以防止感染、再吸收、挤压和随后的根盾损失
- 根盾与种植体的关系：种植体应尽量避免与根盾之间的接触。根盾与种植体的直接接触，容易导致种植体骨结合面积减小
- 根盾也应保持一定的厚度：根盾非常薄的情况下可能会发生根盾移动而导致根盾脱落，无法附着于唇侧牙槽骨（图1-2）

表1-1 即刻种植时牙根位置与轴向分类

分类	垂直倾斜方向，唇腭倾斜方向，骨壁厚度
Ⅰ类	牙齿在牙槽嵴内居中 ⅠA类：厚颊侧骨（≥1mm） ⅠB类：薄颊侧骨（＜1mm）
Ⅱ类	牙齿腭倾 ⅡA类：厚牙槽嵴骨 ⅡB类：薄牙槽嵴骨
Ⅲ类	牙齿唇倾：典型的厚腭侧骨、薄唇侧骨，唇侧根方骨壁较厚
Ⅳ类	牙齿唇侧位于牙槽骨壁包围之外
Ⅴ类	薄的唇侧和腭侧骨壁

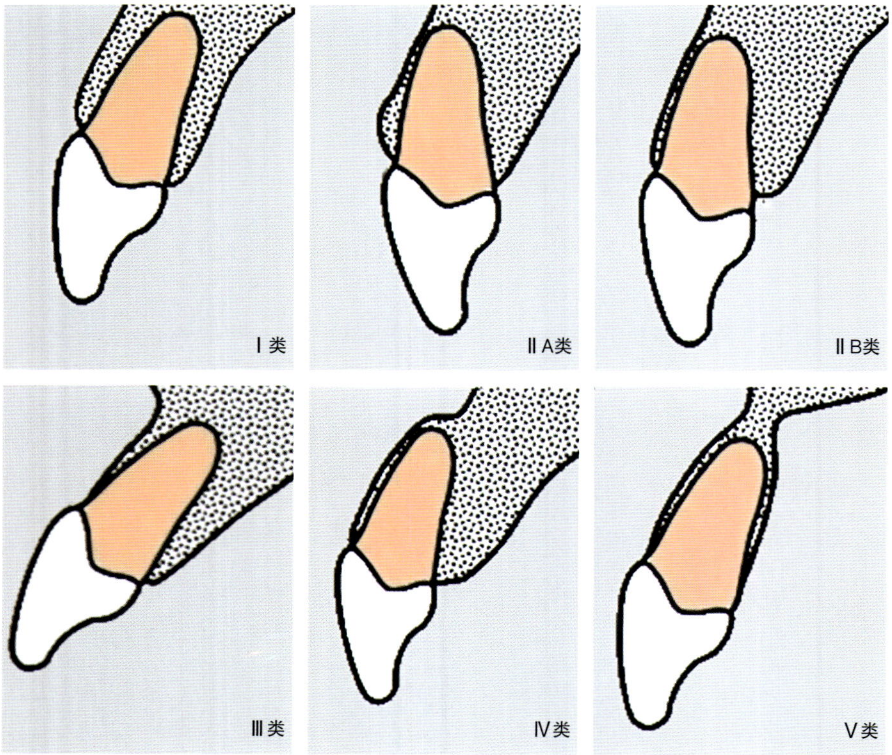

图1-1 上前牙牙根的位置与轴向分类

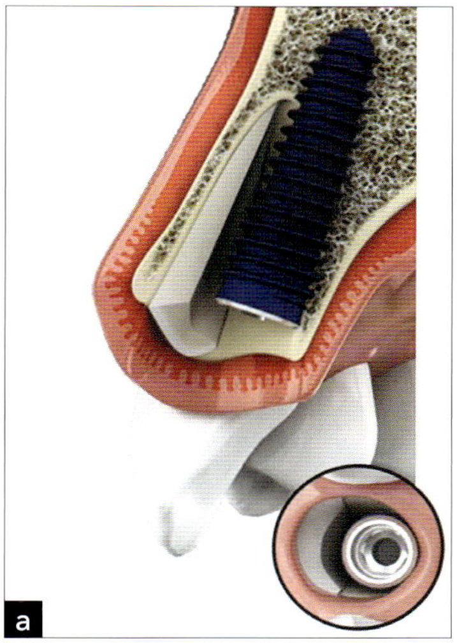

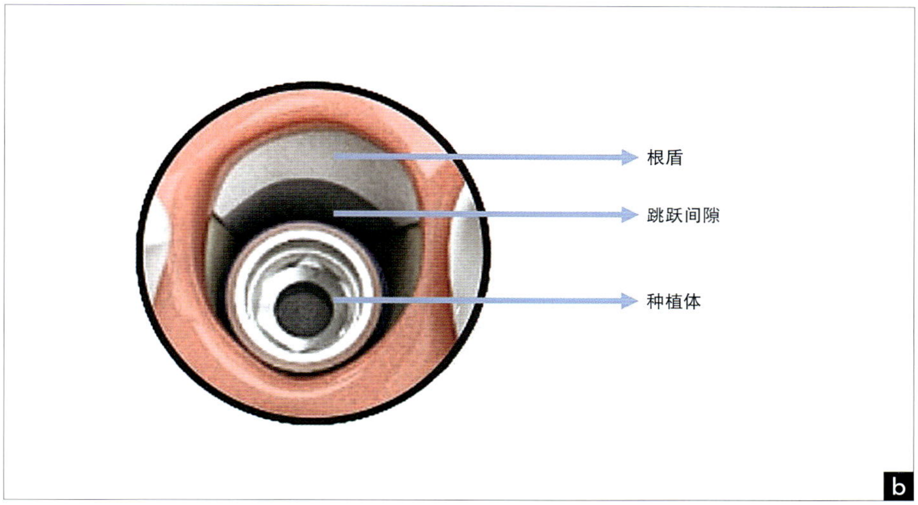

图1-2　根盾设计
a. 矢状面；b. 横截面

从Hürzeler提出SST以来，学者们对于根盾更合适的厚度、长度、高度和间隙管理等方面进行了探索。近年来，对于根盾最佳的保留尺寸提出了不同的观点。

2.1　根盾的厚度

Calvo-Guirado等[31]通过动物实验比较了不同厚度的根盾和唇侧牙槽骨对保存牙槽骨作用的影响，发现当根盾为2mm厚时，牙槽嵴形态保持效果最佳；根盾超过2mm时，牙槽骨保存效果不佳。然而，这是SST应用于比格犬口内的效果，当应用于人体时，根盾的最佳厚度是不同的。

Siormpas等[32]提出根盾的厚度应该足够厚，以防止根盾与唇骨分离，但又不能太厚，以免影响种植体植入。Kher等[33]和Staehler等[34]经过多年的临床试验，普遍认为根盾厚度应保持在1.5mm左右，并且Staehler提到过根盾厚度过度减小容易导致根盾断裂（即当厚度从1 ~ 2mm减小到0.5mm）。Tan等[35]在动物实验中观察到，在0.5 ~ 1.5mm之间，随着根盾厚度的增加，唇骨的吸收会减少。该研究者在临床研究中也发现了相同的结果，当根盾厚度在0.5 ~ 1.5mm之间时，根盾越厚，牙槽骨吸收越少[36]。当厚度超过1.5mm时，骨吸收与根盾厚度之间是否仍然存在线性关系是不确定的。根盾过薄，可能会发生根盾移位而导致SST失败，且对术者技术要求更高；根盾过厚，则影响后续种植体植入。因此，根盾厚度在0.5 ~ 1.5mm是可以接受的。

2.2　根盾的长度

一直以来，有关于根盾长度的讨论较少。为了防止感染，根盾的根尖部分会被完全切除，在此基础上修整根盾的长度。Calvo-Guirado等[37]在动物实验中发现，在根盾的长度为保留冠端（1/3）、冠端中上部分（2/3）、全长（3/3）这3种不同的长度中，当根盾仅保留冠端1/3时，唇侧牙槽嵴吸收的骨量最少。此外，Roe等[38]研究表明，当保留的根盾越短，术中种植体的方向和位置控制越好；而根盾保留越长，则种植体的植入空间越会受到明显限制。因此，根盾的保留不宜过长，保留冠端1/3的根盾便能够达到较好的牙槽嵴保存效果，一般根盾的长度为6～8mm。

2.3 根盾的高度

根盾保留的最佳高度是存在争议的。Mitsias等[39]建议根盾的高度应保持在牙槽骨嵴上方1mm处，以更好地保护牙周组织。而Calvo-Guirado与Gluckman等[31,40]则建议根盾高度应与牙槽骨高度齐平，他们认为这样可以减少根盾排斥反应，降低暴露的概率。Staehler等[34]选择将根盾高度保留在牙槽骨嵴顶上方0.5mm处，认为骨上设计的根盾可以保留龈牙纤维，避免牙槽嵴顶的吸收。关于根盾高度对牙槽嵴保存的影响，Tan等[35]在动物实验中观察到无论是根盾与牙槽嵴齐平还是高于牙槽嵴顶1mm，牙槽骨的吸收程度差异无统计学意义。但在之后的临床研究中[36]，他们以种植体水平为基准测量了根盾高度，结果显示根盾高度越大，术后牙槽骨高度降低越少，但与此同时，根盾暴露等并发症的可能性也越高。根盾的高度在与牙槽骨高度齐平到超过牙槽骨1mm都是可以接受的，但不建议将根盾修整至牙槽骨边缘下方，研究显示这会导致更多的边缘骨丧失[41]。

2.4 间隙管理

Hürzeler等[26]在SST的动物实验中，应用了一种牙釉质基质衍生物填充种植体和根盾之间的间隙，可以促进骨质的形成并减少牙根吸收。而在Kumar和Kher[42]时长5年的临床试验中，试验者并没有在所有病例的跳跃间隙中使用生物材料，也没有发现任何病例存在美学或功能上的缺陷。

骨结合理论要求种植体周应被新生的改建骨包围。Mitsias团队[43]和Schwimer团队[44]在人类组织学研究中证实种植体与根盾之间的间隙能够完全充满新生的骨组织，SST后的种植体能够形成完全的骨结合。Gluckman等[45]建议只要种植体与根盾之间存在间隙，就应该填充植骨材料。Dayakar等[46]认为当间隙小于1mm时不需要植骨填充，当间隙大于1mm时则需要植骨填充。Bäumer等[47]同样认为根盾与种植体之间的植骨作用有限，在间隙超过1mm的情况下可以考虑植骨。

到目前为止，对于是否需要生物材料来填充根盾和种植体之间的空隙还没有达成共识。而间隙内的血凝块是根盾和种植体之间骨形成的关键，之后应由适合轮廓外形的临时修复体或定制的愈合基台形成良好的密封以防止软组织进入跳跃间隙。

2.5 根盾的分类

随着SST的逐渐发展和成熟，为了更好地在种植手术中应用SST来达到保护软硬组织和维护龈乳头的目的，学者们对其进行了改进，以适应不同的临床情况。2018年，Kumar等[42]根据根盾在牙槽窝中的位置对SST进行了分类。该分类体现了对SST的不同临床应用，以帮助理解在制订不同临床方案时根盾不同的设计和作用（图1-3）。

Ⅰ型：唇颊根盾

当根盾仅位于牙槽窝的唇颊侧时（牙齿两侧线角之间），可归类为唇颊根盾。它可应用于具有完整双侧天然牙的缺牙部位。

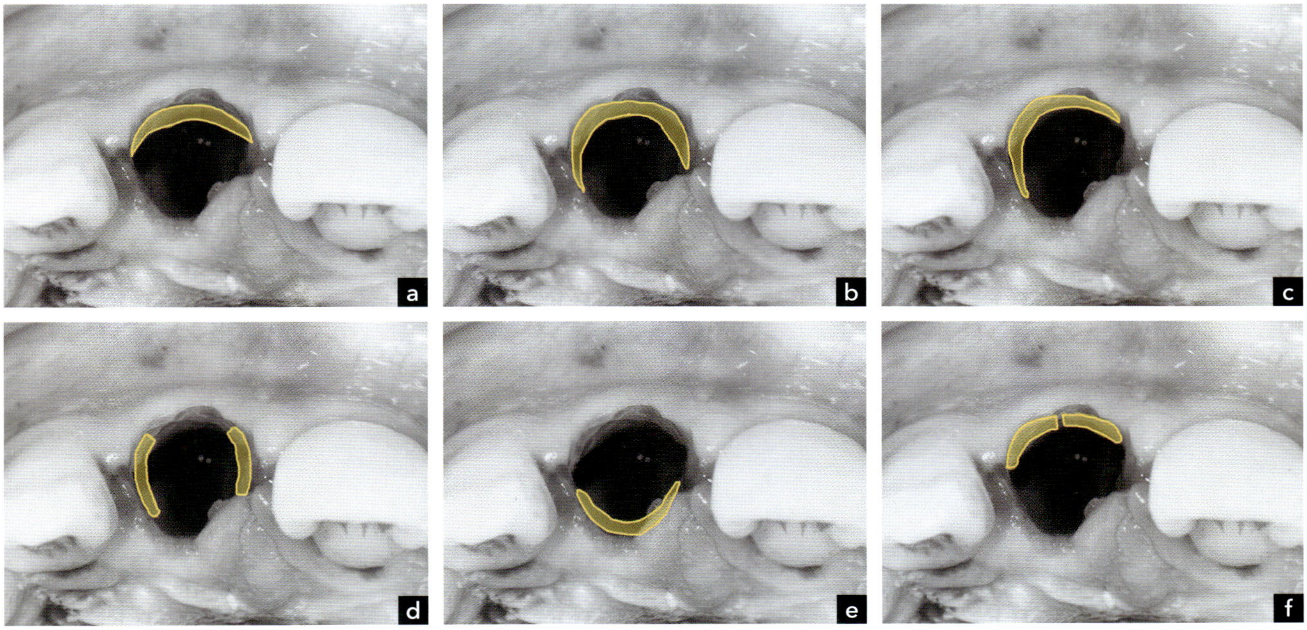

图1-3　根盾的分类

a. Ⅰ型：唇颊根盾；b. Ⅱ型：全C型唇颊根盾；c. Ⅲ型：半C型唇颊根盾；d. Ⅳ型：邻面根盾；e. Ⅴ型：舌腭根盾；f. Ⅵ型：多颊根盾

Ⅱ型：全C型唇颊根盾

当根盾位于牙槽窝的唇颊侧和双侧邻面时，可归类为全C型唇颊根盾。

建议在以下临床情况中使用这种根盾设计：

- 缺牙部位两侧已有种植体
- 缺牙部位两侧无天然牙
- 缺牙部位一侧有种植体，另一侧无天然牙

Ⅲ型：半C型唇颊根盾

当根盾位于牙槽窝的唇颊侧和近中或远中邻面时，可归类为半C型唇颊根盾。当缺牙部位一侧有天然牙，另一侧有种植体或缺牙时，建议采用这种设计。

Ⅳ型：邻面根盾

当根盾仅位于牙槽窝的近中或远中邻面时，可归类为邻面根盾。这种设计适用于缺牙部位的颊骨吸收，邻侧缺牙或为种植体的情况。在这种情况下拔除完整的牙齿可能会导致宝贵的邻面牙槽骨的丢失。

Ⅴ型：舌腭根盾

当根盾位于牙槽窝的舌侧或腭侧时，可归类为舌腭根盾。这种类型的根盾设计几乎没有学者提到其适应证，但可以考虑用于舌侧骨壁较薄的患牙。

Ⅵ型：多颊根盾

当牙槽窝有两个或两个以上的根盾时，可归类为多颊根盾。它适用于垂直根折的病例。有证据表明，垂直根折之间的骨沉积有助于将两个碎片固定在适当的位置[47]。

3　SST的操作流程

»3.1　工具盒（图1-4和图1-5）

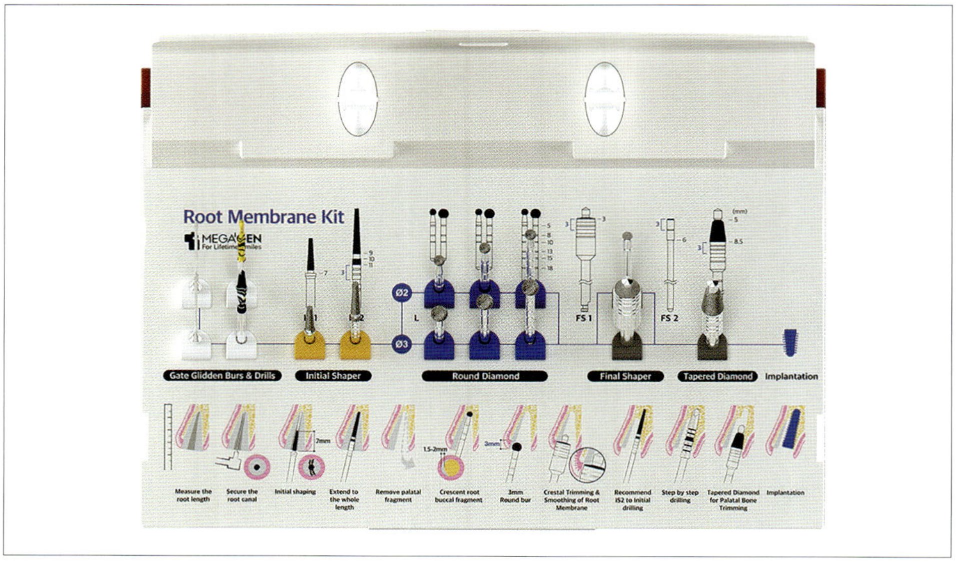

图1-4　牙根屏障工具盒-1

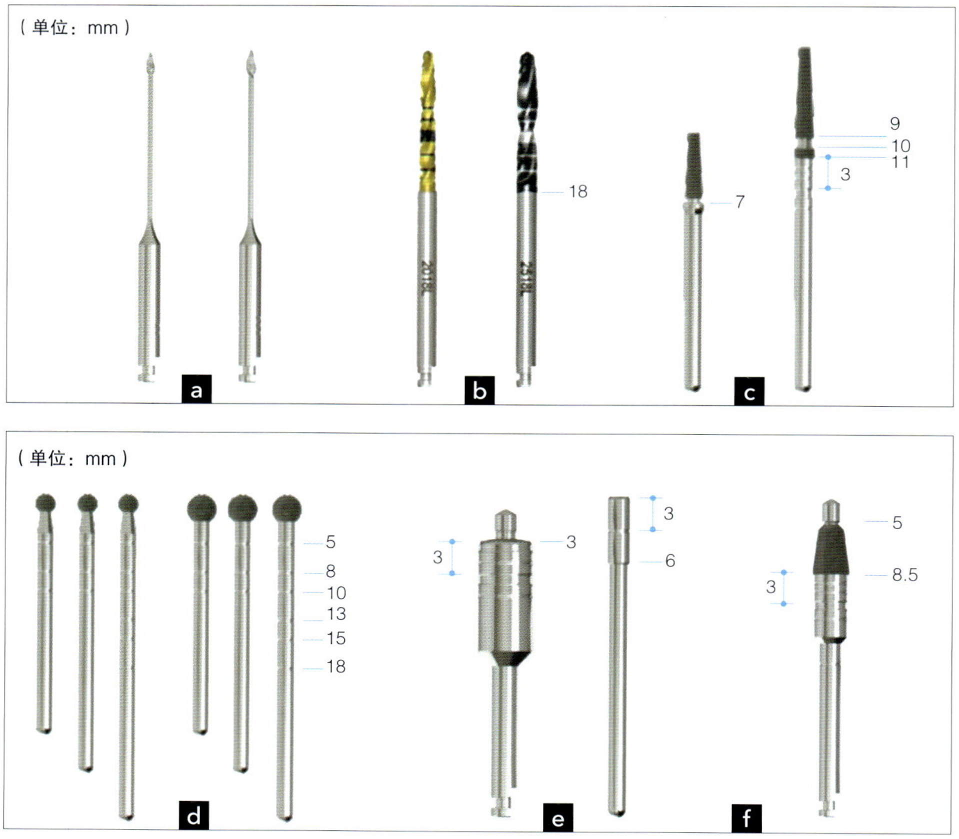

图1-5　牙根屏障工具盒-2

a. 根管先锋钻；b. 先锋钻；c. 锥形钻；d. 球钻；e. 根盾肩台成型钻；f. 腭侧骨壁成型钻

3.2　操作流程

进行该术式时可以选择翻瓣或者不翻瓣手术。如果牙槽窝的空间足够大，不影响根盾制备和种植体植入的视野与操作，则首选不翻瓣手术。有足够多的证据表明，翻瓣手术中骨膜的分离会造成骨膜血供的丧失而导致唇侧骨的吸收[48-50]。若病例操作较为困难，或操作者经验不足，为了更好地观察术区情况和操作，则可以选择翻瓣手术。

其中不翻瓣的手术操作流程包括：

- 牙齿部分拔除
- 根盾制备
- 种植体植入

3.2.1　牙齿部分拔除

首先，沿颈缘去除牙冠部分，之后在冠状切面打开根管口，使用根管先锋钻清理根管内容物，通过根管空间使用锥形钻将牙根的唇部与腭部分开，拔除腭侧根片，整个过程保持唇部根盾牢固地附着在唇侧骨壁上。切开的深度为牙根的长度，牙根长度首先在CBCT上测量，或使用定位装置测量，确保在牙根切开和根盾制备过程中不会损伤根尖周骨质（图1-6）。

3.2.2　根盾制备

使用球钻将根盾修整至合适的厚度和高度，根盾肩台成型钻精修根盾穿龈形态，根盾理想的穿龈形态为“S”形，这种形态为种植体提供了足够的修复空间，目的是确保基台和牙冠不会接触到根盾，并为临时修复体提供了良好的穿龈形态。该修复空间将允许软组织在根盾上方形成，并将其与口腔环境隔离开来，这有助于在种植体的颈部形成健康的软组织封闭屏障（图1-7）。

根盾制备完成后，彻底清洁牙槽窝，并尽量消除所有残存的牙胶尖。

3.2.3　种植体植入

为了实现最佳的修复效果，在种植体植入时应该综合考虑近远中方向、垂直方向和颊舌向的三维位置关系。钻孔应该在牙槽窝的腭侧骨壁上进行，当腭骨足够时，钻孔的进入点应为腭侧骨嵴顶端偏根尖方向3～4mm；若腭骨厚度不足，则应将进入点向根尖方向移动。

Gluckman等[30]在文献中提出了一个拔牙后即刻种植选择钻孔进入点的思路。根据他们对牙齿径向位置的分类，可以规划种植体植入轨迹。

为防止常规种植备孔钻打滑，在进行种植方向确

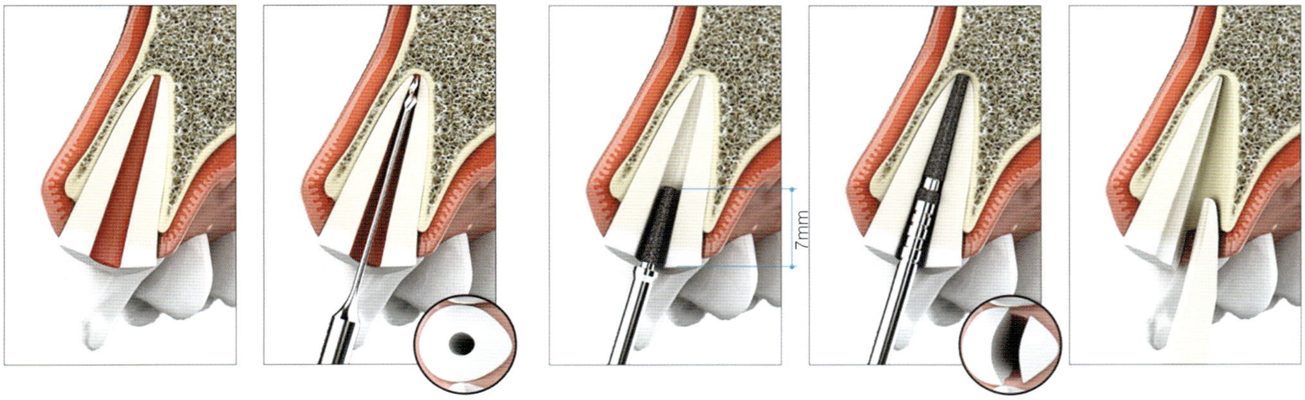

图1-6　牙齿部分切除

认后使用锥形金刚钻进行预备孔。然后按步骤逐步打钻。即刻种植的特点是唇侧无阻力，因此种植体植入时容易向唇侧移位。为此植入种植体前先使用腭侧骨壁成型钻修整腭侧骨壁。该钻类似肩台成型钻，根据植入种植体的直径调整打钻的深度。

在钻孔的过程中，应注意防止钻头与根盾接触，种植体直径的选择应使种植体与根盾之间理想地留出1～1.5mm的距离。种植体的长度应超过根尖2～3mm，以便与根尖周骨保持良好的初期稳定性（图1-8和图1-9）。

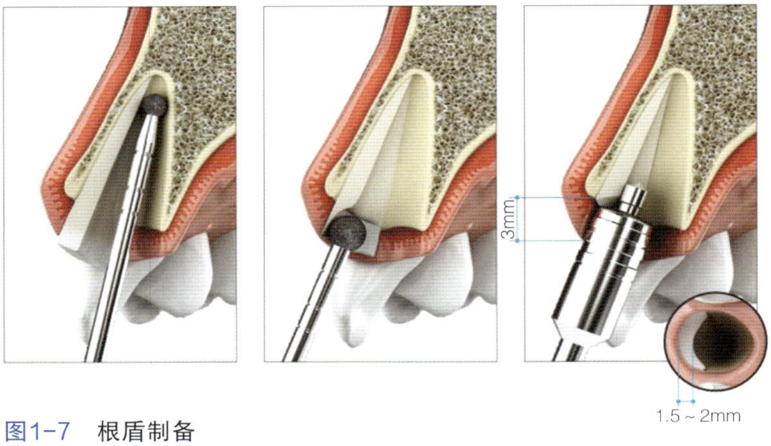

图1-7　根盾制备

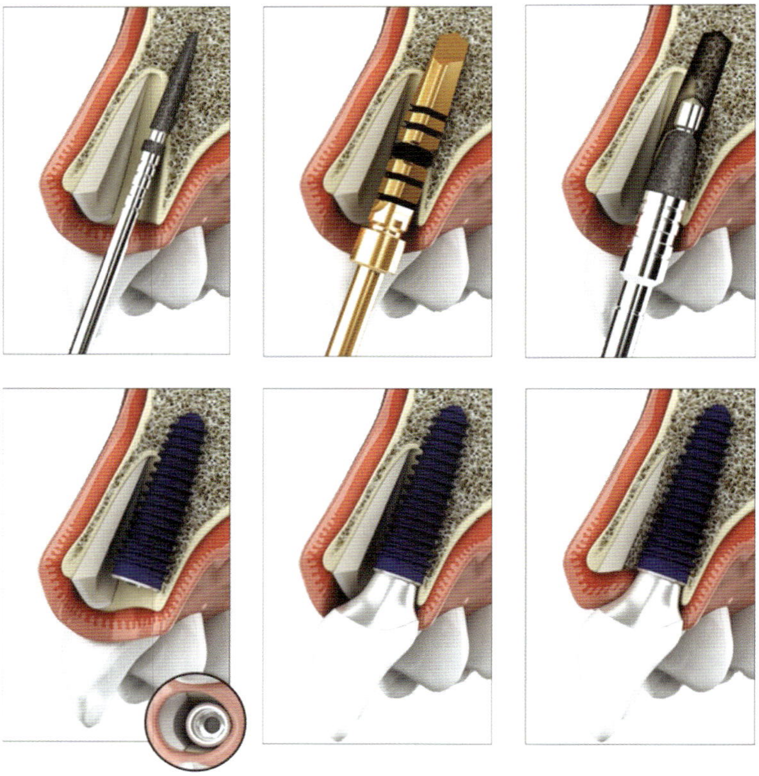

图1-8　种植体植入

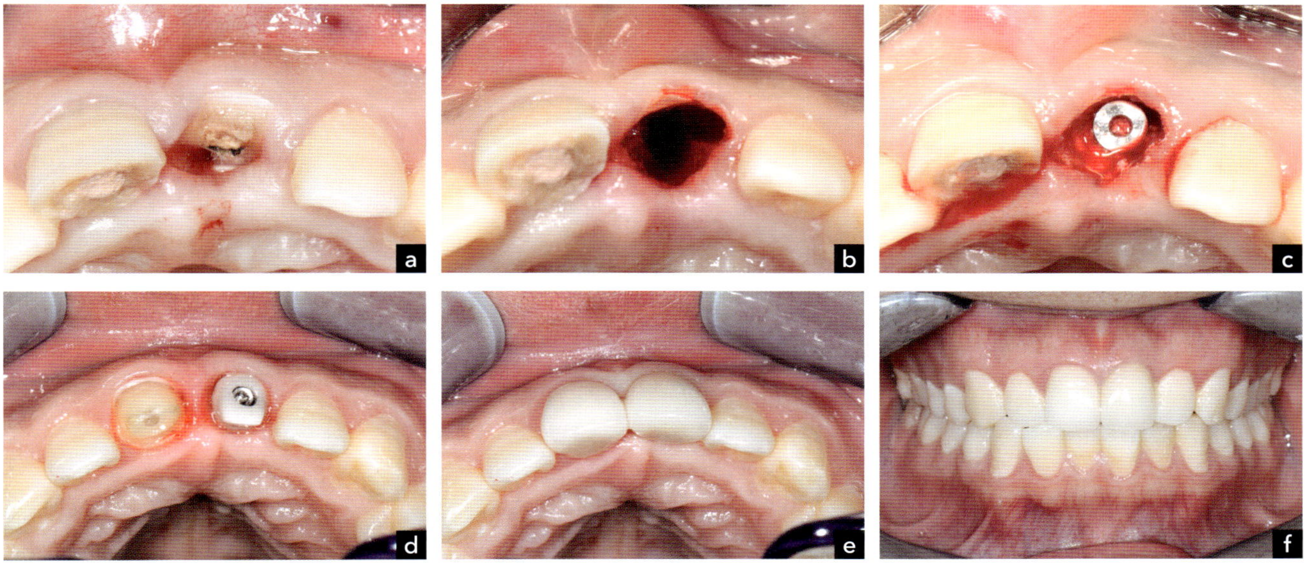

图1-9　临床病例

a. 术前上前牙骀面照；b. 根盾制备完成；c. 植入种植体；d. 戴入个性化基台；e. 戴入牙冠后上前牙骀面照；f. 戴入牙冠后口内咬合照

4　临床效果

自从2010年Hürzeler等首创了SST以来，近10余年内经过诸多临床医生的应用与改良，已经有足够多的临床数据可以证明，短期内SST与常规即刻种植有接近的成功率，且SST术后的软硬组织保存效果优于常规即刻种植，水平和垂直骨吸收更少，硬组织保留完整，依托其上的软组织也能取得更好的保存效果，获得良好的红色美学评分（PES）和颊侧轮廓[51-56]。

2018年，Gluckman等[57]发表了一项回顾性研究，对128名接受了SST的患者进行了时长1～4年的随访，128例病例中25例出现并发症、5例因无法实现骨结合而失败，种植体成功率为96.1%，最常见的并发症为牙根暴露。Siormpas等[58]在2018年发表了一篇关于根膜技术长达10年的回顾性研究，182名患者在实施SST后即刻植入种植体250颗（上颌骨230颗，下颌骨20颗），平均随访49.94个月。总共记录了5例种植体失败，10年累积生存率分别为97.3%（基于种植体）和96.5%（基于患者），所有患者中未发生任何机械和生物并发症的比率分别为88.5%（基于种植体）和87.9%（基于患者）。这可以表明SST的成功率和并发症发生率与常规即刻种植相当。Khan等[59]将74名患者分为SST组22名和常规即刻种植组52名，手术后进行了10年的追踪随访。两组患者术前牙槽嵴厚度（CBT）均值为（1.31 ± 0.20）mm，PES均值为13.0，差异无统计学意义，术后120个月时SST组和即刻种植组的CBT分别为（1.03 ± 0.29）mm和（0.69 ± 0.17）mm，水平和垂直边缘骨丧失分别为（0.28 ± 0.11）mm、（0.66 ± 0.17）mm和（0.62 ± 0.31）mm、（1.18 ± 0.19）mm，PES均数为12.5 ± 0.86和7.5 ± 1.55。在这几项评价指标中，SST组和即刻种植组均有显著差异，且在6个月、24个月、

60个月和120个月的几次测量中，差异逐渐增大。可见SST对于种植术后软硬组织的长期保留效果也是优于常规即刻种植，但仍然需要更多的长期证据支持其远期的种植成功率和美学优势。

5 SST与数字化

SST能够有效防止种植术后唇侧骨壁丧失，保存种植位点的唇侧轮廓，达到最佳的美学效果，但存在一定的技术难度。SST的技术难度首先在制备根盾的时候要避免损伤周围的牙槽解剖结构，尤其是要准确地识别并切除牙根尖；其次是为了更好地保存牙槽骨的牙周膜血供，应该尽量选择不翻瓣术式，这将会导致视野受限和操作受限。

在SST对技术敏感性要求较高的情况下，如果能将数字化技术应用到SST中来，就能帮助克服根盾制备和种植体植入的困难，提高手术成功率，减少并发症的发生，取得更好的临床效果。

Chen等[60]介绍了一种为SST设计的CAD/CAM钛金属导板，辅助用于牙根切割与根盾制备。应用数字化导板可以在术前计划期间确定根盾的厚度和形状，并且在手术过程中通过手术导板引导器械正确的方向和伸展，提高手术效率和安全性。与静态导航相比，动态导航的优势在于其精准度与前者相似[61]，且无须制作导板。动态导航技术可以实现数字化规划根盾到种植体的距离，以修复为导向确定种植体的理想三维位置，并在术中实时追踪和引导，从而精准地复刻术前设计的种植体三维位置。2021年，Pozzi等[62-63]发表了一篇将SST与动态导航技术相结合的前瞻性研究，在该研究中，SST的所有关键步骤都是在导航系统动态引导下执行的，特别是：①去除牙根尖部分；②清除牙槽窝内的任何牙根碎片、肉芽组织或牙髓碎片；③削薄和修整根盾；④种植体钻孔和定位。术后1年的随访结果展示出了100%的种植成功率和极佳的美学修复效果。动态导航技术有效地简化了SST的执行，降低了技术敏感性，克服了徒手备根的困难，缩短了治疗时间，降低了并发症发生率，是一项可靠的技术。

6 小结

SST创新性地通过保留唇侧部分牙根，保存了种植位点唇侧完整的牙周膜附件，解决了拔牙后由于牙周膜血供丧失而导致唇侧骨吸收所造成的美学缺陷。经过10余年的发展，SST已经成为一项较为成熟的种植术式，在临床的应用也越来越广泛。大量的临床证据表明，在短期内，SST与常规即刻种植相比具有更好的美学效果，且拥有与常规即刻种植相当的成功率[51-56]。然而SST的技术敏感性更高，要求操作者更加精细和熟练，或采用与数字化导航技术相结合的方式，简化SST的执行，降低其技术敏感性。SST对比常规即刻种植，从根源阻止种植位点的唇侧骨吸收，最大限度地保留软硬组织，保持修复后牙根轮廓外形，达到最佳的美学修复效果，但由于其技术敏感性较高，同时缺乏循证共识指南与长期效果检验，仍然需要更多大量长期临床证据以证明其有效性与可靠性。

第 2 章

SST 在单颗前牙种植中的应用

APPLICATION OF SOCKET SHIELD TECHNIQUE IN SINGLE-TOOTH IMPLANT IN THE AESTHETICS AREA

病例实战2.1

单颗前牙不植骨SST一例

张晨光 曾文奕

前言

美观是上前牙种植修复尤为关注的要求之一，而软组织的长期稳定与美观息息相关。除了通过个性化临时修复体或个性化愈合基台等适度支撑和塑造穿龈形态外，硬组织轮廓外形在决定软组织形态中也起着重要作用。维持牙槽嵴原有外形是重要的临床目标，硬组织轮廓外形取决于原有唇侧骨板厚度、翻瓣与否、种植体植入位置、跳跃间隙植骨以及是否附加其他植骨（如双区植骨）等因素。唇侧骨板厚度越薄，拔牙后唇侧骨板越容易吸收。翻瓣对唇侧骨板的血供造成不良影响，因此在种植位点无明显感染、牙槽嵴骨量充足和不需要进行双区植骨的情况下，应尽量选择微创不翻瓣的术式。在无唇侧间隙植骨的情况下应用SST可以减少唇侧骨吸收。

▶患者基本情况

本病例为女性患者，51岁，右上前牙外伤1周，经临床检查评估，患牙11发生冠根折，保留效果欠佳，建议种植修复。患者既往体健，否认系统病史。不吸烟，不酗酒。

口内检查见11残冠，唇腭向斜折，唇侧高于牙龈1～2mm，腭侧至龈下，叩诊不适，松动Ⅰ度，牙龈稍红（图2-1-1）。

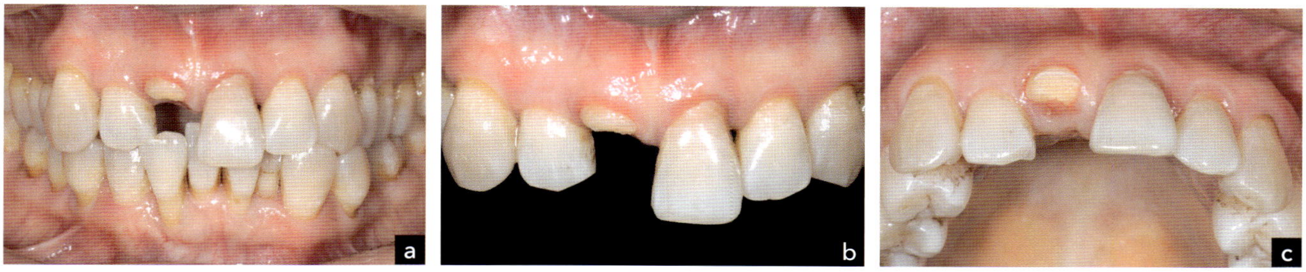

图2-1-1 术前口内照

a. 口内咬合照；b. 上前牙正面照；c. 上前牙𬌗面照

▶种植美学风险评估

进行种植美学风险评估，该患者的高风险因素为高位笑线和尖圆形牙冠形态，其余因素均为中低风险（表2-1-1）。

表2-1-1 种植美学风险评估表

风险因素	低	中	高
健康状况	健康，免疫功能正常		免疫功能低下
吸烟习惯	不吸烟	少量吸烟（＜10支/天）	大量吸烟（＞10支/天）
患者美学期望值	低	中	高
笑线	低位	中位	高位
牙龈生物型	低弧线，厚龈生物型	中弧线，中厚龈生物型	高弧线，薄龈生物型
牙冠形态	方圆形	卵圆形	尖圆形
位点感染情况	无	慢性	急性
邻牙牙槽嵴高度	到接触点＜5mm	到接触点5.5 ~ 6.5mm	到接触点＞7mm
缺牙间隙的宽度	单颗牙＞7mm	单颗牙＜7mm	2颗牙或2颗牙以上
软组织解剖	软组织完整		软组织缺损
牙槽嵴解剖	无骨缺损	水平向骨缺损	垂直向骨缺损

▶种植一期治疗

不翻瓣下进行种植一期手术，近远中向分根，微创拔除腭侧根片，修整剩余唇侧根片，减少根片厚度，降低根片高度至龈下1mm。偏腭侧植入Nobel Active 3.5mm×13mm种植体1颗，利用愈合基台椅旁即刻制作树脂个性化愈合基台，戴入口内（图2-1-2）。

一期术后3个月，个性化愈合基台在位，软组织愈合情况良好，利用扫描杆进行数字化印模，戴入种植体支持式临时修复体，并利用临时修复体进行牙龈塑形（图2-1-3）。

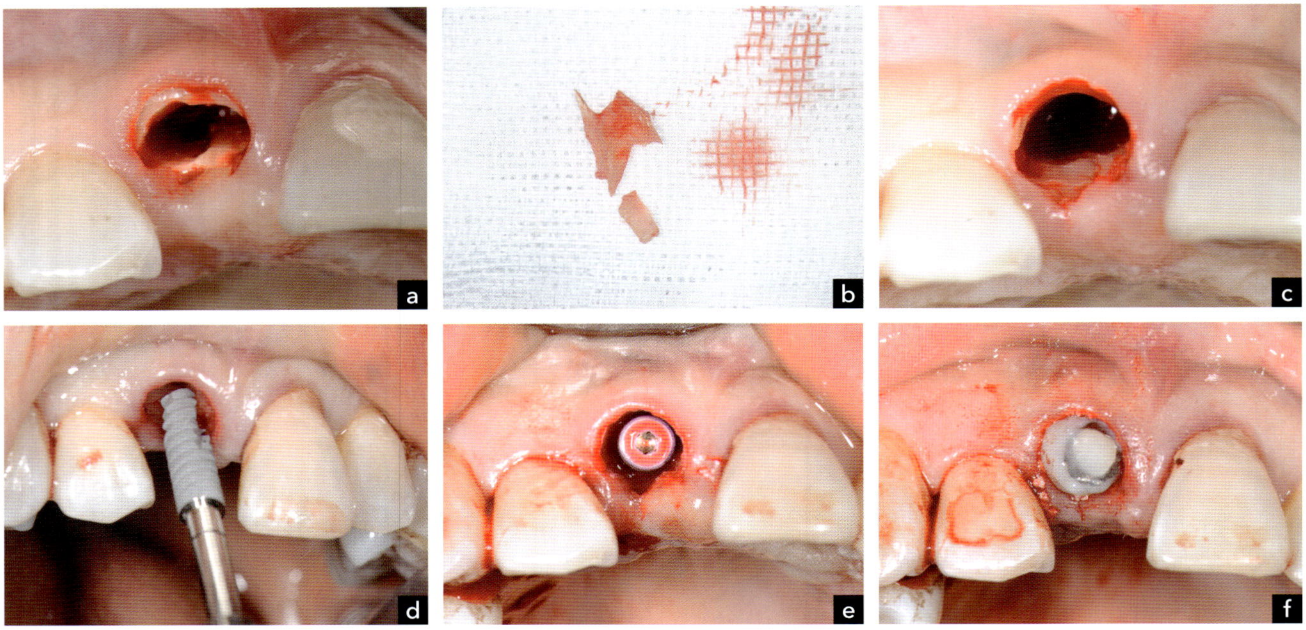

图2-1-2 种植一期手术

a. 近远中向分离的牙根；b. 拔除的腭侧根片；c. 修整唇侧根片及备洞后；d. 种植体植入；e. 放入愈合基台后；f. 椅旁制作的个性化愈合基台戴入后

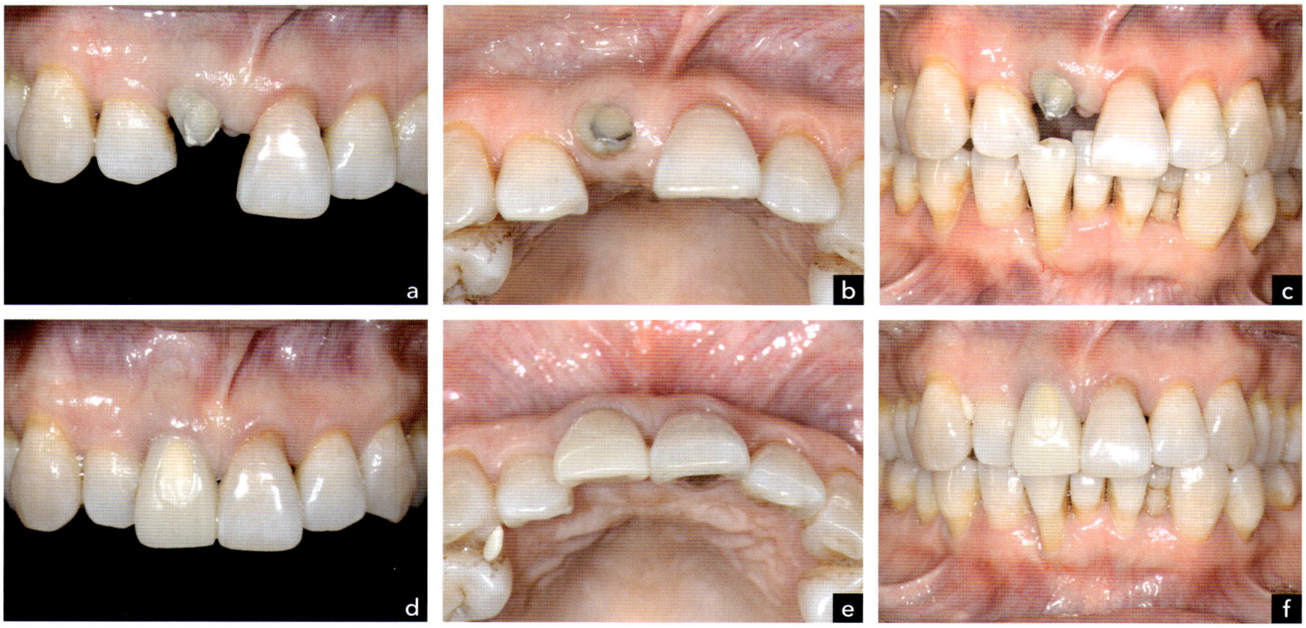

图2-1-3 软组织愈合情况及戴入临时修复体

a. 术后3个月上前牙正面照；b. 术后3个月上前牙殆面照；c. 术后3个月正面咬合照；d. 临时修复体戴入正面照；e. 临时修复体戴入殆面照；f. 临时修复体戴入正面咬合照

▶种植二期治疗

一期术后6个月，穿龈形态良好，软组织健康，种植体形成良好骨结合，软硬组织轮廓外形得到较好地保持。口内试戴个性化基台，基台边缘位于龈下0.5mm，口内粘接固位全瓷冠修复体，调整咬合，二期修复完成（图2-1-4）。

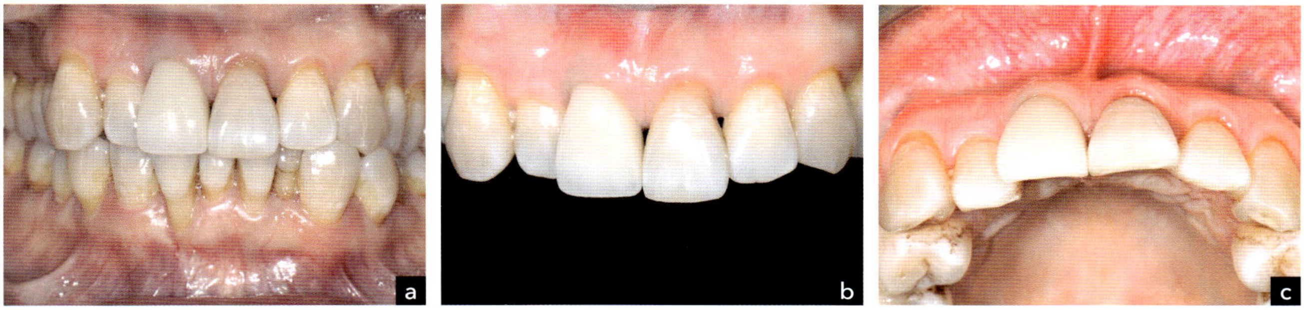

图2-1-4　修复体制作和戴入口内

a. 戴入牙冠后口内咬合照；b. 戴入牙冠后上前牙正面照；c. 戴入牙冠后上前牙𬌗面照

▶影像学资料（图2-1-5）

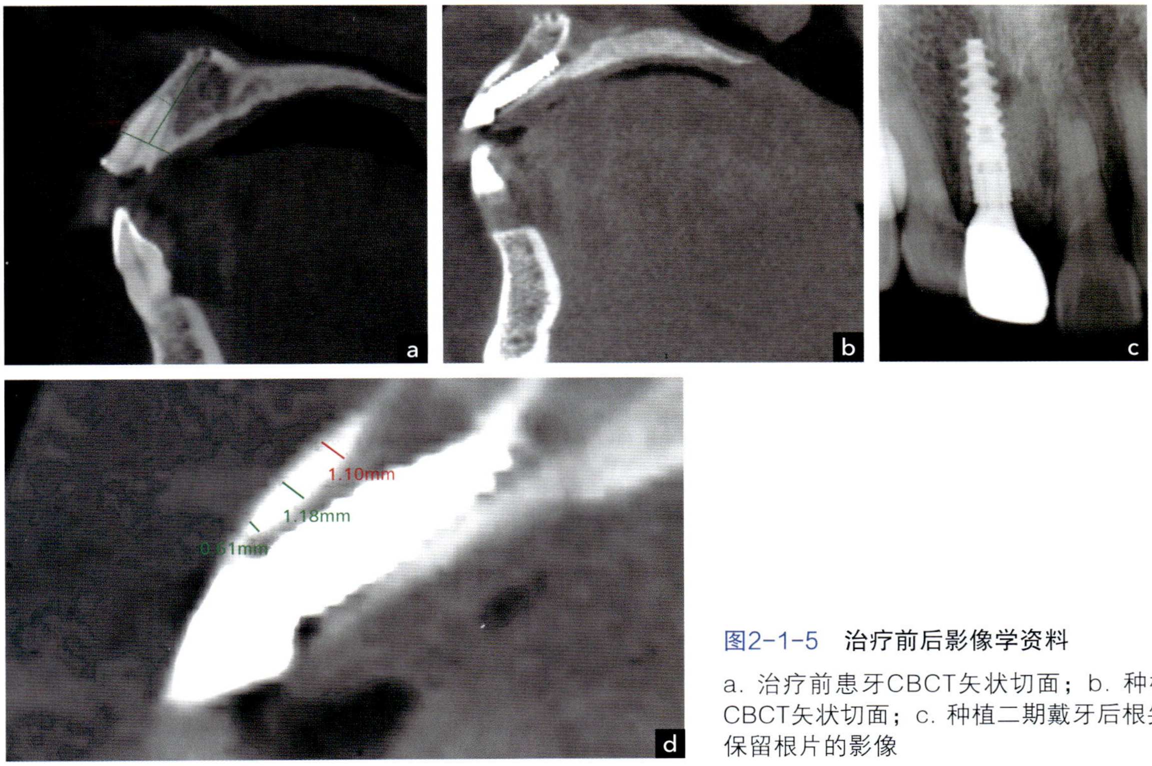

图2-1-5　治疗前后影像学资料

a. 治疗前患牙CBCT矢状切面；b. 种植体植入即刻CBCT矢状切面；c. 种植二期戴牙后根尖片；d. 唇侧保留根片的影像

▶SST技术细则（表2-1-2）

表2-1-2 SST相关技术细则表

SST相关因素		技术细则		
保留根片的部位		唇侧	腭侧	邻面
骨板厚度	嵴顶	＜1mm	1mm	＞1mm
	根中	＜1mm	1mm	＞1mm
	根尖	＜1mm	1mm	＞1mm
根片与牙槽嵴顶的关系		平齐	高0.5 ~ 1mm	高1 ~ 2mm
根片保留的长度		3 ~ 5mm	5 ~ 8mm	＞8mm
根片保留的厚度		＜1mm	1 ~ 2mm	＞2mm
根片与种植体间间隙		直接接触	＜1mm	＞1mm
种植体初期稳定性		0 ~ 10Ncm	10 ~ 35Ncm	＞35Ncm
植入骨代用品		是		否
愈合基台选用		成品基台		个性化基台
即刻修复		是		否

总结

在本病例中，唇侧骨板厚度约0.5mm，较为菲薄，若直接拔除而不做其余处理，其束状骨将因血供减少而吸收，唇侧骨板厚度进一步降低，丧失良好的种植位点和牙槽嵴轮廓外形。应用SST能减少对束状骨血供的干扰，保留了牙周膜对束状骨的血供，避免拔牙后唇侧骨板吸收。本病例属于外伤后残根，患牙位点未见慢性感染，牙槽嵴整体宽度充足，采取微创不翻瓣进行种植手术能进一步保护来源于唇侧骨膜的血供，减少唇侧骨板吸收。患者笑线高，牙冠形态为尖圆形，美学风险较高，同时该患者咬合正常，因此术中保留了1 ~ 2mm厚度的根片，偏腭侧植入种植体，在种植体和根片间形成约1mm的跳跃间隙。术后6个月，骨弓轮廓稳定，为健康美观的软组织形态打下了坚实的基础。同时，术后为了支撑软组织形态，利用树脂制作个性化愈合基台关闭创口，避免翻瓣减张等术式而减少种植体周软组织。3个月后更换为临时修复体。因此，从SST手术方式的选择、术后关创形式的选择以及整个治疗过程中对软组织形态的支撑和引导，使得该患者美学修复效果良好，牙龈形态对称，无牙龈退缩现象。

病例实战2.2

单颗前牙植骨SST一例

张晨光　曾文奕

前言

上前牙种植修复除了需达到美观要求外，其咬合功能也是重要的考量因素。美观涉及患者的牙龈生物型和笑线类型等红色美学、牙冠形态色泽等白色美学和唇侧骨板厚度、种植体植入位置等轮廓美学因素。咬合功能与患者自身咬合情况、种植体轴向、修复空间等息息相关。深覆𬌗患者的上前牙种植修复需充分满足美观和咬合功能这两个要求。在美观方面，除了通过临时修复体引导穿龈形态形成外，应用SST充分保证唇侧骨板厚度而避免唇侧骨吸收也是可行的策略。在咬合功能方面，种植体轴向与其种植体受力和长期稳定性有着重要关系。这时，以修复为导向的种植体轴向可使种植体整体受力更均匀，减少种植体和基台间界面的应力集中，若辅以良好的咬合可保证种植修复咬合功能的稳定性。除了种植体轴向设计外，深覆𬌗造成前牙咬合负担加重，导致唇侧骨板吸收风险增大。SST保留了唇侧根片，减少了对唇侧牙周膜血供的损伤，避免了唇侧骨板的吸收，同时结合植骨，可维持长期稳定的唇侧轮廓外形。

▶患者基本情况

本病例为男性患者，42岁，右上前牙外伤折断4个月，经临床检查评估，患牙11冠根斜折，剩余牙体组织不足，无法保留，建议种植修复。患者自述患有“胃炎”，否认其他系统病史。每天吸烟20支，不酗酒。

口内检查见11残根，远中及腭侧缺损齐龈，叩诊不适，无松动，龈缘稍红肿，深覆𬌗浅覆盖，邻牙无倾斜，口腔卫生欠佳（图2-2-1）。

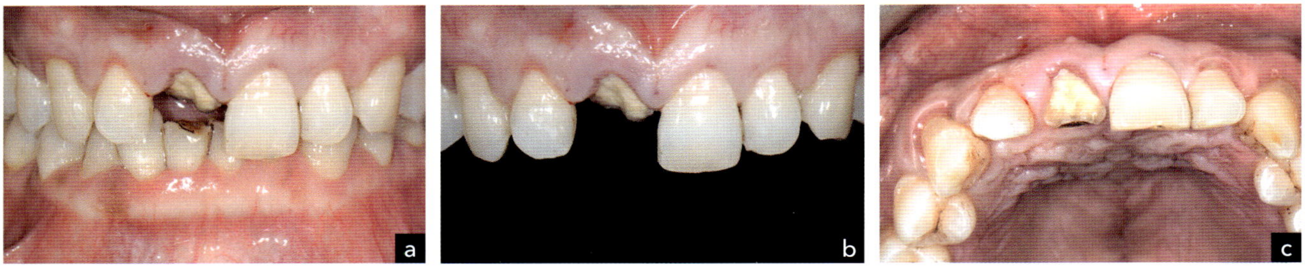

图2-2-1 术前口内照

a. 口内咬合照；b. 上前牙正面照；c. 上前牙殆面照

▶种植美学风险评估

对该患者的种植美学风险评估发现，除高位笑线和大量吸烟为高风险因素外，其余因素均为中低风险（表2-2-1）。

表2-2-1 种植美学风险评估表

风险因素	低	中	高
健康状况	健康，免疫功能正常		免疫功能低下
吸烟习惯	不吸烟	少量吸烟（＜10支/天）	大量吸烟（＞10支/天）
患者美学期望值	低	中	高
笑线	低位	中位	高位
牙龈生物型	低弧线，厚龈生物型	中弧线，中厚龈生物型	高弧线，薄龈生物型
牙冠形态	方圆形	卵圆形	尖圆形
位点感染情况	无	慢性	急性
邻牙牙槽嵴高度	到接触点＜5mm	到接触点5.5 ~ 6.5mm	到接触点＞7mm
缺牙间隙的宽度	单颗牙＞7mm	单颗牙＜7mm	2颗牙或2颗牙以上
软组织解剖	软组织完整		软组织缺损
牙槽嵴解剖	无骨缺损	水平向骨缺损	垂直向骨缺损

▶种植一期治疗

采用微创不翻瓣的方法来实施种植一期手术。局麻下近远中向分离牙根，拔除腭侧根片，修整剩余唇侧根片，去除根尖部分，保留根片上部，水平向将唇侧根片修薄，垂直向降低根片高度至龈下0.5mm。先锋钻偏腭侧定位，逐级备洞，植入3.7mm×13mm种植体1颗，跳跃间隙植入骨代用品，戴入愈合基台（图2-2-2）。

一期术后3个月，进行数字化印模，引导穿龈处软组织形态形成，设计制作种植体支持式临时修复体，进行牙龈塑形（图2-2-3）。

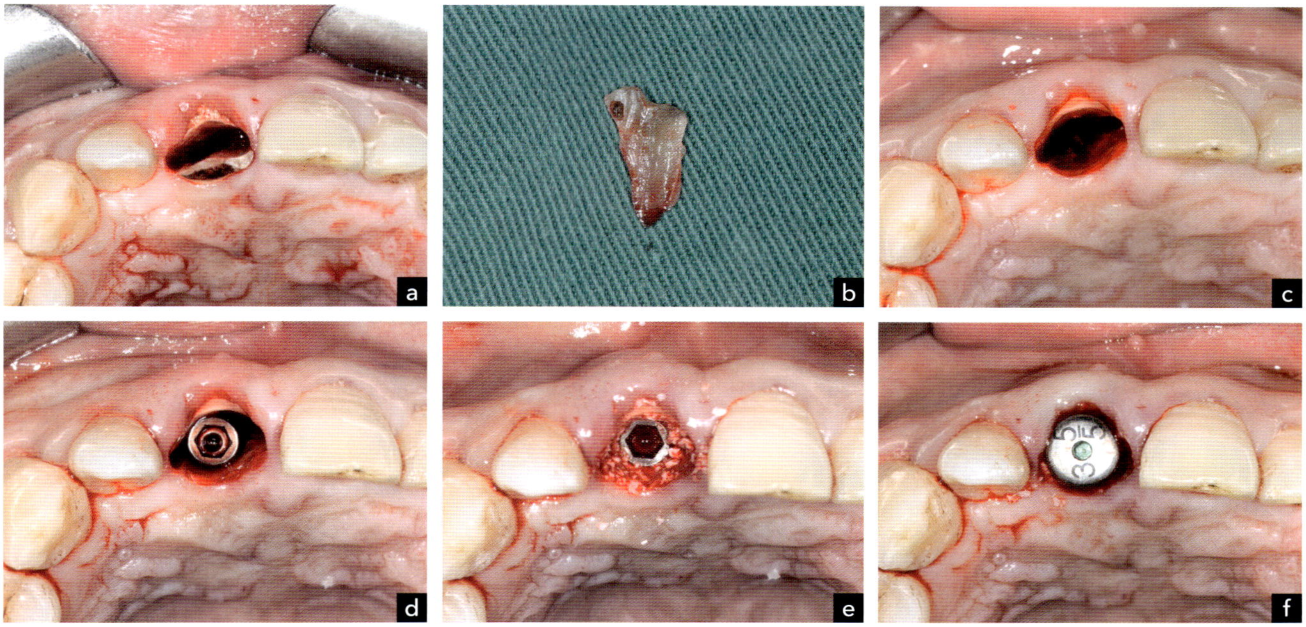

图2-2-2　种植一期手术

a. 近远中向分离的牙根；b. 拔除的腭侧根片；c. 修整唇侧根片及备洞；d. 种植体植入；e. 种植体周植入骨代用品；f. 戴入愈合基台

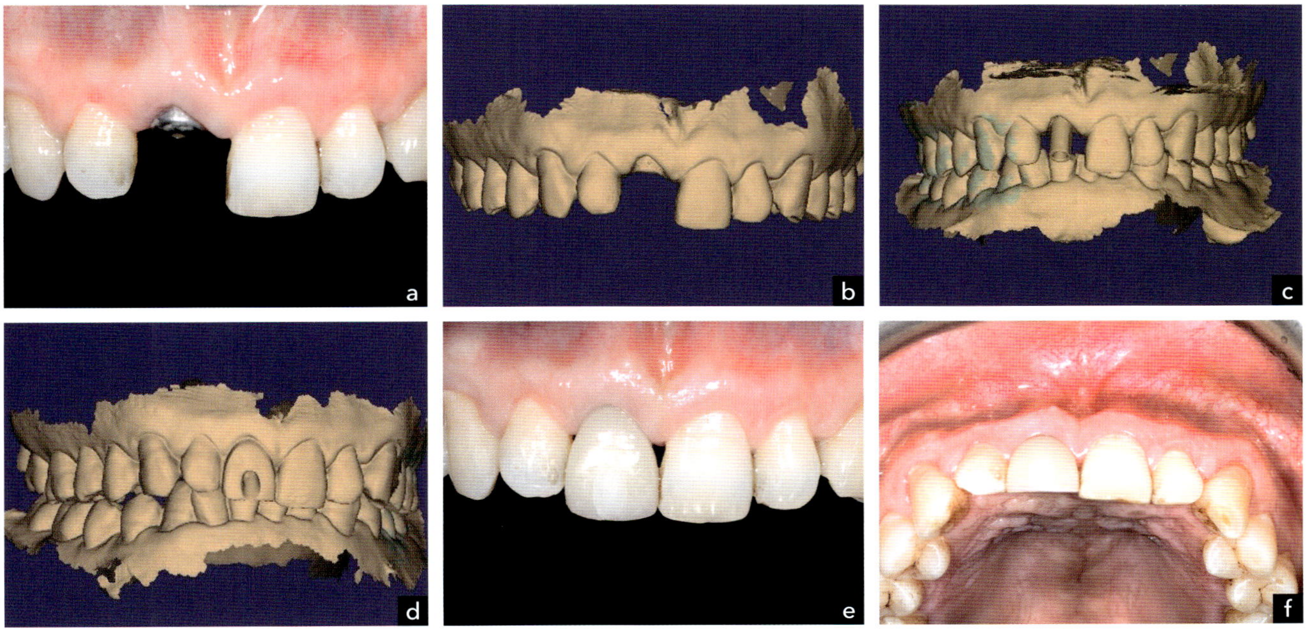

图2-2-3　数字化印模及个性化设计

a. 术后3个月上前牙正面照；b. 口内扫描获得的三维模型；c. 接入数字化转移杆获得的三维模型；d. 数字化设计的临时修复体；e. 临时修复体戴入后正面照；f. 临时修复体戴入后殆面照

▶种植二期治疗

一期术后6个月，11周围软组织趋于稳定，种植体骨结合良好，骨弓轮廓稳定。在基台定位器引导下口内就位个性化钛修复基台，为平衡美观需求和避免粘接剂残留，将唇侧基台边缘置于龈下0.5～1mm，口内粘接固位全瓷冠修复体，调整咬合，二期修复完成（图2-2-4）。

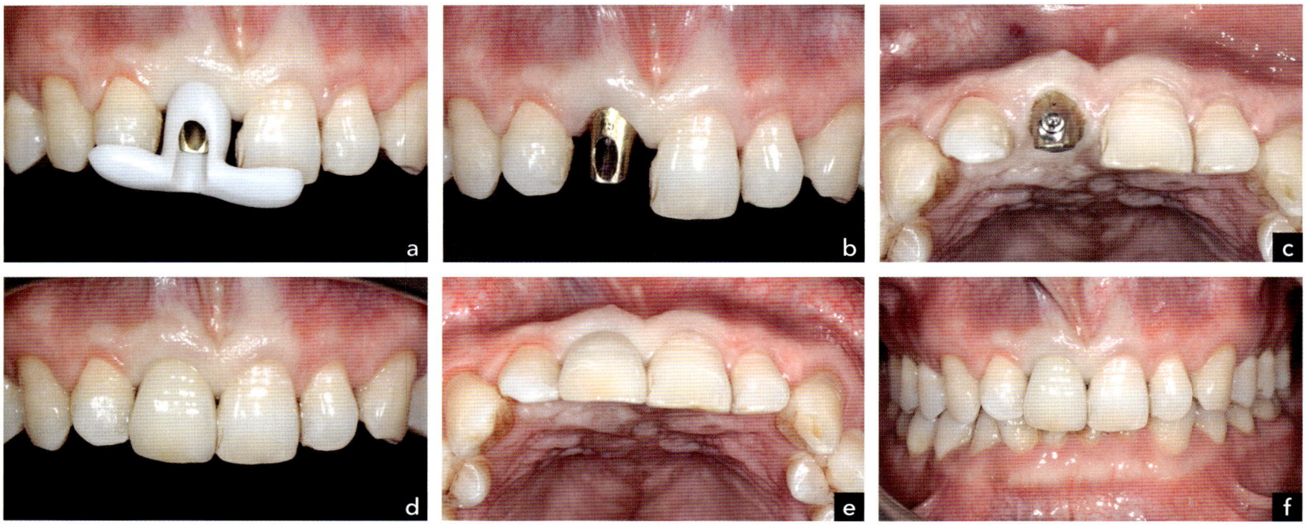

图2-2-4　修复体制作和戴入口内

a. 利用基台定位器戴入个性化钛基台；b. 戴入个性化钛基台正面照；c. 戴入个性化钛基台殆面照；d. 戴入牙冠后上前牙正面照；e. 戴入牙冠后上前牙殆面照；f. 戴入牙冠后口内咬合照

▶影像学资料（图2-2-5）

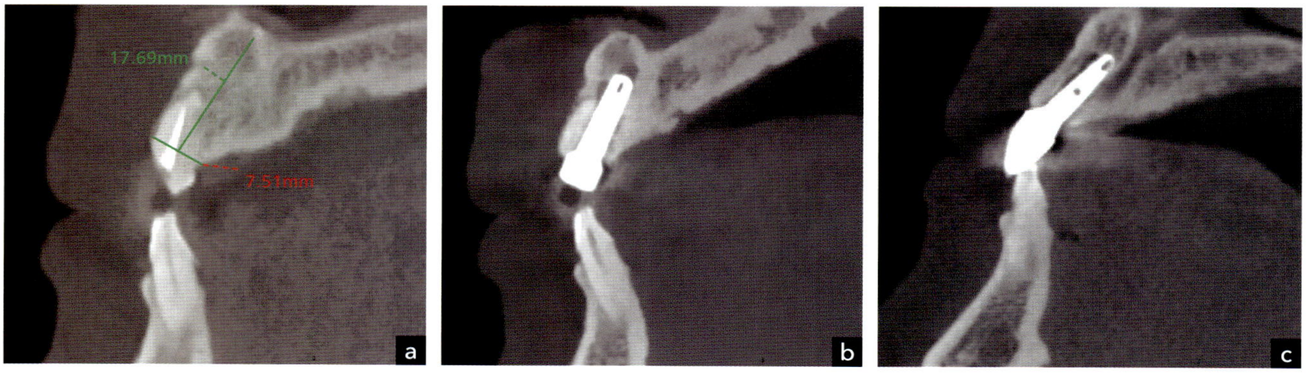

图2-2-5　治疗前后影像学资料

a. 治疗前患牙CBCT矢状切面；b. 种植体植入即刻CBCT矢状切面；c. 种植二期戴牙后CBCT矢状切面；d.唇侧保留根片的影像

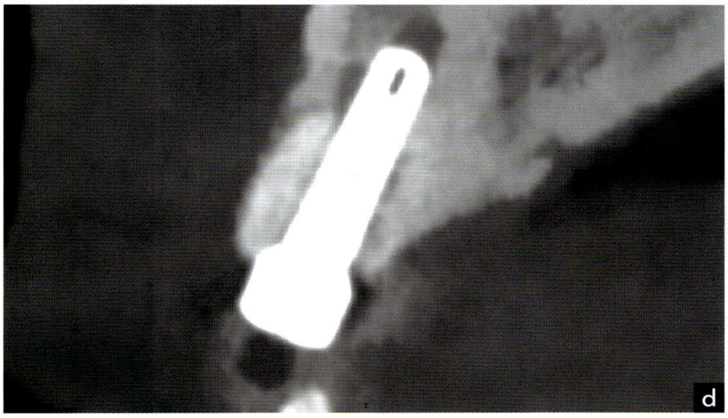

图2-2-5（续）

▶SST技术细则（表2-2-2）

表2-2-2　SST相关技术细则表

SST相关因素		技术细则		
保留根片的部位		唇侧	腭侧	邻面
骨板厚度	嵴顶	＜1mm	1mm	＞1mm
	根中	＜1mm	1mm	＞1mm
	根尖	＜1mm	1mm	＞1mm
根片与牙槽嵴顶的关系		平齐	高0.5 ~ 1mm	高1 ~ 2mm
根片保留的长度		3 ~ 5mm	5 ~ 8mm	＞8mm
根片保留的厚度		＜1mm	1 ~ 2mm	＞2mm
根片与种植体间间隙		直接接触	＜1mm	＞1mm
种植体初期稳定性		0 ~ 10Ncm	10 ~ 35Ncm	＞35Ncm
植入骨代用品		是		否
愈合基台选用		成品基台		个性化基台
即刻修复		是		否

总结

本病例唇侧骨板较为菲薄，种植修复的美观要求难度增加。本病例选择了可减缓唇侧骨吸收及保证硬组织轮廓外形的措施——SST，防止拔牙后唇侧骨弓轮廓因失去血供而吸收塌陷。同时通过临时修复体充分引导穿龈形态形成，以获得理想的软组织形态。此外，该患者咬合为深覆殆，若以外科为导向植入种植体，容易侧向受力过载，不利于种植体长期稳定。因此，我们采用以修复为导向植入种植体，种植体受力更均匀，种植体基台间界面应力减小。患者牙体大，拔牙窝较大，种植体植入后，唇侧及近远中跳跃间隙＞1mm，我们在此植入骨代用品，提供强有力的支撑作用。除了以上措施，对深覆殆患者进行调殆，减少前牙所受咬合力，也是降低唇侧骨板吸收风险的重要措施。其中，深覆殆病例应特别注意前伸殆和侧方殆的咬合接触情况，避免种植修复体单独受力。另外，深覆殆病例前牙咬合负担较大，磨损比正常咬合大，若不及时调整，由于种植体和天然牙的动度差异，咬合可能集中于种植修复体上，因此需定期随访，调整咬合。结合以上策略，6个月后复查可见唇侧骨弓轮廓丰满度良好。

病例实战2.3

单颗前牙翻瓣SST一例

张晨光　曾文奕

前言

种植一期手术是否翻瓣与位点感染情况、牙龈生物型和牙槽骨骨量等因素有关。通常情况下，若种植位点无明显感染或感染局限于牙槽嵴内、牙槽骨骨量充足，选择微创不翻瓣的术式可更好维持软硬组织血供，减少术后周围组织退缩的风险。但若种植位点存在慢性感染，甚至出现局部骨开窗，更倾向于翻瓣并且彻底清创。方圆形牙冠形态和中厚龈生物型牙龈翻瓣后牙龈退缩风险相对较低。结合SST的适应证考量，由于牙根根尖部在制作根片时会被去除，所以若患有根尖周炎的患牙根尖处存在小范围炎症，但骨量仍足够，种植体初期稳定性不受影响时，仍可选择SST即刻种植。如果根尖周感染范围大，则需避免即刻种植。

▶患者基本情况

本病例为女性患者，44岁，右上前牙冠修复后10年，近1年出现咬物不适，来我科就诊，经临床检查评估，患牙11剩余牙体组织少，根尖区有炎症，保留效果欠佳，建议种植修复。患者既往体健，否认系统病史。不吸烟，不酗酒。

口内检查见11烤瓷冠修复体，边缘密合度不佳，各轴壁均位于龈下，叩诊不适，无松动，牙龈稍红肿（图2-3-1）。拆除11修复体后11剩余牙体组织少，CBCT影像示11根尖区透射影，已穿通唇侧皮质骨（图2-3-5a）。

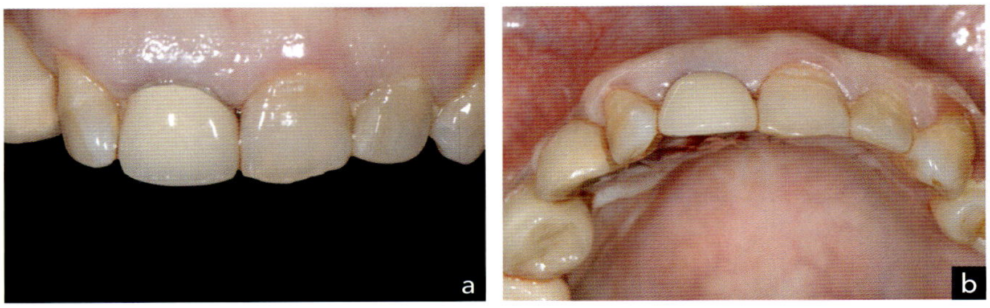

图2-3-1 术前口内照
a. 上前牙正面照；b. 上前牙骀面照

▶种植美学风险评估

进行美学风险评估发现该患者所有因素均为中低风险（表2-3-1）。

表2-3-1 种植美学风险评估表

风险因素	低	中	高
健康状况	健康，免疫功能正常		免疫功能低下
吸烟习惯	不吸烟	少量吸烟（＜10支/天）	大量吸烟（＞10支/天）
患者美学期望值	低	中	高
笑线	低位	中位	高位
牙龈生物型	低弧线，厚龈生物型	中弧线，中厚龈生物型	高弧线，薄龈生物型
牙冠形态	方圆形	卵圆形	尖圆形
位点感染情况	无	慢性	急性
邻牙牙槽嵴高度	到接触点＜5mm	到接触点5.5 ~ 6.5mm	到接触点＞7mm
缺牙间隙的宽度	单颗牙＞7mm	单颗牙＜7mm	2颗牙或2颗牙以上
软组织解剖	软组织完整		软组织缺损
牙槽嵴解剖	无骨缺损	水平向骨缺损	垂直向骨缺损

▶种植一期治疗

翻瓣行种植一期手术。翻瓣刮除根尖区肉芽组织，清理后可见根尖区形成骨开窗。使用高速涡轮机近远中向分根，用血管钳拔除腭侧根片，修整剩余唇侧根片，降低根片高度至平齐牙槽嵴顶。在拔牙窝偏腭侧进行定位，逐级备洞，植入3.5mm × 13mm种植体1颗。在根尖穿通区植入骨代用品，唇侧覆盖可吸收胶原膜，戴入愈合基台，减张缝合（图2-3-2）。

一期术后3个月，为了塑造穿龈轮廓的软组织形态，进行口内扫描，设计制作种植体支持式临时修复体。临时修复体戴入3个月后，制作个性化转移杆，制取个性化印模，准确复制穿龈形态（图2-3-3）。

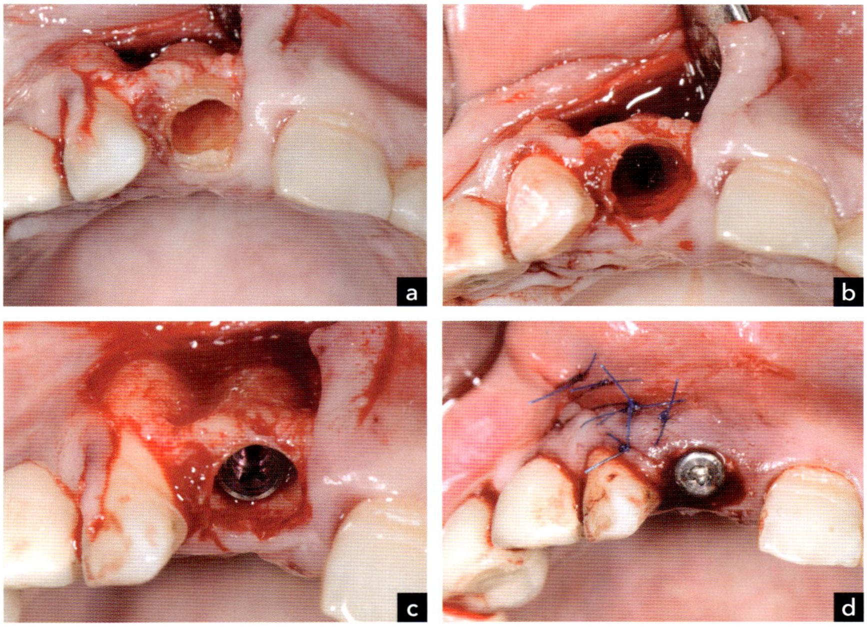

图2-3-2　种植一期手术

a. 近远中向分离的牙根；b. 拔除腭侧牙根及修整唇侧根片；c. 种植体植入；d. 戴入愈合基台

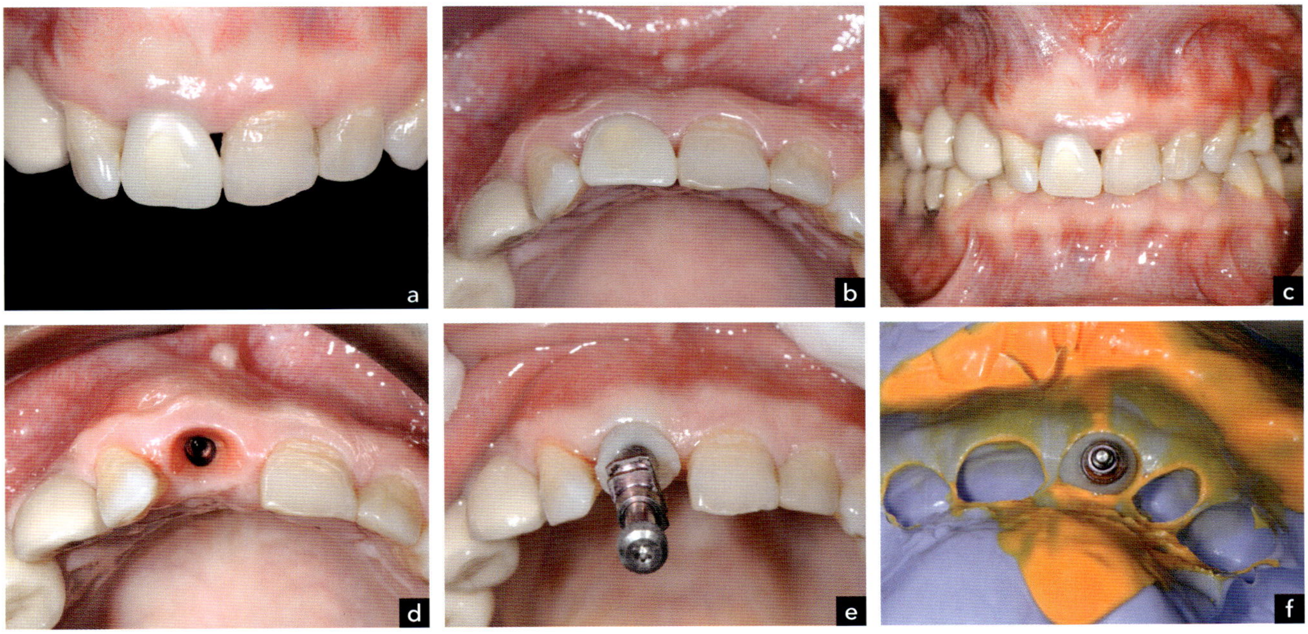

图2-3-3　数字化印模及个性化设计

a. 戴入临时修复体后正面照；b. 戴入临时修复体后殆面照；c. 戴入临时修复体后口内咬合照；d. 临时修复获得的穿龈形态；e. 个性化转移杆记录穿龈形态；f. 个性化转移杆固定在硅橡胶印模上

▶种植二期治疗

一期术后6个月，种植体周牙龈健康，种植体骨结合良好，唇侧骨弓轮廓丰满，未见明显塌陷。口内试戴个性化钛修复基台，35Ncm锁紧，基台边缘位于龈下0.5mm，去除多余粘接剂，口内粘接氧化锆修复体，调整咬合，二期修复完成（图2-3-4）。

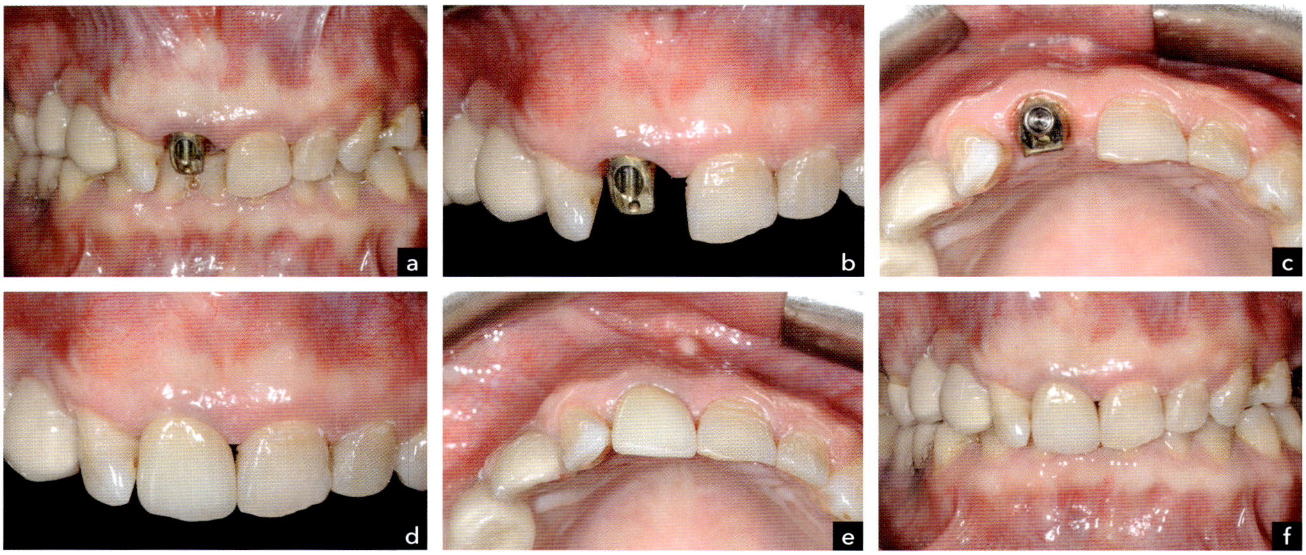

图2-3-4 修复体制作和戴入口内

a. 戴入个性化钛基台后口内咬合照；b. 戴入个性化钛基台正面照；c. 戴入个性化钛基台 面照；d. 戴入牙冠后上前牙正面照；e. 戴入牙冠后上前牙 面照；f. 戴入牙冠后口内咬合照

▶影像学资料（图2-3-5）

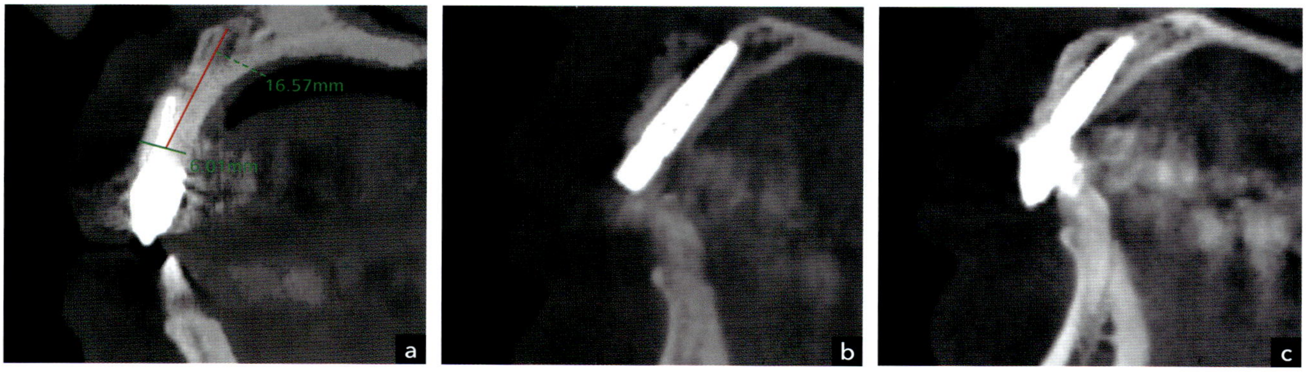

图2-3-5 治疗前后影像学资料

a. 治疗前患牙CBCT矢状切面；b. 种植体植入即刻CBCT矢状切面；c. 种植二期戴牙后CBCT矢状切面；d. 唇侧保留根片的影像

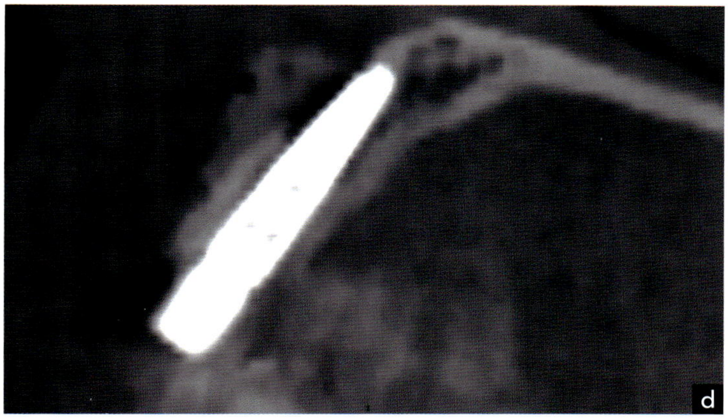

图2-3-5（续）

▶SST技术细则（表2-3-2）

表2-3-2　SST相关技术细则表

SST相关因素		技术细则		
保留根片的部位		唇侧	腭侧	邻面
骨板厚度	嵴顶	＜1mm	1mm	＞1mm
	根中	＜1mm	1mm	＞1mm
	根尖	＜1mm	1mm	＞1mm
根片与牙槽嵴顶的关系		平齐	高0.5 ~ 1mm	高1 ~ 2mm
根片保留的长度		3 ~ 5mm	5 ~ 8mm	＞8mm
根片保留的厚度		＜1mm	1 ~ 2mm	＞2mm
根片与种植体间间隙		直接接触	＜1mm	＞1mm
种植体初期稳定性		0 ~ 10Ncm	10 ~ 35Ncm	＞35Ncm
植入骨代用品		是	否	
愈合基台选用		成品基台	个性化基台	
即刻修复		是	否	

总结

本病例唇侧骨板菲薄，根尖处存在小范围炎症，已穿通皮质骨，翻瓣进行彻底清创，能更好地清除肉芽组织，切除感染根尖控制炎症，并且翻瓣可以在直视下清理完炎症组织后，于骨开窗处进行GBR植骨。患牙水平向骨宽度相对较窄约6mm，翻瓣直视下操作还能提高对种植体三维位置的控制。软组织翻瓣后退缩风险与其牙龈生物型息息相关，本病例为中厚型生物型，翻瓣后牙龈退缩风险较低。但翻瓣影响骨膜对唇侧骨板的血供，唇侧骨板血供不足会使其吸收增加。为了保证上前牙种植修复的软硬组织长期稳定性，采用SST保留了来源于唇侧根片牙周膜的血供，减少唇侧骨板吸收。同时，根尖区小范围炎症不影响SST的适应证选择，因为在制备根片过程中，慢性感染的根尖部分已被去除。对于根尖区骨缺损，植入骨代用品且在唇侧覆盖可吸收胶原膜，防止软组织长入，术后6个月时可见明显骨再生。总的来说，根尖区小范围骨缺损不是SST的禁忌证，在这种情况下翻瓣、彻底清创且应用SST有利于维持软硬组织长期稳定。

病例实战2.4

单颗前牙SST即刻修复一例

陆笑

前言

亚洲人上颌前牙区的唇侧骨板普遍较为菲薄，在牙齿拔除后容易发生唇侧骨板的吸收，影响种植效果。同时，由于缺少硬组织支持，软组织也将发生明显退缩、塌陷。尤其当患者的美学期望值较高时，常规种植技术无法满足患者的美学期望。

在菲薄的唇侧牙槽骨顶端，拔牙后必然会导致牙槽骨宽度和高度的下降。SST能帮助保留患牙发育单元的几个要素：牙槽骨、牙周膜、牙骨质。从而维持束状骨的血供，避免唇侧骨吸收，最终取得较好的美学效果。

▶患者基本情况

本病例为男性患者，44岁，右上前牙外伤、疼痛2小时，来院就诊。

口内检查见21近中切角缺损，舌侧见近中切角至远中舌隆突斜裂纹，腭侧折片松动Ⅰ度，唇侧牙龈稍红肿，探诊出血，未见脓性分泌物。

曲面体层片及CBCT显示21已行根管充填，根充物在根中1/3处不连续，远中根侧壁折裂影像延伸至牙槽嵴顶下方、根中1/3处；根尖未见透射影像；牙周膜未见异常增宽；唇侧骨板菲薄小于1mm，未观察到明显骨开裂、骨缺损（图2-4-1）。

经临床检查评估，判断为冠根斜折，保留效果欠佳，建议拔除后种植修复。患者既往体健，否认系统病史。不吸烟，不酗酒。

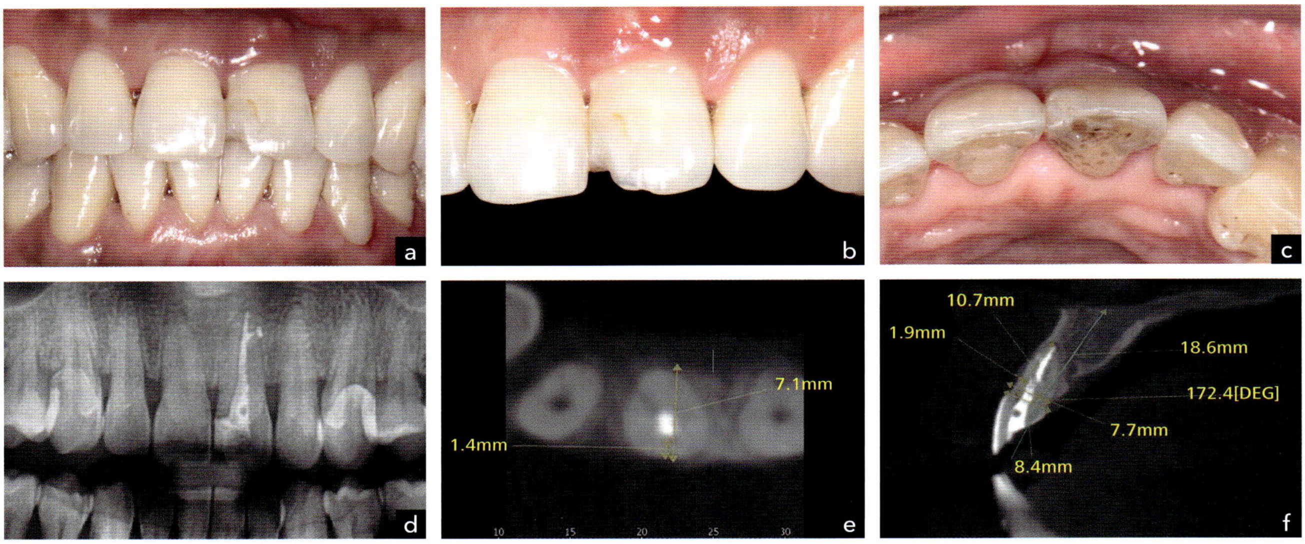

图2-4-1　术前检查与记录

a. 口内咬合照；b. 上前牙正面照；c. 上前牙骀面照；d. 曲面体层片；e. CBCT显示21根折影像（水平面）；f. CBCT显示21根折影像（矢状面）

▶种植美学风险评估

种植美学风险评估发现：患者美学期望值高、高位笑线、薄龈生物型、即刻种植即刻修复为高风险因素，其余因素为中低风险（表2-4-1）。

表2-4-1　种植美学风险评估表

风险因素	低	中	高
健康状况	健康，免疫功能正常		免疫功能低下
吸烟习惯	不吸烟	少量吸烟（＜10支/天）	大量吸烟（＞10支/天）
患者美学期望值	低	中	高
笑线	低位	中位	高位
牙龈生物型	低弧线，厚龈生物型	中弧线，中厚龈生物型	高弧线，薄龈生物型
牙冠形态	方圆形	卵圆形	尖圆形
位点感染情况	无	慢性	急性
邻牙牙槽嵴高度	到接触点＜5mm	到接触点5.5 ~ 6.5mm	到接触点＞7mm
缺牙间隙的宽度	单颗牙＞7mm	单颗牙＜7mm	2颗牙或2颗牙以上
软组织解剖	软组织完整		软组织缺损
牙槽嵴解剖	无骨缺损	水平向骨缺损	垂直向骨缺损

▶ 种植一期治疗

种植一期手术在不翻瓣情况下实施，先用金刚砂车针沿龈缘冠根分离，加长裂钻沿根管近远中向分根，微创拔除腭侧根片，修整剩余唇侧根片，去除根尖部分，保留嵴顶及根中部分，将根片修整至较薄状态，同时降低根片高度至龈下1mm，修整锐利边缘，形成外倾短斜面。拍片确认根片高度。按术前数字化模拟设计，在龈缘下3mm处，偏腭侧植入3.5mm × 14mm种植体1颗（图2-4-2）。

种植体周植入骨代用品，利用临时基台和21天然牙冠椅旁即刻制作临时修复体，戴入口内。按照即刻修复原则，调整正中、前伸咬合至21临时修复体与对颌牙无咬合接触；前伸、侧方运动时无殆干扰（图2-4-3）。

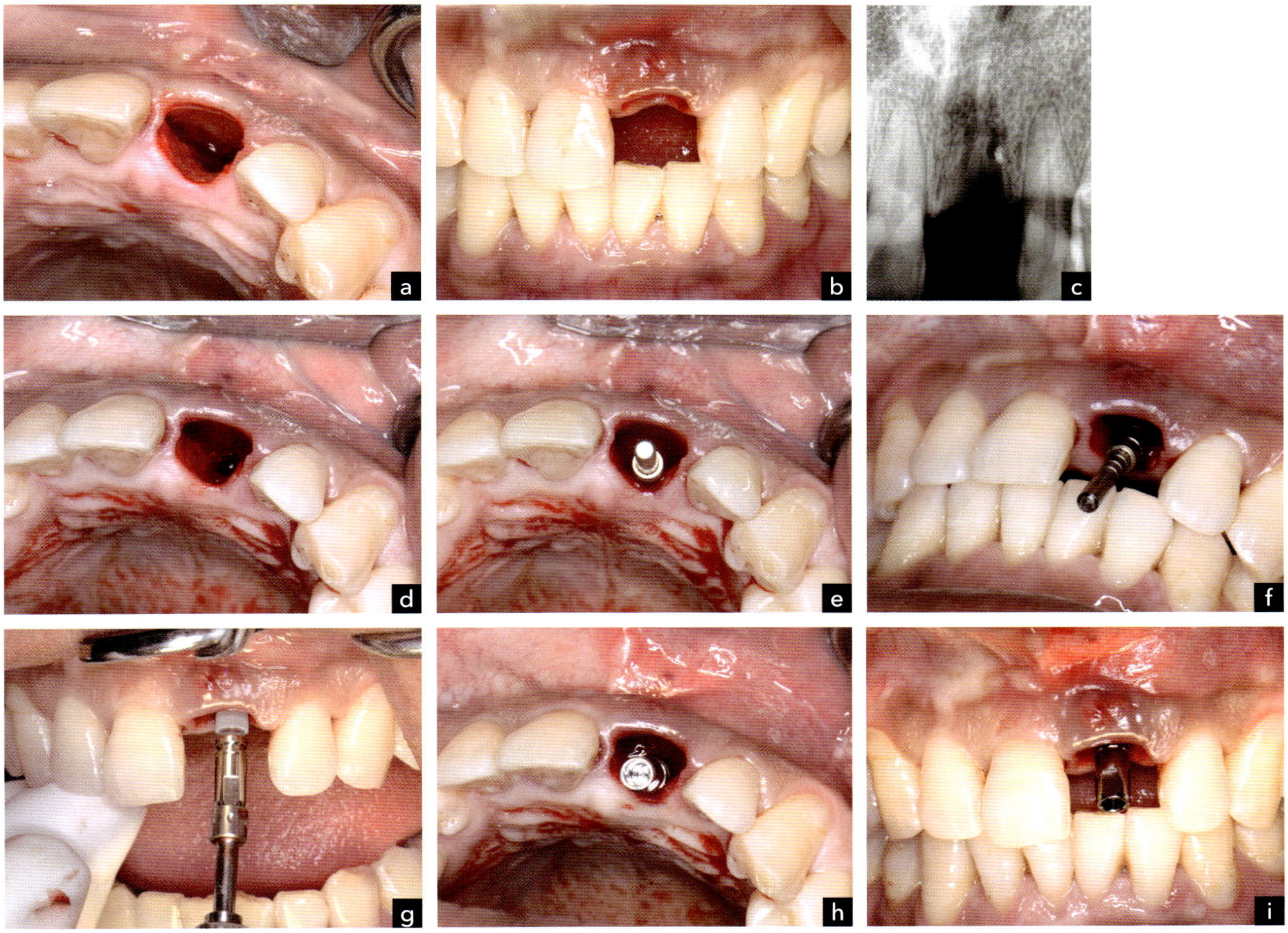

图2-4-2　种植一期手术

a，b. 近远中向分离牙根，拔除腭侧牙根后；c. 拔除腭侧根片后根尖片确认；d. 修整唇侧根片及先锋钻备洞后；e，f. 引导杆确认植入位置与方向；g ~ i. 最终备洞、种植体偏腭侧植入

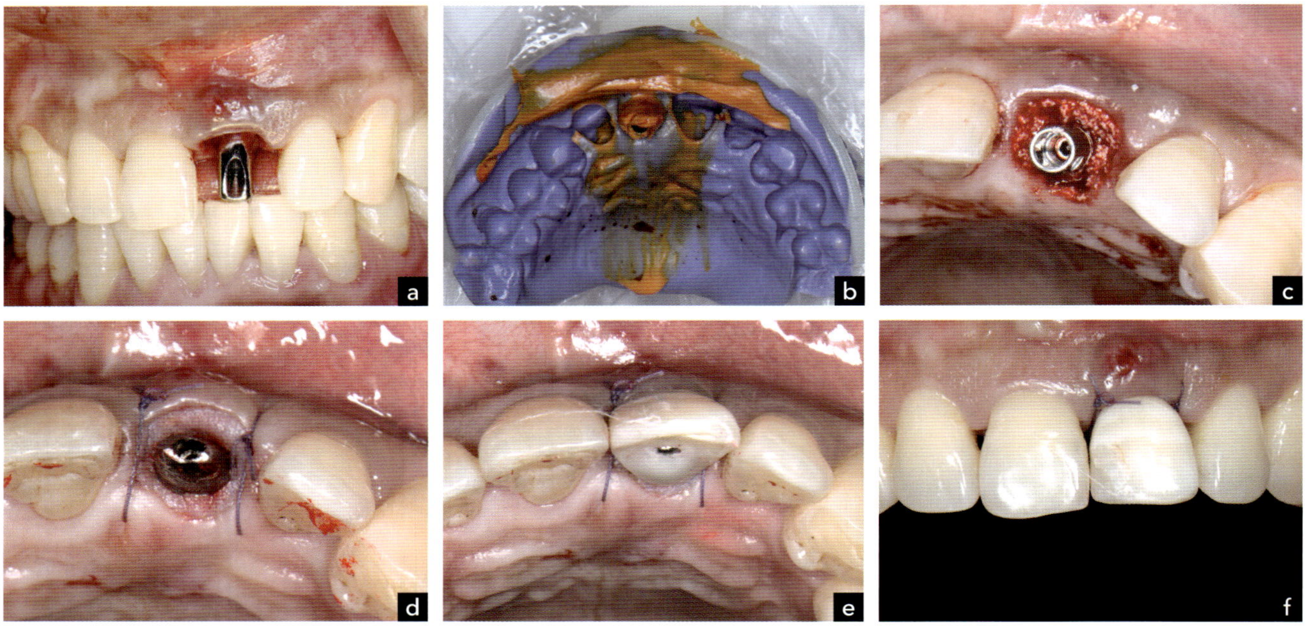

图2-4-3 天然牙冠椅旁即刻修复

a. 戴入临时修复基台；b. 口内硅橡胶印模；c. 种植体周植入骨代用品；d. 临时修复基台牙槽窝内空间塑形；e，f. 天然牙冠椅旁制作临时修复体戴入口内

▶ 种植二期治疗

一期术后3个月及8个月复查，骨结合、软组织愈合良好，软硬组织轮廓外形得到良好保持。个性化印模，调整基台边缘至龈下1.5mm，由加工厂完成氧化锆基台、全瓷冠制作。临床试戴，口内粘接固位，调整咬合，二期修复完成（图2-4-4）。

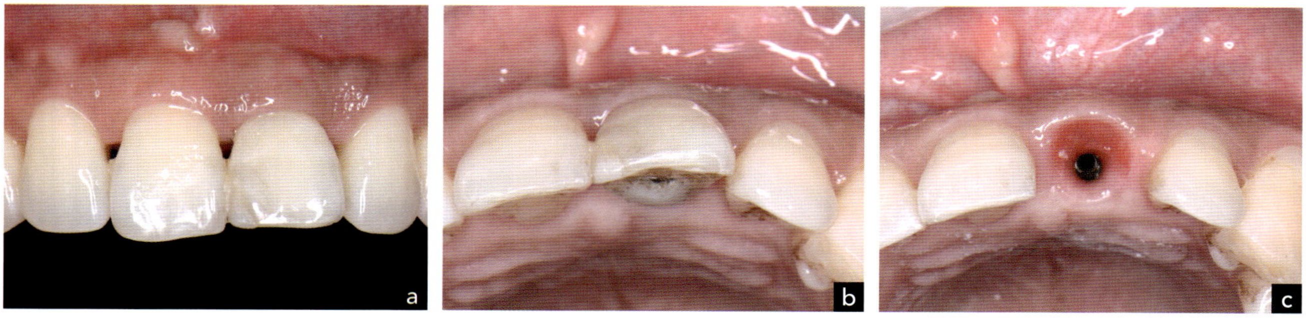

图2-4-4 最终修复体制作和口内戴入

a，b. 即刻修复临时修复体戴入8个月后；c. 卸下临时修复体的软组织袖口；d. 个性化开窗式印模；e，f. 戴入氧化锆最终修复基台；g～i. 戴入最终修复全瓷冠后

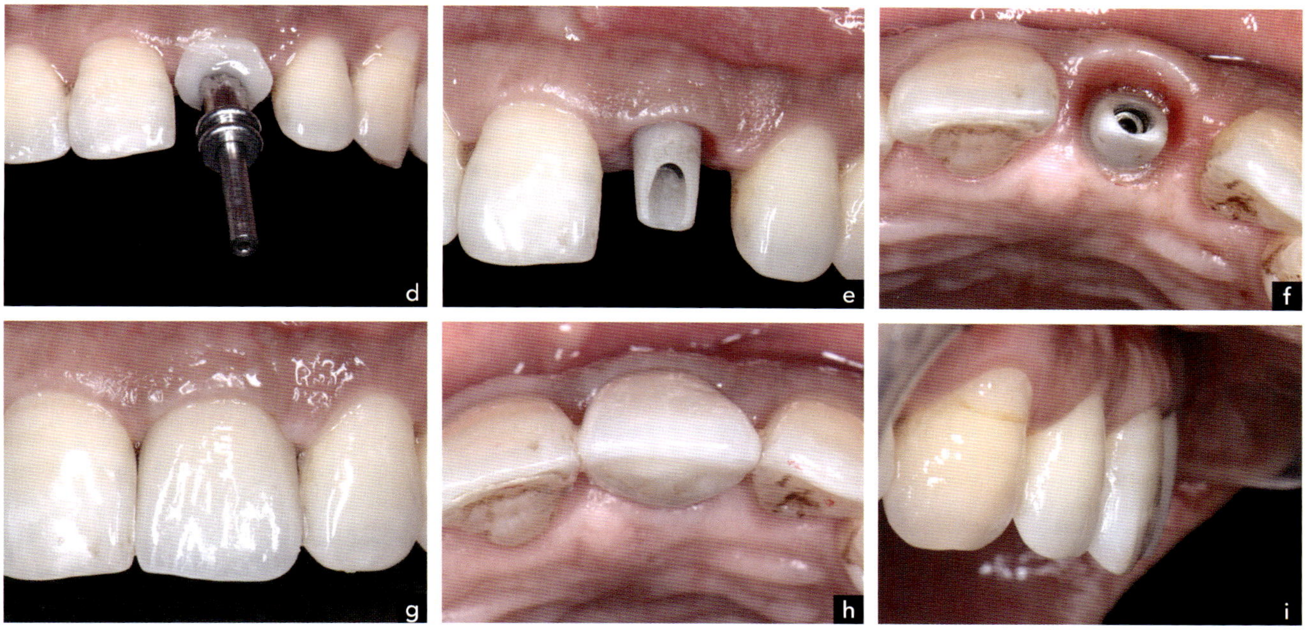

图2-4-4（续）

▶ 影像学资料（图2-4-5）

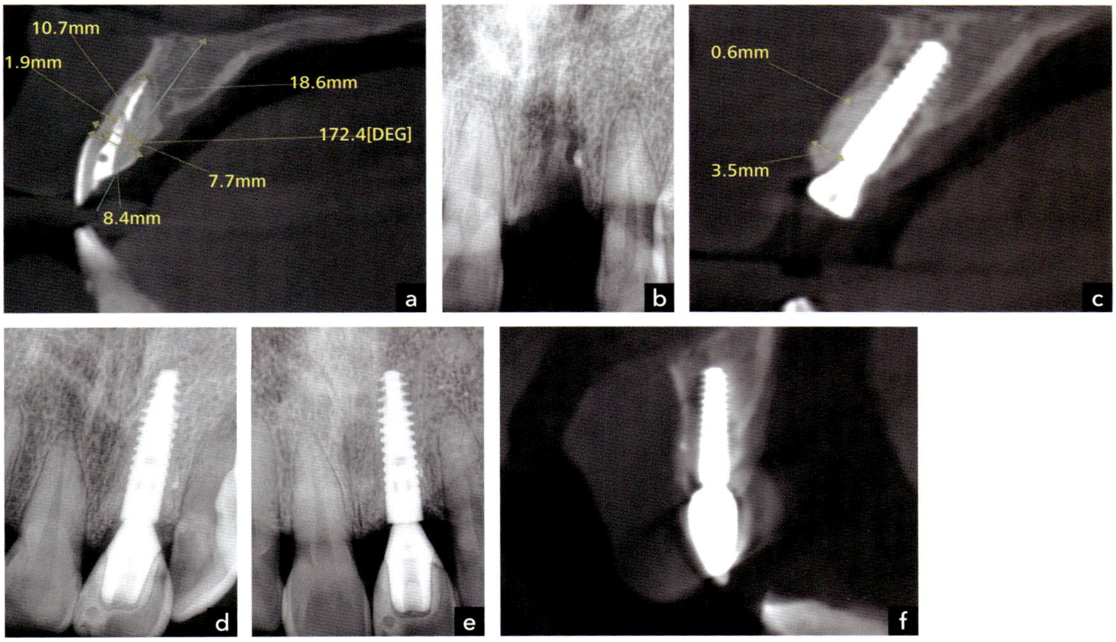

图2-4-5　治疗前后影像学资料

a. 术前CBCT矢状面；b. 根片制备完成根尖片；c. 种植体植入即刻CBCT矢状面；d. 即刻修复戴牙即刻根尖片；e. 即刻修复戴牙8个月根尖片；f. 最终修复体戴牙即刻CBCT矢状面

▶最终修复72个月复查

最终修复1、3、12、72个月后复查，龈乳头、龈缘、骨弓轮廓外形保持稳定，达到患者美学期望值，患者满意度高（图2-4-6）。

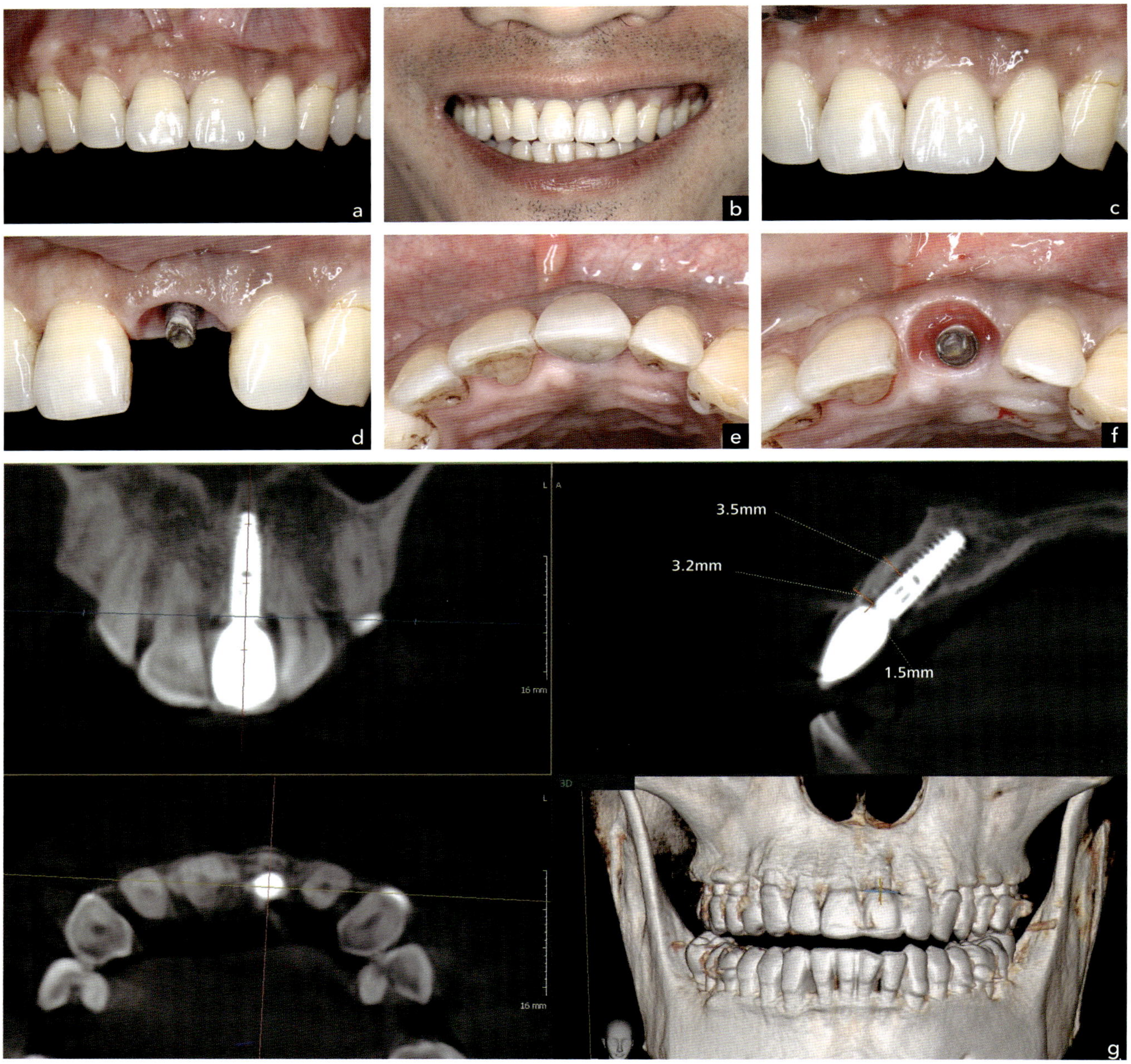

图2-4-6 戴牙72个月复查

a～f. 最终修复体戴入72个月后口内软硬组织、骨弓轮廓情况；g. CBCT复查种植体周骨量

▶SST技术细则（表2-4-2）

表2-4-2　SST相关技术细则表

SST相关因素		技术细则		
保留根片的部位		唇侧	腭侧	邻面
骨板厚度	嵴顶	＜1mm	1mm	＞1mm
	根中	＜1mm	1mm	＞1mm
	根尖	＜1mm	1mm	＞1mm
根片与牙槽嵴顶的关系		平齐	高0.5 ~ 1mm	高1 ~ 2mm
根片保留的长度		3 ~ 5mm	5 ~ 8mm	＞8mm
根片保留的厚度		＜1mm	1 ~ 2mm	＞2mm
根片与种植体间间隙		直接接触	＜1mm	＞1mm
种植体初期稳定性		0 ~ 10Ncm	10 ~ 35Ncm	＞35Ncm
植入骨代用品		是	否	
愈合基台选用		成品基台	个性化基台	
即刻修复		是	否	

总结

根盾制备需要用高速锋利的器械去除根管内容物和根尖，同时减少振动，避免牙周膜的损伤。本病例采用高速长裂钻沿根管长轴钻至根尖，一旦钻穿根尖后立即进行近远中向切割；为了支撑龈乳头，本病例近远中偏颊侧牙根部分也进行了保留。

目前多数研究者的观点认为根盾厚度应保持在1.5mm左右[33-36]，本病例为了预留安全空间，避免种植体备洞、植入时损伤根盾，根盾的制备厚度应小于1mm，因此需要关注后期根盾折断、移位风险。我们按照经典的美学区即刻种植3A2B原则，选择直径3.5mm种植体植入，植入后种植体与根盾之间存在明显间隙，因此植入低替代率骨代用品进一步维持唇侧骨壁厚度，同时希望给予根盾适当压力，避免其移位。

本病例设计手术时，按照即刻种植需要根方3 ~ 5mm自体骨质的要求，选择植入14mm长度种植体，获得了＞35Ncm的初期稳定性，满足了即刻修复的要求，从而可以采用种植体支持式即刻修复。临时修复体的存在成为了填充材料的物理屏障；制作的临时修复体不与根盾接触，根盾颈缘腭侧外倾短斜面与间隙的存在，增加了牙本质-基台之间的距离，增加了软组织的充盈，促进了软组织封闭；

天然牙冠制作的临时修复体促进了根片与种植体之间结合上皮的形成，支撑了穿龈部分的软硬组织。手术时在金属器械保护唇侧牙龈的情况下修整根盾的高度至龈缘下1mm，也有效保护了软组织，避免牙槽骨吸收。

最终修复以及戴牙72个月随访，证明SST对唇侧根片牙周膜血供的保留，避免了唇侧束状骨吸收，很好地维持了唇侧的骨弓轮廓、龈缘、龈乳头的外形。提示我们SST的美学效果是可预期的，然而长期效果还需要更大样本量、更长时间的循证医学证据支持。

第 3 章

3

SST 在多颗前牙种植中的应用

APPLICATION OF SOCKET SHIELD TECHNIQUE IN MULTIPLE-TOOTH IMPLANT IN THE AESTHETICS AREA

病例实战3.1

相邻前牙SST保留牙间龈乳头一例

许玉明　吴敏婷

前言

在连续牙缺失种植修复中，除唇侧骨壁吸收外，最常见的美学并发症就是相邻种植体间龈乳头缺损或缺如，特别是薄龈生物型的患者。因为拔牙会造成牙间骨嵴破坏及血供受损，特别是牙周膜来源血供的丧失，使牙间骨嵴的高度难以维持，由原扇贝状趋于扁平，随之龈乳头缺乏硬组织支撑而塌陷、退缩。此外，前牙区相邻种植体间的距离小于3mm时，种植体间牙槽骨的高度会因血供不良及碟形骨吸收叠加效应的影响而降低，进而导致龈乳头退缩。此时，如何保证牙间骨嵴的血供，减少边缘骨的吸收，是恢复红白美学的关键，而保留邻面根片就是维持牙间骨嵴稳定的良好选择。

现有组织病理学证据支持牙骨质-牙周膜-束状骨复合体由牙囊发育而来，拔牙后此复合结构受损，束状骨的吸收不可避免。因此，通过SST选择性地保留适宜形状的牙根片，能在控制感染风险的同时保护牙周膜血供，维持牙间骨嵴及唇侧骨壁束状骨的稳定，为牙间龈乳头的保留及重建创造有利条件。

▶患者基本情况

本病例为女性患者，45岁，因左侧上切牙修复体松动脱落3天于我科就诊，经临床检查评估，21、22残根齐龈，断面及髓腔内见大量腐质，结合CBCT判断残根腐质深度，虽均未见明显根尖阴影，但骨内根长仅约8mm，无再利用价值，建议种植修复（图3-1-1）。

患者既往体健，否认系统病史。不吸烟，不酗酒。

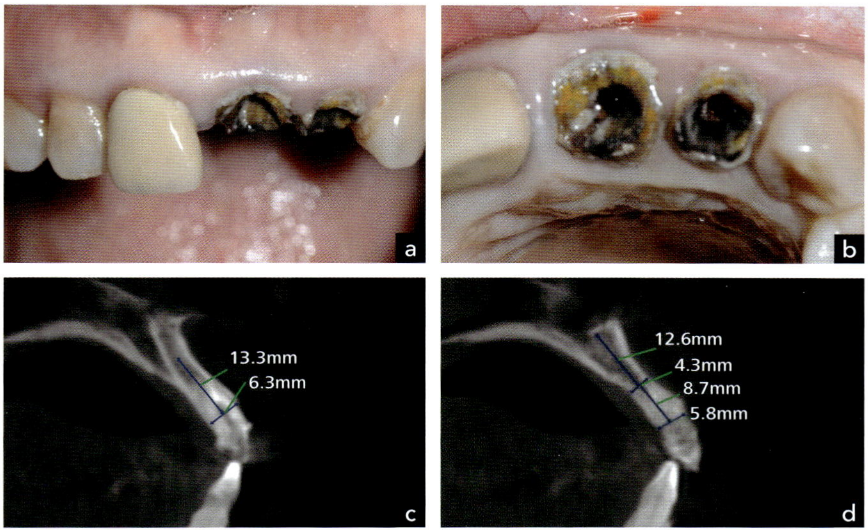

图3-1-1　术前检查与记录

a. 上前牙正面照；b. 上前牙殆面照；c. 21 CBCT矢状面；d. 22 CBCT矢状面

▶ 种植美学风险评估

除缺牙间隙的宽度这一高风险因素外，其余因素均为中低风险（表3-1-1）。

表3-1-1　种植美学风险评估表

风险因素	低	中	高
健康状况	健康，免疫功能正常		免疫功能低下
吸烟习惯	不吸烟	少量吸烟（＜10支/天）	大量吸烟（＞10支/天）
患者美学期望值	低	中	高
笑线	低位	中位	高位
牙龈生物型	低弧线，厚龈生物型	中弧线，中厚龈生物型	高弧线，薄龈生物型
牙冠形态	方圆形	卵圆形	尖圆形
位点感染情况	无	慢性	急性
邻牙牙槽嵴高度	到接触点＜5mm	到接触点5.5 ~ 6.5mm	到接触点＞7mm
缺牙间隙的宽度	单颗牙＞7mm	单颗牙＜7mm	2颗牙或2颗牙以上
软组织解剖	软组织完整		软组织缺损
牙槽嵴解剖	无骨缺损	水平向骨缺损	垂直向骨缺损

▶种植一期治疗

种植一期手术在不翻瓣情况下实施，先用球钻去腐，慢速G钻打通根管，加长裂钻分根，微创拔除21、22腭侧根片，修整剩余唇侧根片，厚度为0.5~1mm，高于牙槽嵴顶1mm的全C型唇颊根盾。逐级备洞，骨挤压，21、22分别植入4.1mm×12mm及3.3mm×12mm种植体各1颗，戴入愈合基台，跳跃间隙填充骨代用品，明胶海绵封闭创口（图3-1-2）。

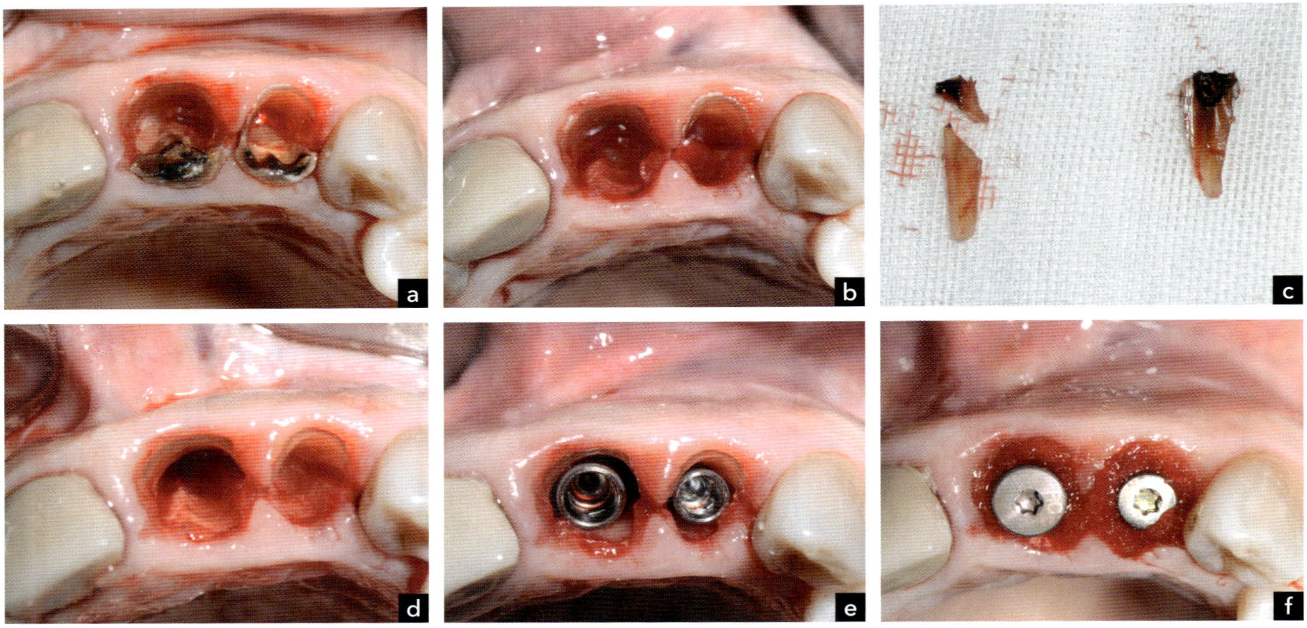

图3-1-2　种植一期手术

a. 近远中向分离的牙根；b. 拔除腭侧牙根后；c. 拔除的腭侧根片；d. 修整唇侧根片及备洞后；e. 种植体植入后；f. 愈合基台戴入后

▶种植二期治疗

一期术后3个月，软组织愈合良好，根盾完全被角化龈覆盖，可见缺隙区龈缘较天然牙区未见退缩，但龈乳头不明显，龈缘曲线扁平，取模制作临时修复体，行牙龈塑形（图3-1-3）。

一期术后9个月，种植体完成骨结合，种植体间龈乳头及龈缘曲线塑形良好，取终印模并由技工中心完成氧化锆个性化基台及修复体的制作。试戴基台边缘位于龈下0.5~1mm，35Ncm锁紧基台螺丝，树脂封口，修复体口内粘接固位，调整咬合，二期修复完成（图3-1-4）。

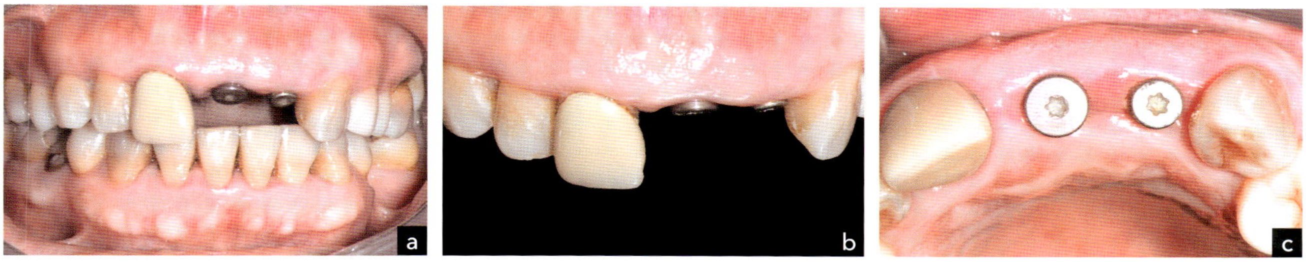

图3-1-3　种植一期术后3个月

a. 口内咬合照；b. 上前牙软组织愈合正面照；c. 上前牙软组织愈合殆面照

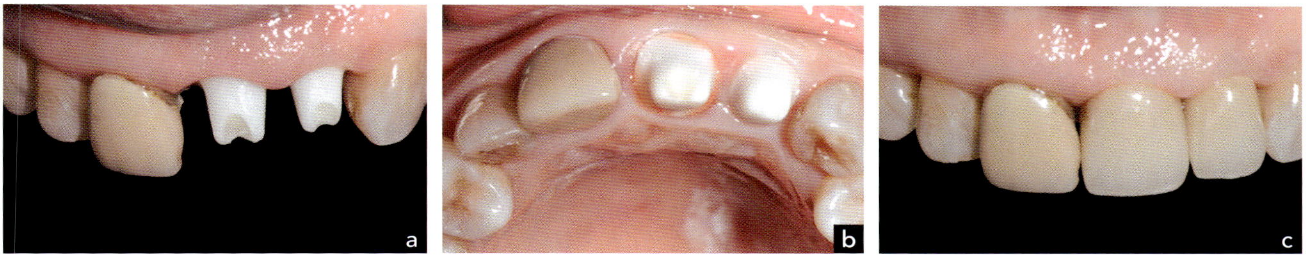

图3-1-4　种植一期术后9个月

a. 上前牙个性化基台戴入后正面照；b. 上前牙个性化基台戴入后殆面照；c. 上前牙戴入牙冠后正面照

▸ 影像学资料（图3-1-5）

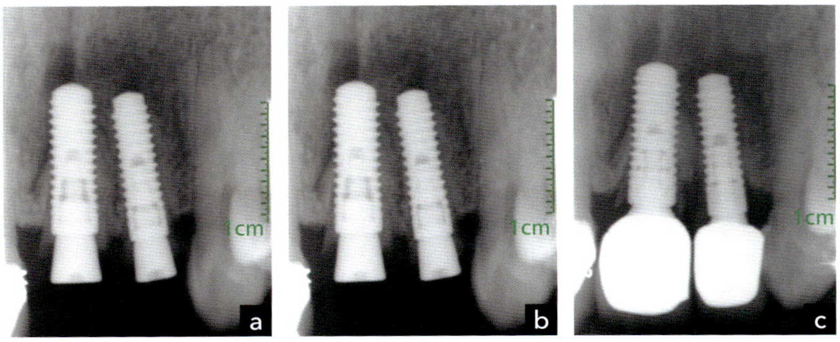

图3-1-5　治疗后影像学随访

a. 种植体植入即刻根尖片；b. 种植体植入后3个月根尖片；c. 种植体植入后9个月最终修复根尖片

▶SST技术细则（表3-1-2）

表3-1-2 SST相关技术细则表

SST相关因素		技术细则		
保留根片的部位		唇侧	腭侧	邻面
骨板厚度	嵴顶	＜1mm	1mm	＞1mm
	根中	＜1mm	1mm	＞1mm
	根尖	＜1mm	1mm	＞1mm
根片与牙槽嵴顶的关系		平齐	高0.5～1mm	高1～2mm
根片保留的长度		3～5mm	5～8mm	＞8mm
根片保留的厚度		＜1mm	1～2mm	＞2mm
根片与种植体间间隙		直接接触	＜1mm	＞1mm
种植体初期稳定性		0～10Ncm	10～35Ncm	＞35Ncm
植入骨代用品		是	否	
愈合基台选用		成品基台	个性化基台	
即刻修复		是	否	

总结

本病例中21、22唇侧骨壁菲薄（＜1mm），采用传统即刻种植不能避免唇侧束状骨的吸收，易出现唇侧骨弓轮廓塌陷及种植体螺纹透色、暴露等美学并发症，因此术者通常需要在即刻种植同期辅以唇侧骨增量手术，补偿骨丧失。SST的出现为此类病例提供了更微创、稳定、可预期的解决思路，通过不翻瓣的术式和根盾的保留，更好地保护了唇侧薄层骨壁及牙间骨嵴的血供，减少边缘骨吸收，有利于颌骨自然根形轮廓的维持，以达到理想的美学效果。

本病例中根盾设计为全C型（在唇侧的基础上向邻面包绕），高度则修整至牙槽骨嵴顶上方1mm处（尽量保留龈牙纤维），以减轻牙间骨嵴顶的吸收，为相邻种植体间龈乳头的保存及重建奠定基础。术前CBCT矢状切面可见21、22牙槽骨在根尖段缩窄，舌侧骨壁厚度有限，故考虑沿牙槽骨解剖轴向放置种植体，减少根尖段穿孔风险。根盾厚度则修整小于1mm，以防阻挡备洞和种植体植入，避免了根盾与种植体直接接触，一来可降低牙源性感染累及种植体的风险，二来跳跃间隙将由新生的骨组织填满，增加种植体骨结合面积（BIC），使种植体获得更好稳定性。

病例实战3.2

多颗前牙SST即刻修复一例

许玉明　吴敏婷

前言

SST可以更好地保存前牙唇侧骨壁及维持牙间骨嵴的高度，拓宽了前牙即刻种植的适应证，取得更稳定、可预期的轮廓美学效果。然而，卓越的种植修复要求医生不仅要保证良好的远期效果，还要考虑如何更快地完成修复。即刻修复毫无疑问是最佳的实现方式。

种植修复中常用的即刻修复包括种植体支持式固定修复体、牙体支持式粘接桥以及黏膜支持式可摘局部义齿修复。种植即刻修复是指在种植手术后1周内即完成种植体支持式牙冠修复，旨在关闭创口的同时维持天然牙的软组织轮廓并关闭缺牙间隙。即刻修复的应用简化了临床操作流程，具有治疗周期短、患者满意度高及软组织形态维持佳等优势，根据种植体系统要求不同，种植体初期稳定性达到25～35Ncm即可考虑使用。对于即拔即种的病例，在初期稳定性足够的情况下，常选用种植体支持式即刻修复。即刻修复与SST相结合，能够同时发挥软组织塑形及减少唇侧皮质骨吸收的作用，有效保留患牙软硬组织的自然外观，达到最佳的种植修复效果。

▶患者基本情况

本病例为男性患者，47岁，上前牙修复体反复脱落1年余。患者既往体健，否认系统病史。不吸烟，不酗酒。

口内检查见12、11、21全冠修复，牙龈萎缩，边缘透黑。在修复科就诊，经临床检查评估，12、11、21牙根较短，根部缺损，保留效果不佳，建议种植修复（图3-2-1）。

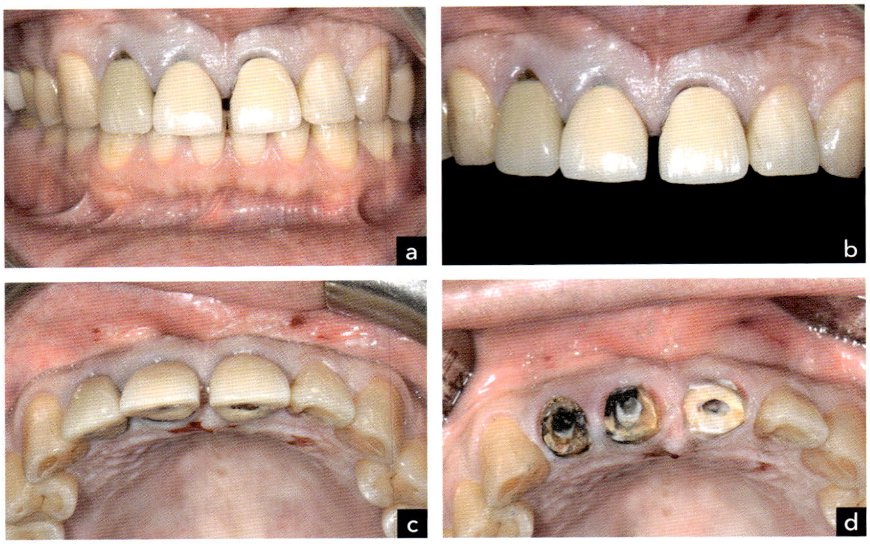

图3-2-1　术前口内照

a. 口内咬合照；b. 上前牙正面照；c. 上前牙殆面照；d. 拆除桩核冠，降低牙根至龈缘平面

▶种植美学风险评估

对该患者的种植美学风险评估发现，除缺牙间隙宽度在2颗牙以上及尖圆形牙冠这两个高风险因素外，其余因素均为中低风险（表3-2-1）。

表3-2-1　种植美学风险评估表

风险因素	低	中	高
健康状况	健康，免疫功能正常		免疫功能低下
吸烟习惯	不吸烟	少量吸烟（＜10支/天）	大量吸烟（＞10支/天）
患者美学期望值	低	中	高
笑线	低位	中位	高位
牙龈生物型	低弧线，厚龈生物型	中弧线，中厚龈生物型	高弧线，薄龈生物型
牙冠形态	方圆形	卵圆形	尖圆形
位点感染情况	无	慢性	急性
邻牙牙槽嵴高度	到接触点＜5mm	到接触点5.5 ~ 6.5mm	到接触点＞7mm
缺牙间隙的宽度	单颗牙＞7mm	单颗牙＜7mm	2颗牙或2颗牙以上
软组织解剖	软组织完整		软组织缺损
牙槽嵴解剖	无骨缺损	水平向骨缺损	垂直向骨缺损

▶种植一期治疗

种植一期手术在不翻瓣情况下实施，先去除桩核冠，降低牙根至龈缘平面，用慢速钻打通根管，加长裂钻分根，微创拔除腭侧根片，修整剩余唇侧根片，去除根尖部分，保留嵴顶及根中部分，将根片修整至较薄状态，同时降低根片高度至龈下1mm。12植入3.5mm×13mm种植体，11和21因骨量充足，根片的厚度保留较少，拔牙窝宽大，选用4.3mm直径的种植体，种植体周植入骨代用品，接15° 美观基台（图3-2-2）。

一期手术同期利用15° 美观基台椅旁即刻制作树脂冠，戴入口内，粘接固位，调整咬合，完成即刻修复。一期术后2周，软组织愈合良好，为降低咀嚼食物对修复体产生的侧向力，利用树脂将树脂冠与邻牙固连（图3-2-3）。

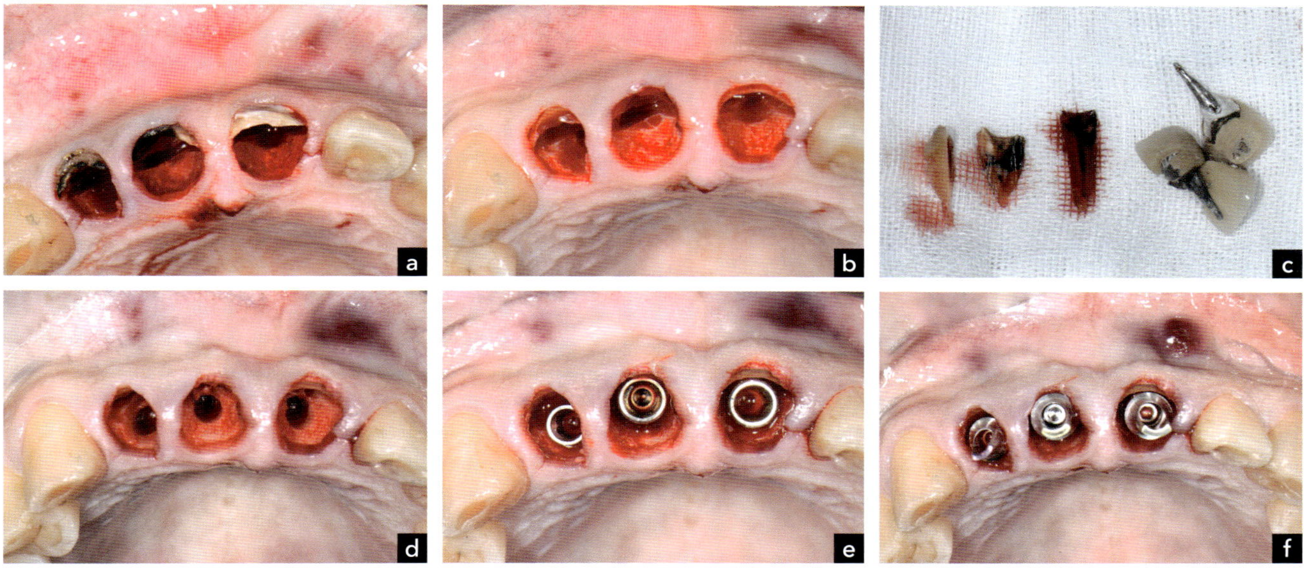

图3-2-2　种植一期手术

a. 近远中向分离牙根并拔除腭侧牙根后；b. 修整唇侧根片后；c. 拔除的桩核冠和腭侧根片；d. 备洞后；e. 种植体植入后；f. 15° 美观基台戴入后

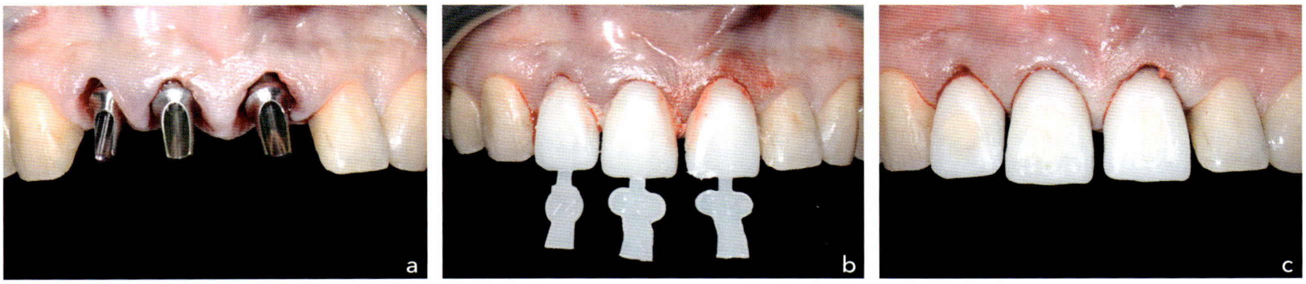

图3-2-3　数字化印模及个性化设计

a. 术中15° 美观基台正面照；b. 口内粘接树脂冠；c. 树脂冠精修及调整咬合后；d. 树脂冠与邻牙固连后咬合照；e. 树脂冠与邻牙固连后上前牙正面照；f. 树脂冠与邻牙固连后上前牙𬌗面照

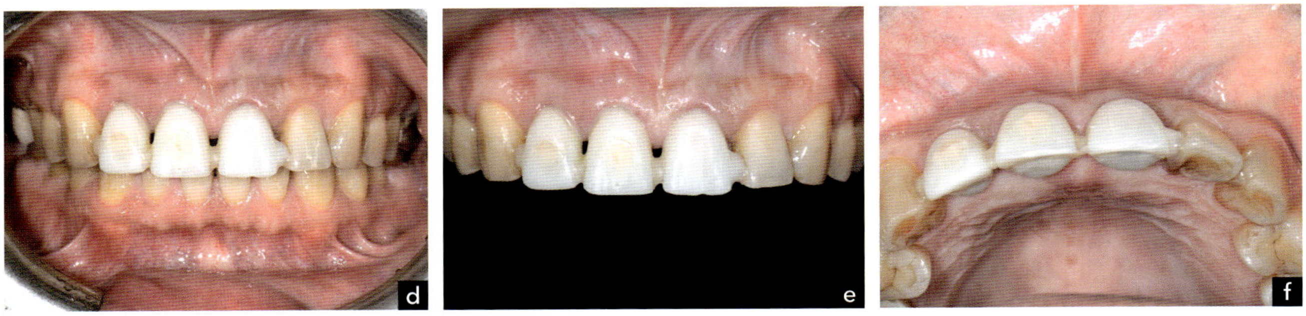

图3-2-3（续）

▶种植二期治疗

一期术后8个月，获得骨结合，软组织愈合良好，软硬组织轮廓外形得到较好地保持。进行口内扫描，获取种植体的三维位置及袖口形态，由技工中心完成全瓷冠及个性化钛基台制作，临床试戴。口内粘接固位，调整咬合，二期修复完成（图3-2-4）。

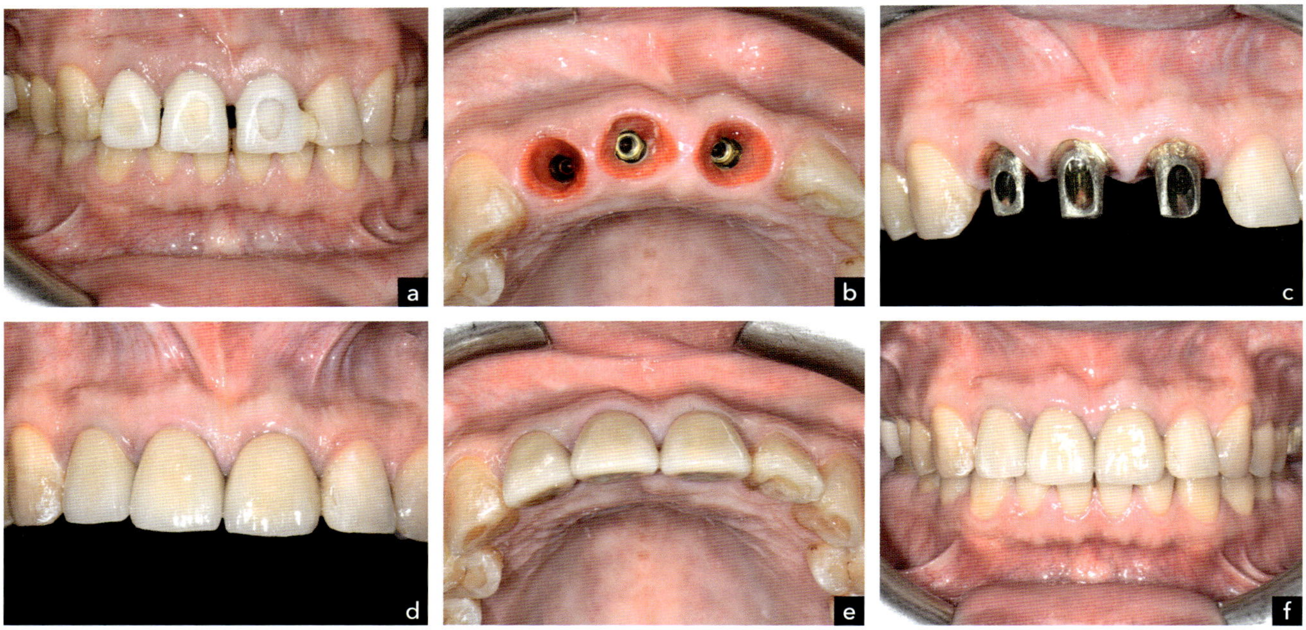

图3-2-4　修复体制作和戴入口内

a. 即刻修复树脂冠戴入6个月后；b. 卸下临时修复体的软组织袖口；c. 口内试戴个性化钛基台；d. 戴入牙冠后上前牙正面照；e. 戴入牙冠后上前牙骀面照；f. 戴入牙冠后口内咬合照

▶影像学资料（图3-2-5）

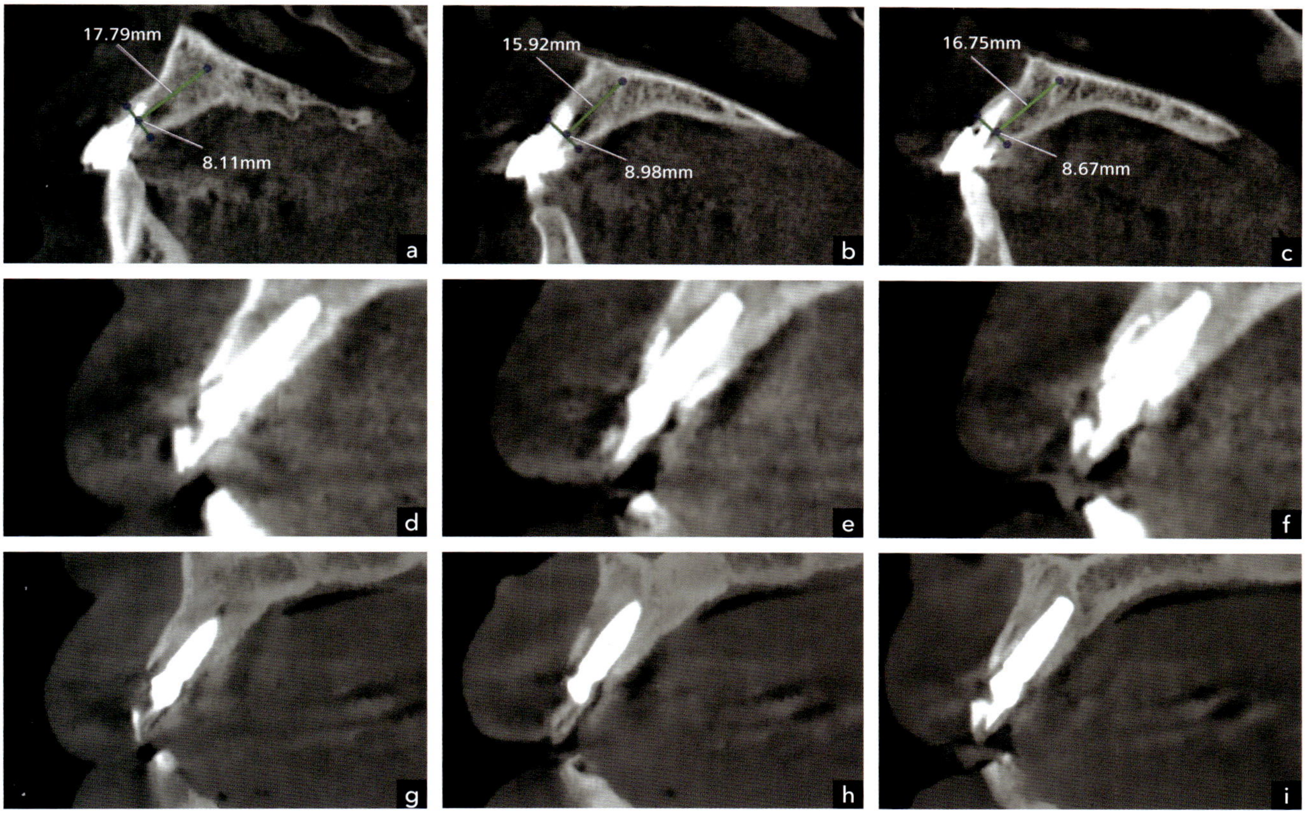

图3-2-5　治疗前后影像学资料

a～c. 12、11、21治疗前CBCT矢状切面；d～f. 12、11、21种植体植入即刻CBCT矢状切面；g～i. 12、11、21种植体戴牙前CBCT矢状切面

▶SST技术细则（表3-2-2）

表3-2-2　SST相关技术细则表

SST相关因素		技术细则		
保留根片的部位		唇侧	腭侧	邻面
骨板厚度	嵴顶	＜1mm	1mm	＞1mm
	根中	＜1mm	1mm	＞1mm
	根尖	＜1mm	1mm	＞1mm
根片与牙槽嵴顶的关系		平齐	高0.5 ～ 1mm	高1 ～ 2mm
根片保留的长度		3 ～ 5mm	5 ～ 8mm	＞8mm

续表

SST相关因素	技术细则		
根片保留的厚度	< 1mm	1 ~ 2mm	> 2mm
根片与种植体间间隙	直接接触	< 1mm	> 1mm
种植体初期稳定性	0 ~ 10Ncm	10 ~ 35Ncm	> 35Ncm
植入骨代用品	是	否	
愈合基台选用	成品基台	个性化基台	
即刻修复	是	否	

总结

本病例嵴顶唇侧骨板较薄，拔牙后唇侧牙槽骨容易吸收，进而导致牙槽骨宽度和高度的下降，不利于软硬组织长期稳定性的维持。该患者采用SST能帮助维持束状骨的血供，避免唇侧骨吸收，取得更好的美学效果。术中12常规选用3.5mm直径的种植体，11和21因骨量充足，根片的厚度保留较少，选用4.3mm直径的种植体，以获得更大面积的骨结合。植入后3颗种植体初期稳定性均达到了35Ncm，所以术后行种植体支持式即刻修复，以维持穿龈轮廓并关闭缺牙间隙。术后2周为了增强种植体的稳定性，降低咀嚼食物对修复体产生的侧向力，利用树脂将临时修复体与邻牙固连。

本病例中，3颗种植体以外科为导向，沿牙槽骨解剖轴向放置。种植体的理想位置需要平衡患者的功能及美观需求，达到以修复为导向的种植修复。但是，对于有些解剖条件受限的患者，仍然需要以外科为导向放置种植体。本病例中，因根尖牙槽骨凹陷，顶端牙槽骨向唇侧偏斜，为避免唇侧骨板侧穿，选择将种植体沿牙槽骨解剖轴向放置。得益于根片区牙周膜血供的保留，3颗种植体唇侧的骨弓轮廓维持良好。即刻修复在快速恢复美观的同时也很好地保持了自然牙的软组织轮廓。即刻修复与SST的结合不但取得了良好的种植修复效果，也能兼顾患者的社交需求，减轻患者的心理负担。

病例实战3.3

多颗前牙SST伴唇侧GBR一例

许玉明　吴敏婷

前言

水平向骨缺损是前牙区种植修复中的一大难题。骨量不足不仅影响种植体的稳定性，也难以取得理想的美学效果。骨增量是解决骨量不足的有效方式，种植医生可通过多种骨增量技术来实现骨组织良好的美学效果并保持长期稳定。前牙区常用的骨增量技术包括骨组织引导再生术（guided bone regeneration，GBR）、钛网植骨、骨劈开和Onlay植骨等，其中GBR最为常用。

GBR的原理是利用屏障膜覆盖骨缺损部位，阻隔软组织向缺损区迁移，为骨细胞提供无竞争的生长环境，从而促进骨再生。前牙区种植往往需要行水平骨增量，唇侧GBR常可取得良好的效果。常规SST可行不翻瓣种植，旨在保护唇侧牙槽骨的骨膜血供来减少束状骨的吸收。然而，有些SST病例需在翻瓣情况下配合GBR治疗才能取得良好的远期效果。一种情况是根尖感染突破皮质骨，需要彻底清创；另一种情况则是根尖牙槽骨缩窄导致的骨量不足，需要植骨来确保种植体周有足够的骨量。

▶患者基本情况

本病例为女性患者，42岁，左上前牙断冠1年余，自觉双侧上切牙牙龈萎缩6个月余，咨询种植。患者既往体健，否认系统病史。不吸烟，不酗酒。

口内检查见21残根，缺损唇侧位于龈上2mm，腭侧齐龈，断面牙体见黑褐色腐质，无松动，牙龈稍红，探诊出血。11冠修复，11、21唇侧牙龈萎缩，牙根暴露（图3-3-1）。CBCT示11、21牙根较短，21根尖低密度影，突破皮质骨，保留效果不佳，建议种植修复（图3-3-6a，d，g）。

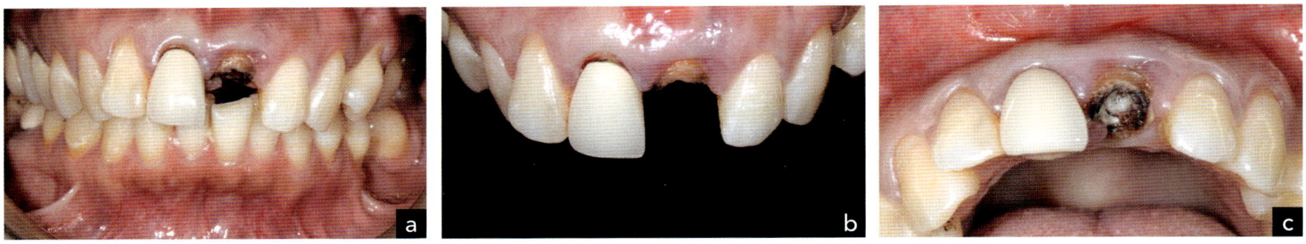

图3-3-1　术前口内照

a. 口内咬合照；b. 上前牙正面照；c. 上前牙骀面照

▶种植美学风险评估

对该患者的种植美学风险评估发现，除尖圆形牙冠和多颗牙缺牙这两项高风险因素外，其余因素均为中低风险（表3-3-1）。

表3-3-1　种植美学风险评估表

风险因素	低	中	高
健康状况	健康，免疫功能正常		免疫功能低下
吸烟习惯	不吸烟	少量吸烟（＜10支/天）	大量吸烟（＞10支/天）
患者美学期望值	低	中	高
笑线	低位	中位	高位
牙龈生物型	低弧线，厚龈生物型	中弧线，中厚龈生物型	高弧线，薄龈生物型
牙冠形态	方圆形	卵圆形	尖圆形
位点感染情况	无	慢性	急性
邻牙牙槽嵴高度	到接触点＜5mm	到接触点5.5 ～ 6.5mm	到接触点＞7mm
缺牙间隙的宽度	单颗牙＞7mm	单颗牙＜7mm	2颗牙或2颗牙以上
软组织解剖	软组织完整		软组织缺损
牙槽嵴解剖	无骨缺损	水平向骨缺损	垂直向骨缺损

▶种植一期治疗

因21根尖病损已穿破皮质骨，11、21根尖骨凹陷致骨宽度欠佳，所以本病例需翻瓣彻底清除21根尖病损，切除根尖，并于11、21根尖区同期行GBR。

常规消毒局麻下，13-23切开翻瓣，可见21因慢性感染造成的根尖区骨开窗，11沿龈缘水平截冠，11、21加长裂钻分根，微创拔除腭侧根片同时取出11金属桩，将根片修整至较薄状态，顶端沿骨弓轮廓制备斜面，调整根片稍高于牙槽嵴顶。11、21偏腭侧植入3.5mm×11.5mm种植体各1颗，种植体周植入骨代用品，戴入愈合基台。使用骨代用品覆盖暴露的21种植体，并重点填充至唇侧根尖骨凹陷区，以促进局部成骨，降低术后种植体根尖穿孔暴露的风险，膜钉固定生物屏障膜后，冠向复位龈瓣，减张缝合（图3-3-2）。

一期术后1个月，软组织愈合良好，术区无感染（图3-3-3）。

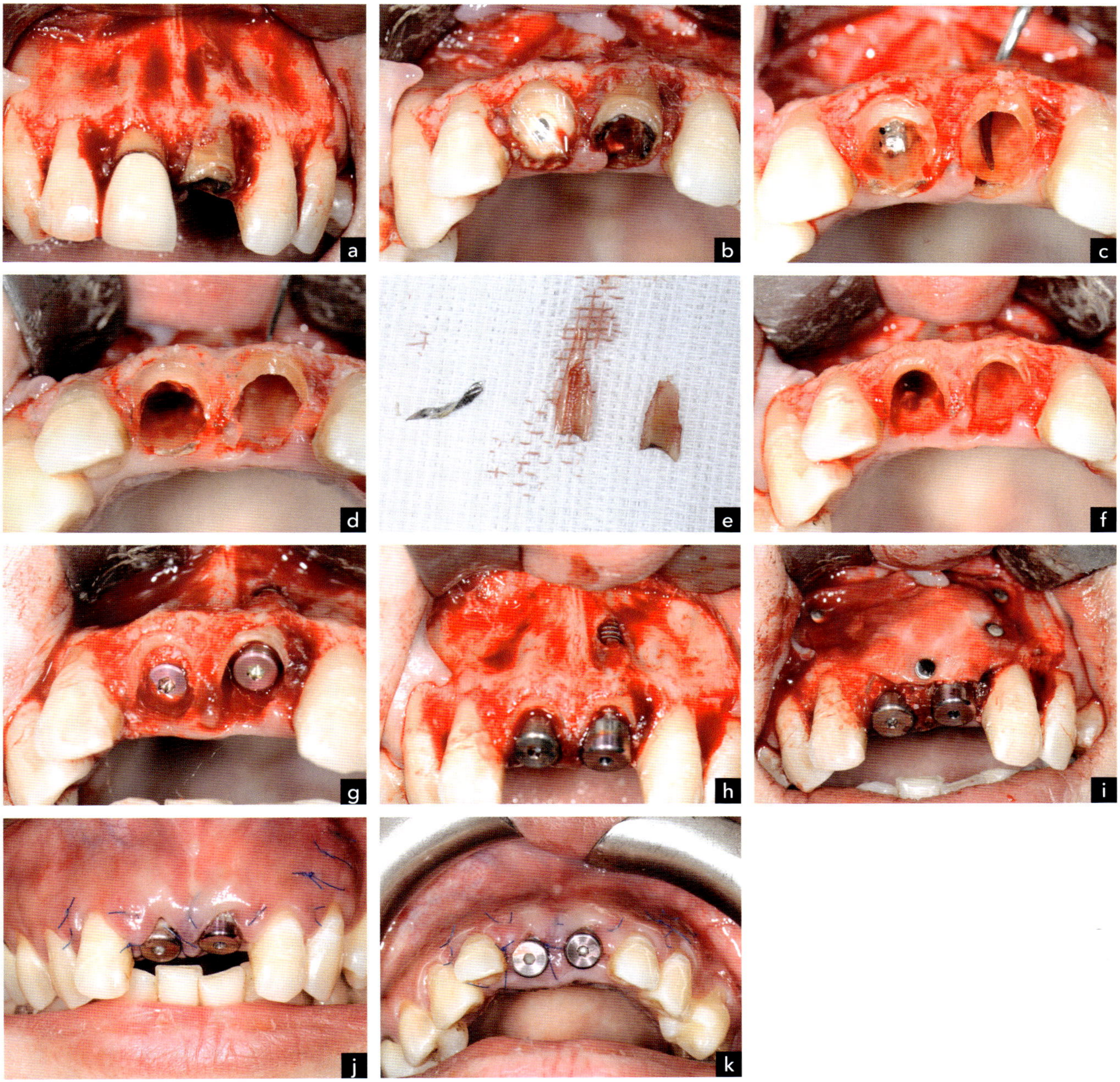

图3-3-2　种植一期手术

a. 翻瓣；b. 11截冠至齐龈；c. 近远中向分离的牙根；d. 拔除21腭侧牙根；e. 拔除的腭侧根片及金属桩；f. 修整唇侧根片；g. 种植体植入后，11种植体周植入骨代用品；h. 戴入愈合基台；i. 唇侧覆盖可吸收生物膜，填充骨代用品，膜钉固定生物膜；j. 减张缝合后口内咬合照；k. 减张缝合后上前牙𬌗面照

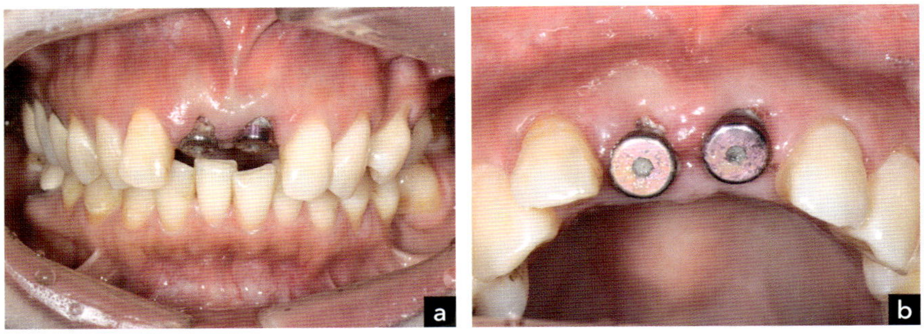

图3-3-3 术后1个月复查

a. 口内咬合照；b. 上前牙𬌗面照

▶种植临时修复

一期术后6个月，软组织愈合良好。21获得骨结合，但11骨结合欠佳，稳定性不足，所以行21单端桥修复。由技工中心完成21单端桥临时修复体制作，临床试戴，调整咬合，临时修复体修复完成（图3-3-4）。

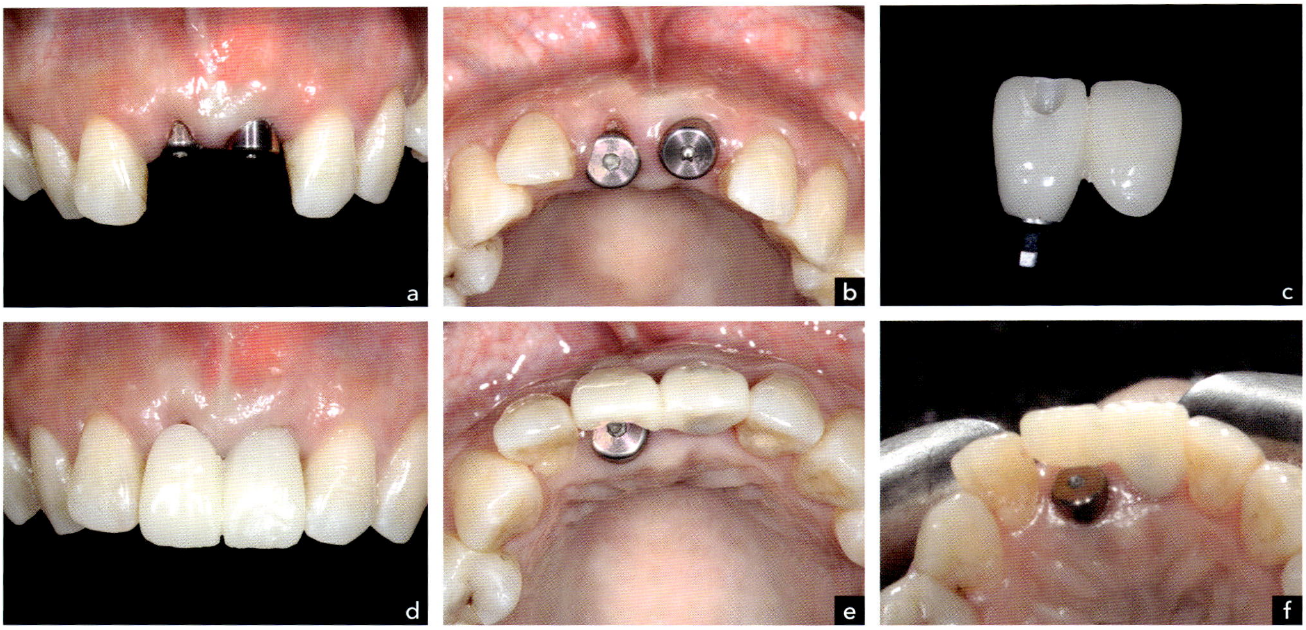

图3-3-4 修复体制作和戴入口内

a. 愈合基台戴入6个月后上前牙正面照；b. 愈合基台戴入6个月后上前牙𬌗面照；c. 21单端桥临时修复体；d. 戴入临时修复体后上前牙正面照；e. 戴入临时修复体后上前牙𬌗面照；f. 戴入临时修复体后上前牙腭面照

▶种植二期治疗

一期术后18个月，骨结合良好，软组织愈合良好，软硬组织轮廓外形得到较好地保持。进行口内扫描，获取种植体的三维位置及袖口形态，由技工中心完成全瓷冠及个性化永久基台制作，临床试戴。口内粘接固位，调整咬合，二期修复完成（图3-3-5）。

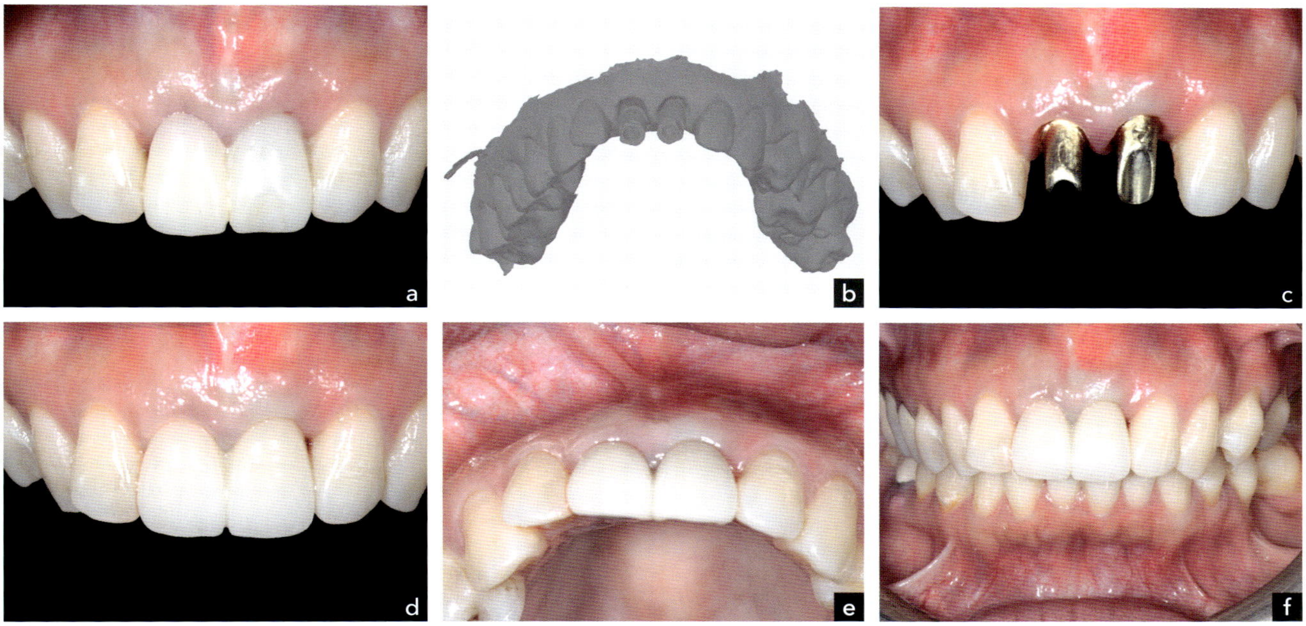

图3-3-5　修复体制作和戴入口内

a. 临时修复体戴入1年后上前牙正面照；b. 口内扫描获取袖口形态；c. 戴入个性化永久基台后上前牙正面照；d. 戴入牙冠后上前牙正面照；e. 戴入牙冠后上前牙𬌗面照；f. 戴入牙冠后口内咬合照

▶影像学资料（图3-3-6）

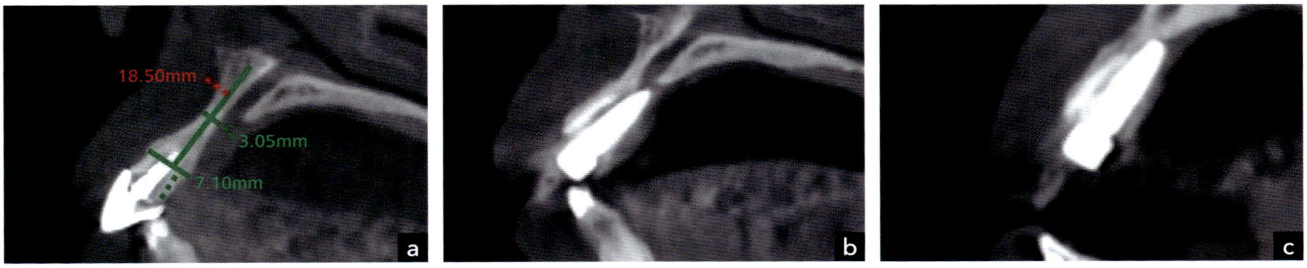

图3-3-6　治疗前后影像学资料

a. 11治疗前CBCT矢状切面；b. 11种植体植入即刻CBCT矢状切面；c. 11种植体植入6个月后CBCT矢状切面；d. 21治疗前CBCT矢状切面；e. 21种植体植入即刻CBCT矢状切面；f. 21种植体植入6个月后CBCT矢状切面；g. 21治疗前根尖低密度影；h. 11戴牙后CBCT矢状切面；i. 21戴牙后CBCT矢状切面

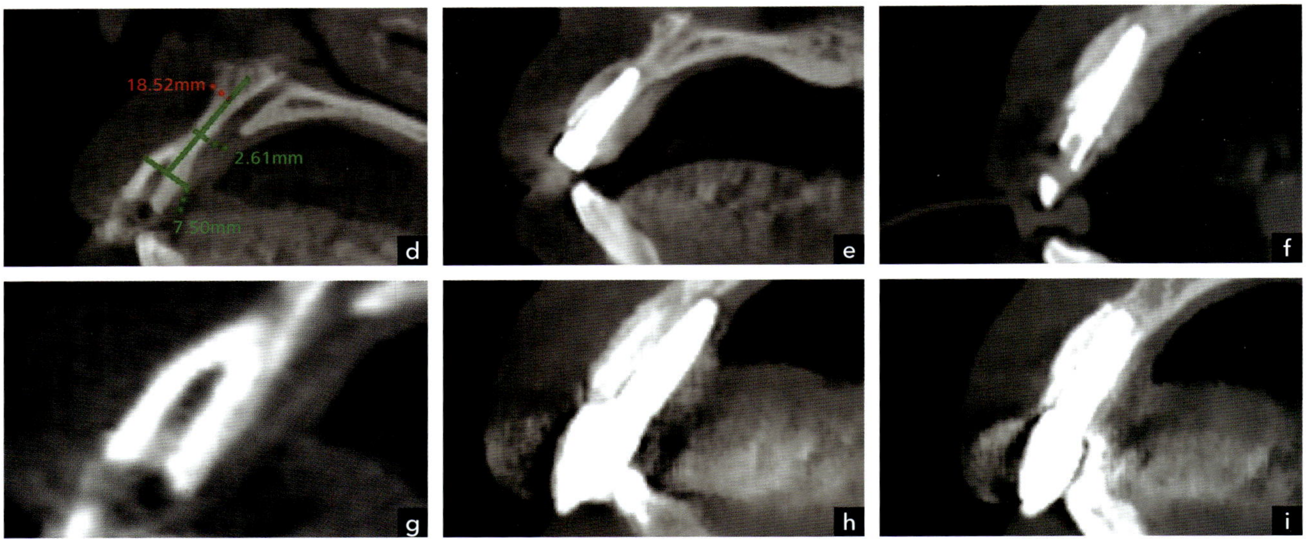

图3-3-6（续）

▶SST技术细则（表3-3-2）

表3-3-2　SST相关技术细则表

<table>
<tr><th colspan="2">SST相关因素</th><th colspan="6">技术细则</th></tr>
<tr><td colspan="2">保留根片的部位</td><td colspan="2">唇侧</td><td colspan="2">腭侧</td><td colspan="2">邻面</td></tr>
<tr><td rowspan="3">骨板厚度</td><td>嵴顶</td><td colspan="2">＜1mm</td><td colspan="2">1mm</td><td colspan="2">＞1mm</td></tr>
<tr><td>根中</td><td colspan="2">＜1mm</td><td colspan="2">1mm</td><td colspan="2">＞1mm</td></tr>
<tr><td>根尖</td><td colspan="2">＜1mm</td><td colspan="2">1mm</td><td colspan="2">＞1mm</td></tr>
<tr><td colspan="2">根片与牙槽嵴顶的关系</td><td colspan="2">平齐</td><td colspan="2">高0.5 ～ 1mm</td><td colspan="2">高1 ～ 2mm</td></tr>
<tr><td colspan="2">根片保留的长度</td><td colspan="2">3 ～ 5mm</td><td colspan="2">5 ～ 8mm</td><td colspan="2">＞8mm</td></tr>
<tr><td colspan="2">根片保留的厚度</td><td colspan="2">＜1mm</td><td colspan="2">1 ～ 2mm</td><td colspan="2">＞2mm</td></tr>
<tr><td colspan="2">根片与种植体间间隙</td><td colspan="2">直接接触</td><td colspan="2">＜1mm</td><td colspan="2">＞1mm</td></tr>
<tr><td colspan="2">种植体初期稳定性</td><td colspan="2">0 ～ 10Ncm</td><td colspan="2">10 ～ 35Ncm</td><td colspan="2">＞35Ncm</td></tr>
<tr><td colspan="2">植入骨代用品</td><td colspan="3">是</td><td colspan="3">否</td></tr>
<tr><td colspan="2">愈合基台选用</td><td colspan="3">成品基台</td><td colspan="3">个性化基台</td></tr>
<tr><td colspan="2">即刻修复</td><td colspan="3">是</td><td colspan="3">否</td></tr>
</table>

总结

本病例患牙嵴顶唇侧骨板菲薄，根尖唇侧牙槽骨凹陷，可用骨量非常有限。拔牙后唇侧牙槽骨的吸收将会导致嵴顶牙槽骨宽度的下降，骨弓轮廓塌陷，即便后期植骨，种植修复效果也很难保证。采用SST不但减少了唇侧牙槽骨的吸收，也维持了充足的嵴顶牙槽骨宽度，为种植修复奠定了良好的基础。

术中行唇侧12-22翻瓣并彻底清除21根尖病损。术中常规选用3.5mm直径的种植体，植入后初期稳定性不足。术后为了减少咬合干扰，选用愈合基台封闭创口。因基部牙槽骨较窄，21种植体根部暴露，11-21唇侧同期行GBR。术后6个月，软组织愈合良好，软硬组织轮廓外形得到较好地保持。21骨结合良好，但11骨结合欠佳、稳定性不足，所以制作21单端桥临时修复体，进行牙龈塑形并关闭缺牙间隙。

本病例中，21根尖可见低密度影，穿破唇侧皮质骨，这并不是SST的绝对禁忌证。对于根尖病损较小且稳固的患牙，因根尖病损在根盾术中会被切除，在充分清创的情况下，仍然可以取得良好的种植修复效果。如图3-3-6g～i所示，21根尖低密度影在术后1年半时已经消失。

前牙即刻种植初期稳定性主要来源于根尖段，本病例根尖段缩窄，11种植体部分穿入鼻腭神经管，种植体没有足够的骨结合面积，所以术中及术后6个月11的稳定性都不足。对于这种病例，延长骨结合时间，同样获得了较好的治疗效果。

病例实战3.4

正畸术后连续前牙SST美学改向修复一例

陆笑

前言

众所周知，美学区连续多牙缺失种植义齿修复，同时取得良好的红色、白色、轮廓美学效果是世界性的难题。而成人正畸患者普遍对美学抱有很高的期望值，特别是在前牙美学区。对于正畸治疗不能完全解决的美学瑕疵，经常通过贴面、全冠、种植义齿的方式达到尽可能的完美。然而亚洲人上颌前牙区的唇侧骨板厚度普遍小于1mm，存在骨壁过薄甚至缺如的问题，在经过正畸的牙移位后，这一问题的发生率大大增加。种植义齿修复，在薄龈生物型患者中，由于缺少硬组织支持，种植位点唇侧龈缘明显退缩，最终造成龈缘线与对侧同名牙不对称、种植体暴露、龈乳头解剖形态消失等美学缺陷，无法满足患者的美学期望。

SST能够阻止唇颊侧骨板改建，完好保留前牙种植位点原有的牙根轮廓，获得更好的前牙种植美学效果。因此本团队希望在临床上尝试利用SST治疗正畸术后患者，尽可能满足患者的美学要求。

患者基本情况

本病例为女性患者，23岁，因牙列畸形在正畸科完成正畸治疗，余留上前牙残冠残根无法完成牙移动，要求种植治疗。经临床检查评估，上颌前牙仅余3个牙位宽度，中线偏斜，美学风险高。患者既往体健，否认系统病史。不吸烟，不酗酒。

口内检查见12缺失、11、21、22残冠，拥挤、根管暴露，根管内见充填物。21、22间龈乳头增生，探诊出血；22龈缘位于21-23龈缘中点连线根方；23近中龈乳头欠充盈，较13更接近根方；12缺失区域骨弓轮廓塌陷；12-22根尖区见明显倒凹（图3-4-1）。术前CBCT显示，11、21、22牙根位置不佳（图3-4-5a）。

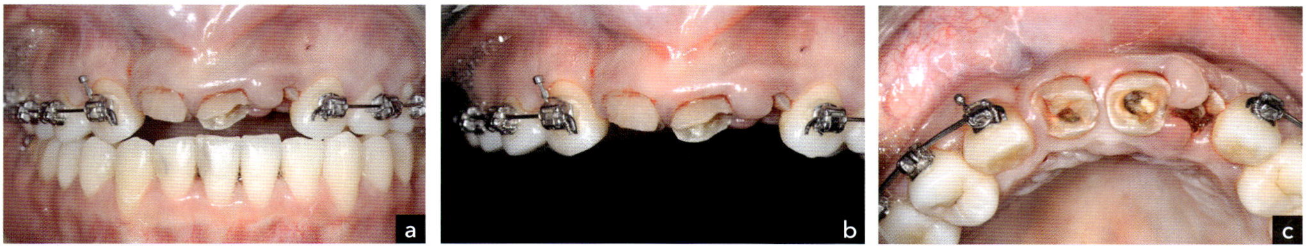

图3-4-1　术前口内照

a. 口内咬合照；b. 上前牙正面照；c. 上前牙殆面照

▶种植美学风险评估

对该患者的种植美学风险评估发现，存在高位笑线、牙槽嵴高度不足、缺牙间隙不足、中线偏斜等高风险因素（表3-4-1）。

表3-4-1　种植美学风险评估表

风险因素	低	中	高
健康状况	健康，免疫功能正常		免疫功能低下
吸烟习惯	不吸烟	少量吸烟（＜10支/天）	大量吸烟（＞10支/天）
患者美学期望值	低	中	高
笑线	低位	中位	高位
牙龈生物型	低弧线，厚龈生物型	中弧线，中厚龈生物型	高弧线，薄龈生物型
牙冠形态	方圆形	卵圆形	尖圆形
位点感染情况	无	慢性	急性
邻牙牙槽嵴高度	到接触点＜5mm	到接触点5.5 ~ 6.5mm	到接触点＞7mm
缺牙间隙的宽度	单颗牙＞7mm	单颗牙＜7mm	2颗牙或2颗牙以上
软组织解剖	软组织完整		软组织缺损
牙槽嵴解剖	无骨缺损	水平向骨缺损	垂直向骨缺损

▶种植一期治疗

种植一期手术在翻瓣情况下实施，先用慢速钻打通根管，插入引导杆检查牙根长轴原方向，加长裂钻分根，保留近远中与颊侧根片，微创拔除腭侧根片，修整剩余全C型根片，去除根尖部分，刮净11、21根尖区肉芽组织，保留嵴顶及根中部分，将根片修整厚度至1.5mm，同时降低根片高度至平齐牙槽嵴顶。22改变备洞方向，采用以修复为导向非牙体长轴植入方向备洞。偏腭侧植入3.6mm×13mm种植体3颗，种植体周、22根尖倒凹穿孔区植入骨代用品，覆盖可吸收胶原膜。手动旋紧愈合基台，无张力拉拢缝合，开放式愈合（图3-4-2）。

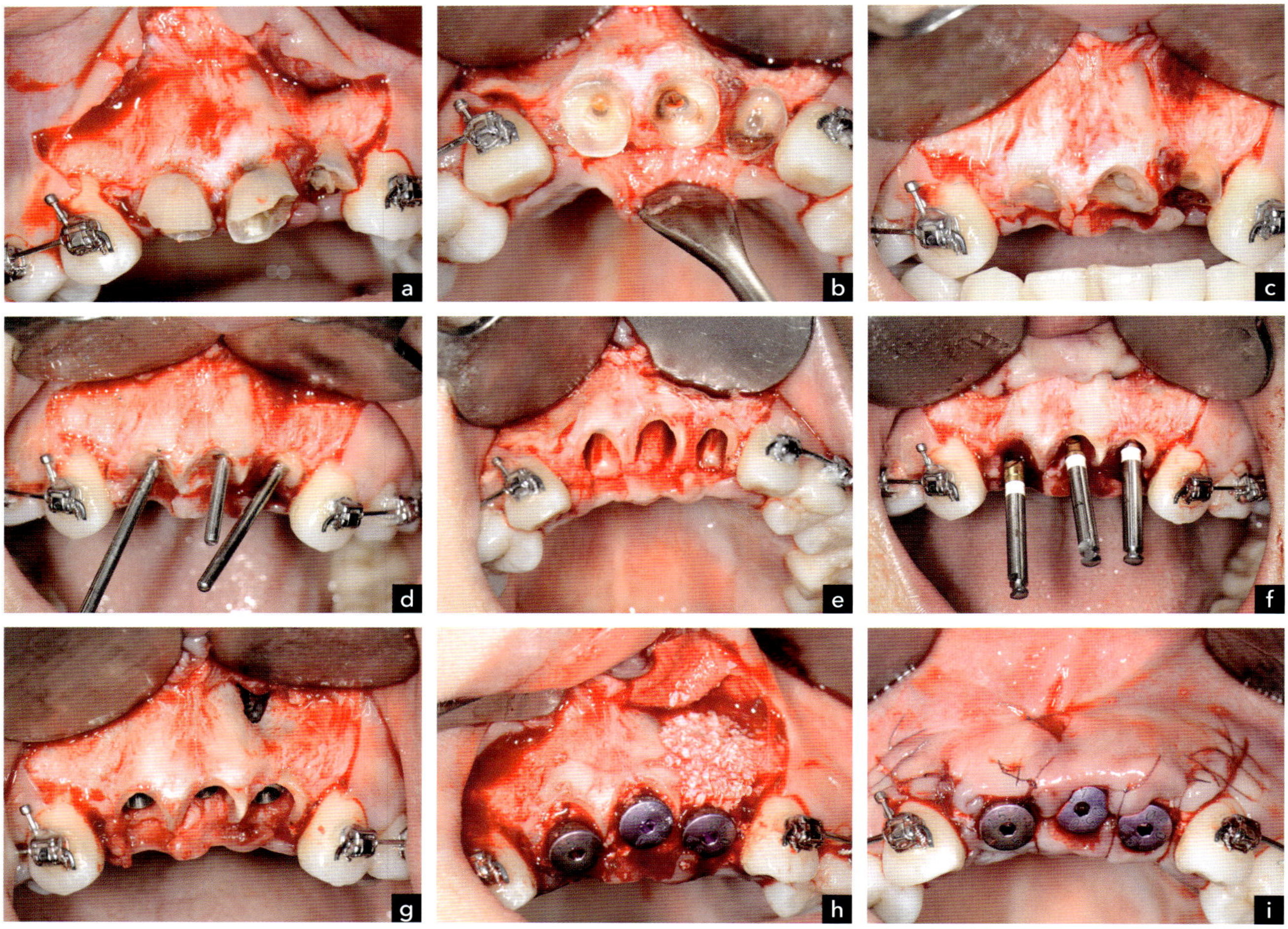

图3-4-2 种植一期手术

a. 翻瓣后唇面照；b. 翻瓣后𬌗面照；c. 根片高度平齐牙槽嵴顶；d. 引导杆指示牙根长轴方向；e. 保留全C型根片拔除腭侧根片；f. 以修复为导向改变备洞方向；g. 种植体植入后；h. 戴入愈合基台，倒凹穿孔区GBR；i. 非埋入式愈合

▶种植二期临时修复

一期术后6个月，获得骨结合，软组织愈合良好，软硬组织轮廓外形得到较好地保持。硅橡胶印模，制作临时修复体，进一步牙龈塑形（图3-4-3）。

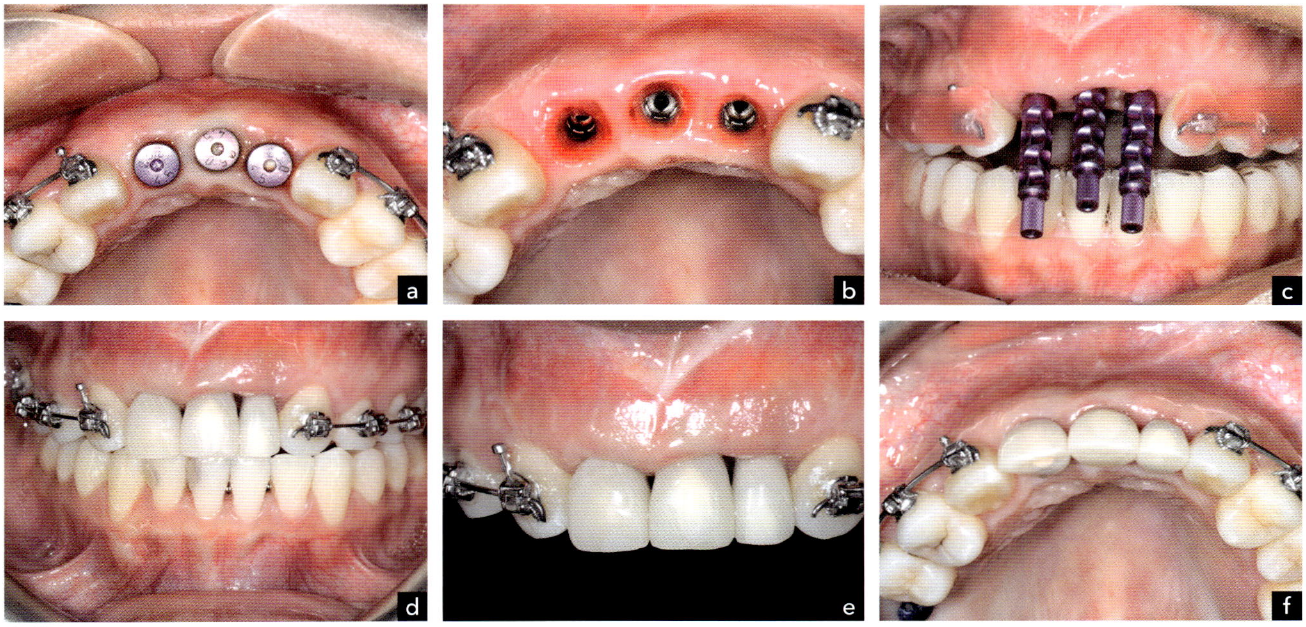

图3-4-3　种植二期临时修复

a. 二期术前殆面照；b. 软组织袖口；c. 开窗式印模；d. 临时修复咬合照；e. 临时修复正面照；f. 临时修复殆面照

▸ 种植二期最终修复（图3-4-4）

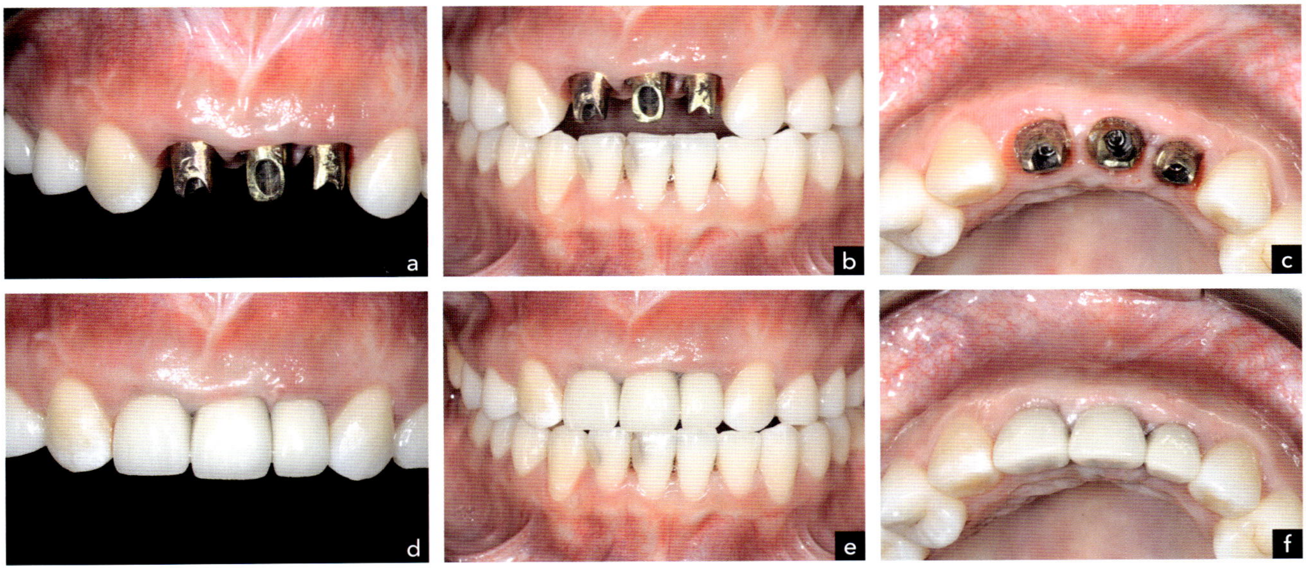

图3-4-4　种植二期最终修复

a. 修复基台唇面照；b. 修复基台咬合照；c. 修复基台殆面照；d. 最终修复唇面照；e. 最终修复咬合照；f. 最终修复殆面照

▶影像学资料（图3-4-5）

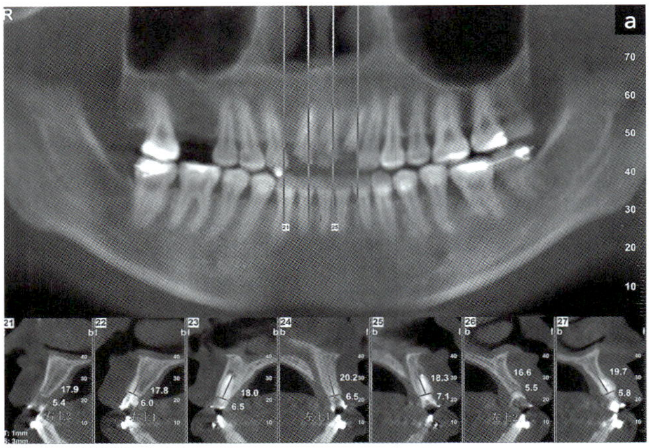
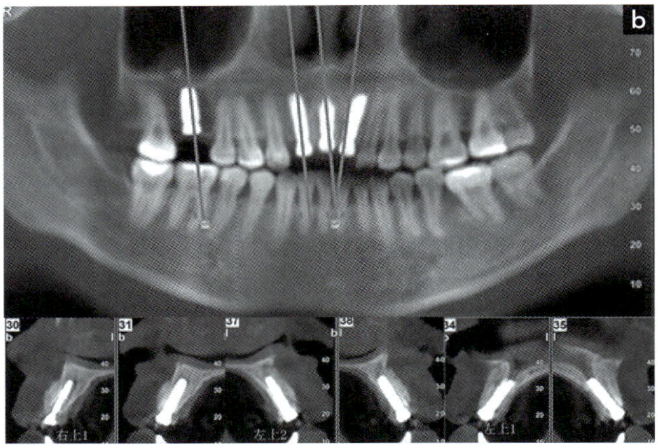
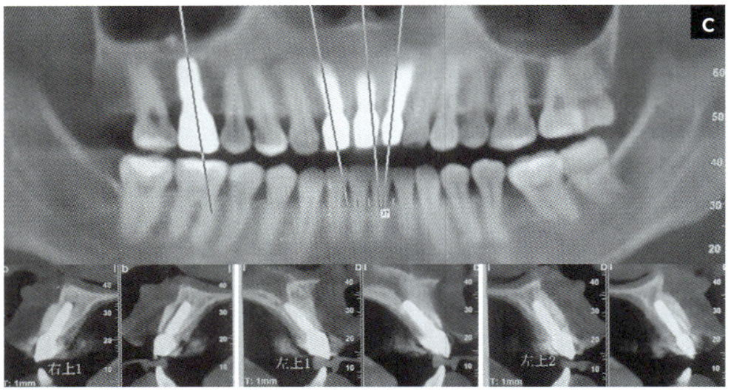

图3-4-5　治疗前后影像学资料

a. 治疗前患牙CBCT；b. 种植体植入即刻CBCT；c. 最终修复CBCT

▶SST技术细则（表3-4-2）

表3-4-2　SST相关技术细则表

SST相关因素		技术细则		
保留根片的部位		唇侧	腭侧	邻面
骨板厚度	嵴顶	＜1mm	1mm	＞1mm
	根中	＜1mm	1mm	＞1mm
	根尖	＜1mm	1mm	＞1mm
根片与牙槽嵴顶的关系		平齐	高0.5 ~ 1mm	高1 ~ 2mm

续表

SST相关因素	技术细则		
根片保留的长度	3 ~ 5mm	5 ~ 8mm	＞8mm
根片保留的厚度	＜1mm	1 ~ 2mm	＞2mm
根片与种植体间间隙	直接接触	＜1mm	＞1mm
种植体初期稳定性	0 ~ 10Ncm	10 ~ 35Ncm	＞35Ncm
植入骨代用品	是	否	
愈合基台选用	成品基台	个性化基台	
即刻修复	是	否	

总结

本病例唇侧骨板菲薄，11、21根尖区存在小范围慢性炎性病灶；22根中下2/3倒凹明显；牙齿拔除后，束状骨必定会随着牙周膜的消失而吸收。同时22近中牙槽嵴顶垂直向台阶样低平，拔牙后龈乳头充盈高度恢复困难。

虽然SST首选不翻瓣手术，但由于本病例情况复杂、难度大，为了更好地观察术区情况和操作，我们选择了翻瓣手术。

引导杆显示牙列拥挤，按照牙根长轴的方向植入，修复牙冠的白色美学和牙龈红色美学将遭遇极大困难，所以笔者术中以修复为导向改变了种植体备洞和植入方向，为最终的美学修复尽量争取条件。从临时修复的结果来看，目的基本达到。

美学区连续缺失的种植修复体间龈乳头充盈高度恢复极其困难，同时22近中牙槽嵴顶高度与11远中牙槽嵴顶存在明显高度差，所以笔者采用保留近远中部分的全C型根盾，尽可能减少牙槽嵴顶的吸收同时起到支撑龈乳头的作用。从术后6个月的愈合情况看，软组织愈合良好，软硬组织轮廓外形得到较好地保持。21、22之间保留住了龈乳头。第二步通过临时修复进一步牙龈塑形，丰满和充盈龈乳头，减小“黑三角”。必要时考虑结缔组织移植进行软组织增量处理。通过临时修复，龈乳头有了进一步的丰满和充盈，达到预期效果，患者满意度高，暂不做进一步的结缔组织移植手术。

第 4 章

4

SST 在后牙种植中的应用

APPLICATION OF SOCKET SHIELD TECHNIQUE IN IMPLANT THERAPY IN THE POSTERIOR AREA

病例实战4.1

上颌后牙纵折后腭侧SST一例

王天璐 邓飞龙

前言

拔牙后牙周膜的丧失以及拔牙过程中对牙周软硬组织的损伤常导致拔牙后牙槽骨吸收，这是影响种植义齿长期稳定性和成功率的主要因素之一。牙槽骨吸收会引起种植修复的各种并发症。当牙槽骨吸收发生在后牙时，也可能带来美学和功能上的挑战，包括牙龈退缩、前庭深度减小、角化龈丧失、食物嵌塞和菌斑滞留等。此外，牙槽骨丧失导致的骨高度不足和牙龈退缩可能会对种植体的健康造成负面影响，增加种植体周炎发生的风险。

减少或防止牙槽骨吸收的方法有非创伤性拔牙、牙槽窝位点保存、植骨和拔牙后即刻种植等，另外也可以通过结缔组织移植术、游离龈移植术、引导骨再生和/或上颌窦底提升术等手术治疗达到软硬组织增量的目的。但是这些手术方式有较高的技术敏感性，且存在较多的术后并发症。近年来有学者提出将SST运用于后牙种植。后牙SST有助于维持牙槽嵴高度、前庭深度和术后角化龈的足够宽度，同时减少手术次数，缩短治疗时间。

▶患者基本情况

本病例为女性患者，42岁，左上后牙咬裂疼痛4个月后，前来种植科就诊。经临床检查评估，患牙曾行根管治疗，根尖区无明显暗影，诊断为左上第一磨牙冠根纵折，无保留价值，建议拔除后种植修复（图4-1-1）。患者自述患有桥本甲状腺炎，否认其他系统病史。不吸烟，不酗酒。

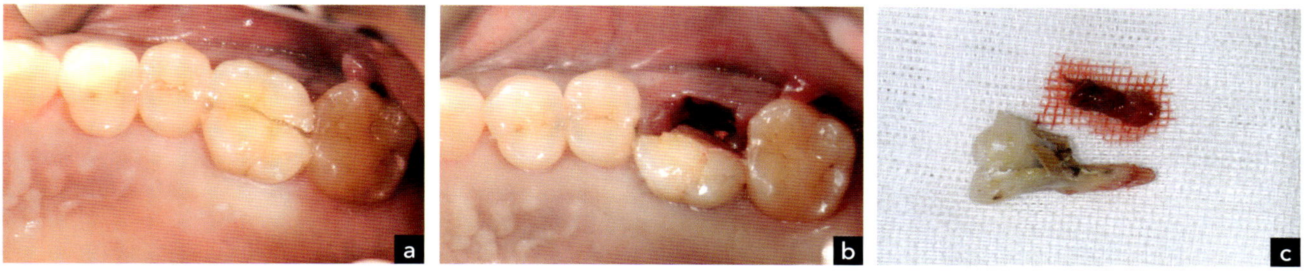

图4-1-1　术前口内照

a. 牙根近远中向折裂线；b. 拔除颊侧折片；c. 拔除的颊侧牙折片

▶ 种植美学风险评估

对该患者的种植风险评估发现，其风险因素均为中低风险（表4-1-1）。

表4-1-1　种植美学风险评估表

风险因素	低	中	高
健康状况	健康，免疫功能正常		免疫功能低下
吸烟习惯	不吸烟	少量吸烟（＜10支/天）	大量吸烟（＞10支/天）
患者美学期望值	低	中	高
笑线	低位	中位	高位
牙龈生物型	厚龈生物型	中厚龈生物型	薄龈生物型
位点感染情况	无	慢性	急性
缺牙间隙的宽度	单颗牙＞7mm	单颗牙＜7mm	2颗牙或2颗牙以上
软组织解剖	软组织完整		软组织缺损
牙槽嵴解剖	无骨缺损	水平向骨缺损	垂直向骨缺损

▶ 种植一期治疗

种植一期手术在不翻瓣情况下实施，局麻下拔除颊侧劈裂部分。先用慢速钻打通根管，加长裂钻分根，微创拔除颊侧根片，修整剩余腭侧根片，去除根尖部分，保留嵴顶及根中部分，将根片修整至较薄状态，同时降低根片高度至龈下1mm。逐级备洞，植入5.4mm×11mm种植体1颗，拧入6.5mm×4.5mm愈合基台，周围植入骨代用品，拉拢缝合（图4-1-2）。

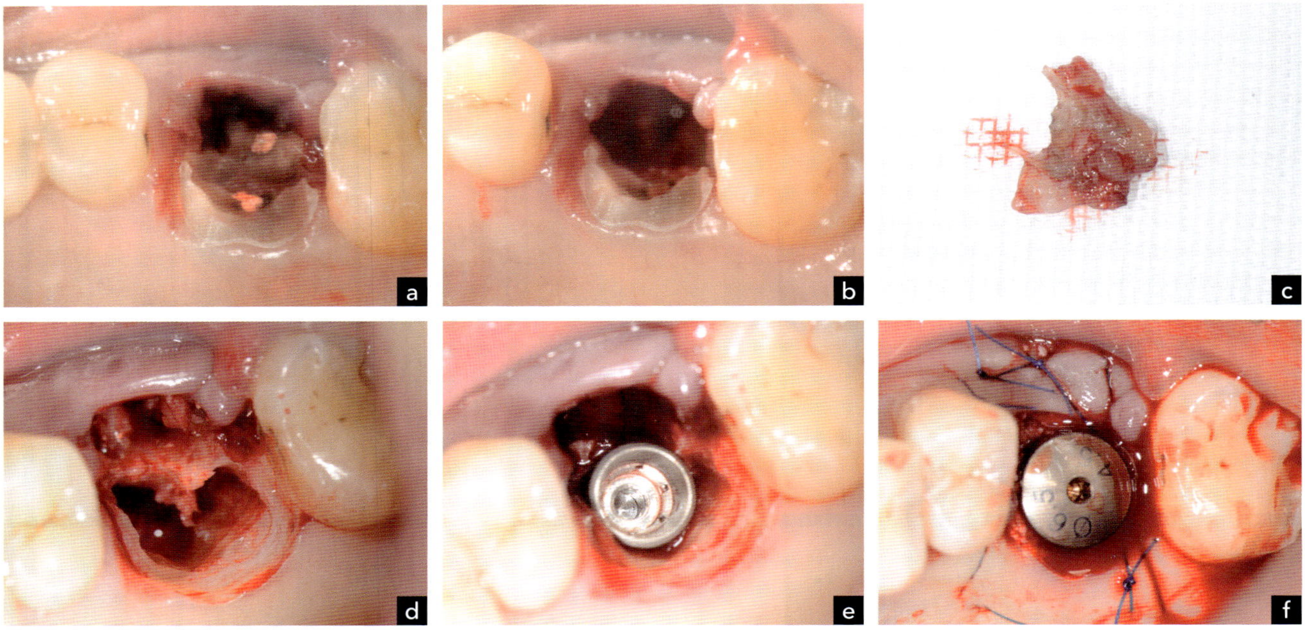

图4-1-2 种植一期手术

a. 近远中向分离的牙根；b. 拔除颊侧牙根后；c. 拔除的颊侧根片；d. 修整腭侧根片及备洞后；e. 种植体植入后；f. 戴入愈合基台及缝合后

▶种植二期治疗

一期术后6个月，获得骨结合，软组织愈合良好，软硬组织轮廓外形得到较好地保持。口内试戴钛修复基台，调整基台边缘至龈下0.5mm，硅橡胶取模，由技工中心进行内冠制作（图4-1-3）。

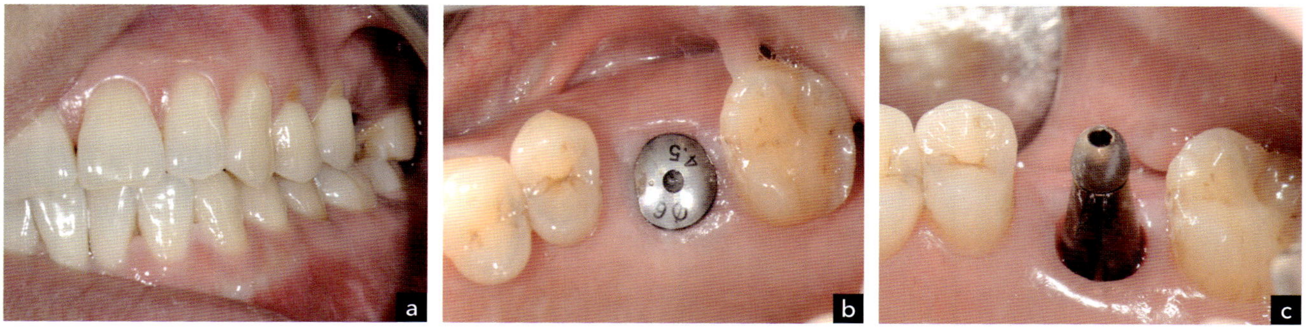

图4-1-3 修复体制作和戴入口内

a. 术后6个月口内咬合照；b. 愈合基台戴入6个月后；c. 口内试戴钛基台；d. 戴入牙冠后左侧咬合照；e. 戴入牙冠后左上后牙殆面照；f. 戴入牙冠后口内咬合照

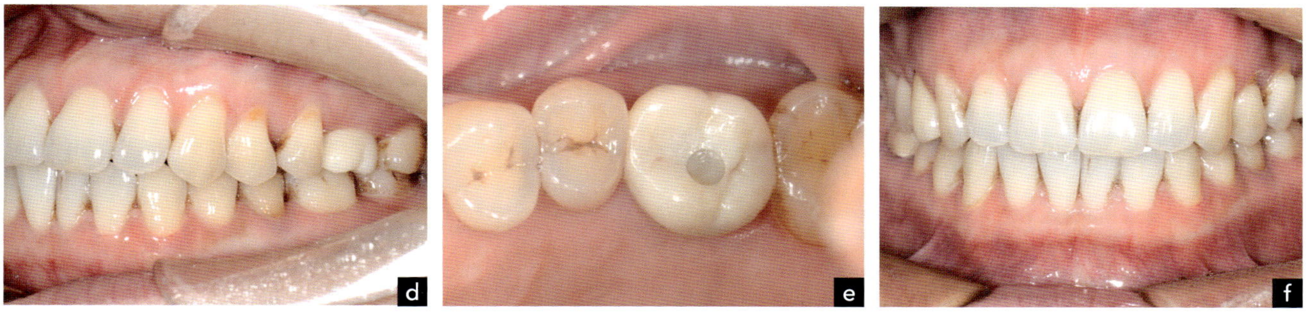

图4-1-3（续）

▶影像学资料（图4-1-4）

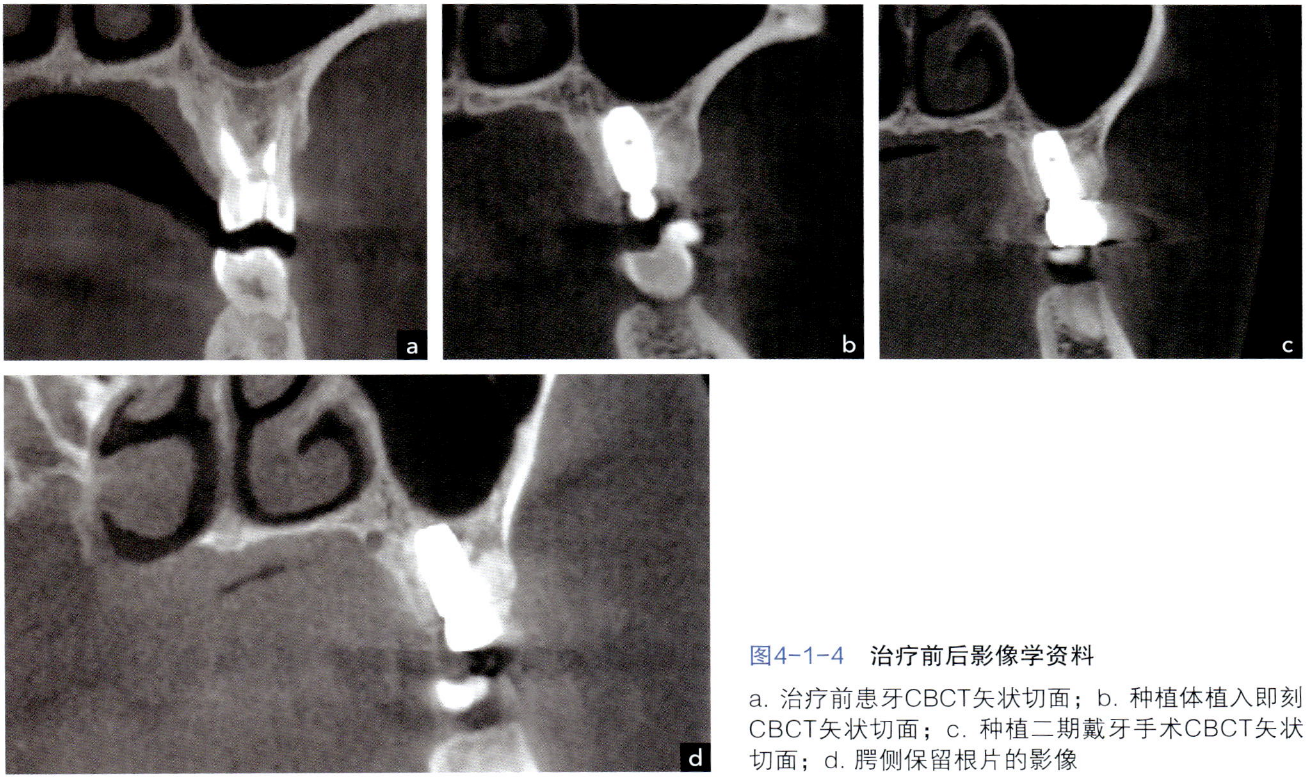

图4-1-4　**治疗前后影像学资料**

a. 治疗前患牙CBCT矢状切面；b. 种植体植入即刻CBCT矢状切面；c. 种植二期戴牙手术CBCT矢状切面；d. 腭侧保留根片的影像

▸SST技术细则（表4-1-2）

表4-1-2 SST相关技术细则表

SST相关因素		技术细则		
保留根片的部位		唇侧	腭侧	邻面
骨板厚度	嵴顶	＜1mm	1mm	＞1mm
	根中	＜1mm	1mm	＞1mm
	根尖	＜1mm	1mm	＞1mm
根片与牙槽嵴顶的关系		平齐	高0.5～1mm	高1～2mm
根片保留的长度		3～5mm	5～8mm	＞8mm
根片保留的厚度		＜1mm	1～2mm	＞2mm
根片与种植体间间隙		直接接触	＜1mm	＞1mm
种植体初期稳定性		0～10Ncm	10～35Ncm	＞35Ncm
植入骨代用品		是	否	
愈合基台选用		成品基台	个性化基台	
即刻修复		是	否	

总结

在上颌后牙区进行即刻种植，具有如下优势：①更小的外科创伤；②更短的愈合周期；③更少的椅旁时间；④更高的患者接受度；⑤还可能减少上颌后牙区上颌窦的气化现象。但同时，后牙区即刻种植也由于拔牙窝形态的复杂判断对于医生有更高的技术要求。操作时拔牙窝应保留一定的根分叉区间隔骨、足量的根尖区骨或贴合的侧骨壁，以有利于获得种植体的初期稳定性。拔牙窝的颊舌侧骨壁需要具有完整性并且有一定厚度，从而支撑种植修复后的软硬组织轮廓。

本病例经过术前分析，上颌磨牙理想的种植植入位点对应的根尖区骨量高度较低，根方偏腭侧轴向植入可以一定程度上避免复杂的植骨手术；但腭侧牙根完全拔除可能导致根方腭侧拔牙窝空虚，与未来种植体之间形成较大间隙，再考虑到上颌骨通常较为疏松，难以获得种植体初期稳定性。因此本病例中巧妙保留腭侧根片，增加腭侧骨壁厚度的同时，使种植体与拔牙窝腭侧壁（腭侧牙根片）与邻面周边贴合，保证种植体获得一定的初期稳定性。

第 5 章

SST 在全口（潜在无牙颌）种植中的应用

APPLICATION OF SOCKET SHIELD TECHNIQUE IN IMPLANT THERAPY IN EDENTULOUS PATIENTS

病例实战5.1

无牙颌SST数字化修复一例

陈建宇

前言

牙龈由游离龈、附着龈和龈乳头三部分组成，其中附着龈与游离龈相连续，均为角化上皮，临床上常将两者合称为角化龈。附着龈借富含胶原纤维的固有层直接紧紧附着于牙槽骨骨膜上，无黏膜下层，因此其坚韧且不能移动。自膜龈联合至龈沟底的距离称为附着龈宽度，是重要的临床指标。目前文献表明，种植体周有足够宽度的附着龈可以提高软硬组织的稳定性，减少菌斑堆积，限制软组织退缩，降低种植体周黏膜炎的发生率。同时，附着龈宽度也影响了种植牙的美学效果，尤其是美学区种植，唇侧的附着龈宽度变化也会对最终美学效果造成影响。

而对于需要进行无牙颌修复的大多数患者，拔牙后即刻种植甚至即刻修复能显著减少患者缺牙期，满足患者对于咀嚼和美观功能的要求，是目前临床常规的治疗方案。可是拔牙时牙龈角化组织的宽度已有缺损，甚至在后期可能持续减少，势必对无牙颌患者种植位点的长远效果带来影响。因此，如何在拔牙后即刻种植时维持种植体周角化龈的质和量，将成为无牙颌手术和修复成功的关键。

▶患者基本情况

本病例为女性患者，63岁。从多年前开始，因下颌多数牙松动而拔除。后曾行活动义齿修复，自觉咀嚼欠佳，固位不良，现就诊我科要求种植修复。

患者既往体健，否认系统病史。不吸烟，不酗酒。口外检查见颜面部基本对称，唇侧丰满度尚可，闭口时口角略微向下，鼻唇沟深度略深，颏唇沟深度适宜，面下1/3与面部比例协调，属于低位笑线（图5-1-1）。口内检查见33、31、42余留，松（-），牙龈未见明显红肿，剩余牙槽骨中度萎缩，牙槽嵴顶角化龈宽度前牙区尚可，后牙区2～4mm（图5-1-2）。

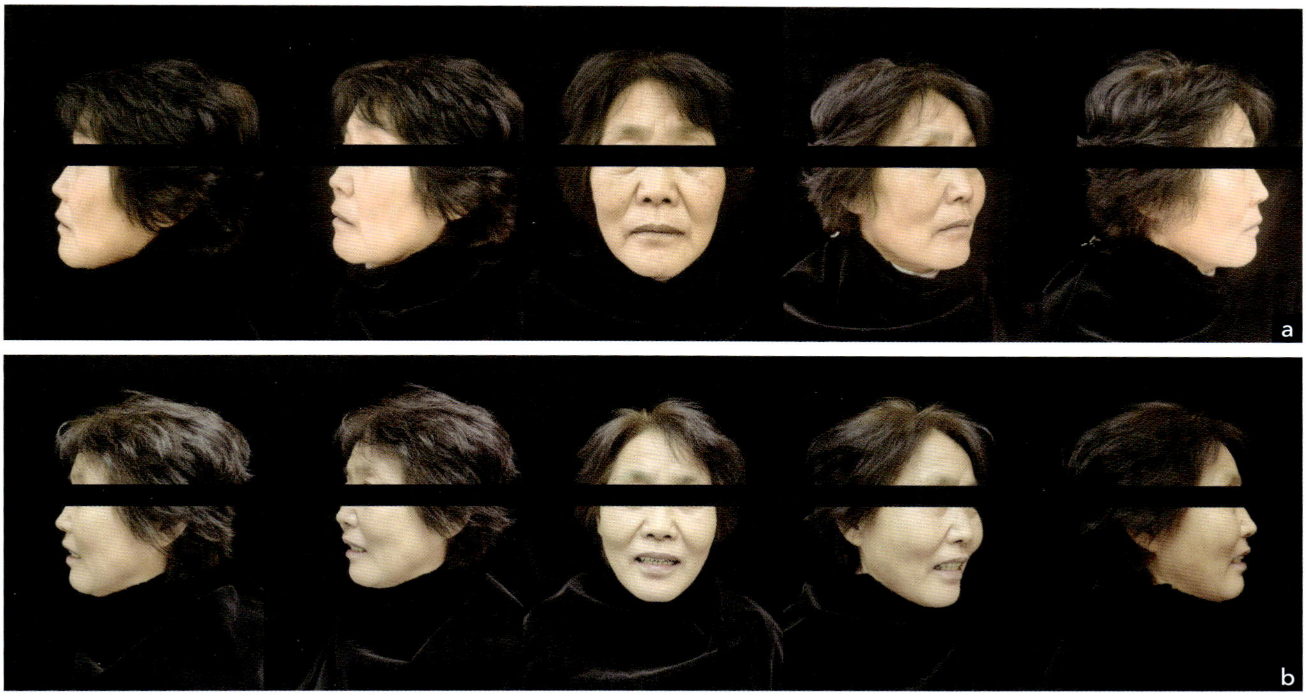

图5-1-1　**术前口外照**

a. 闭口正侧面照；b. 微笑正侧面照

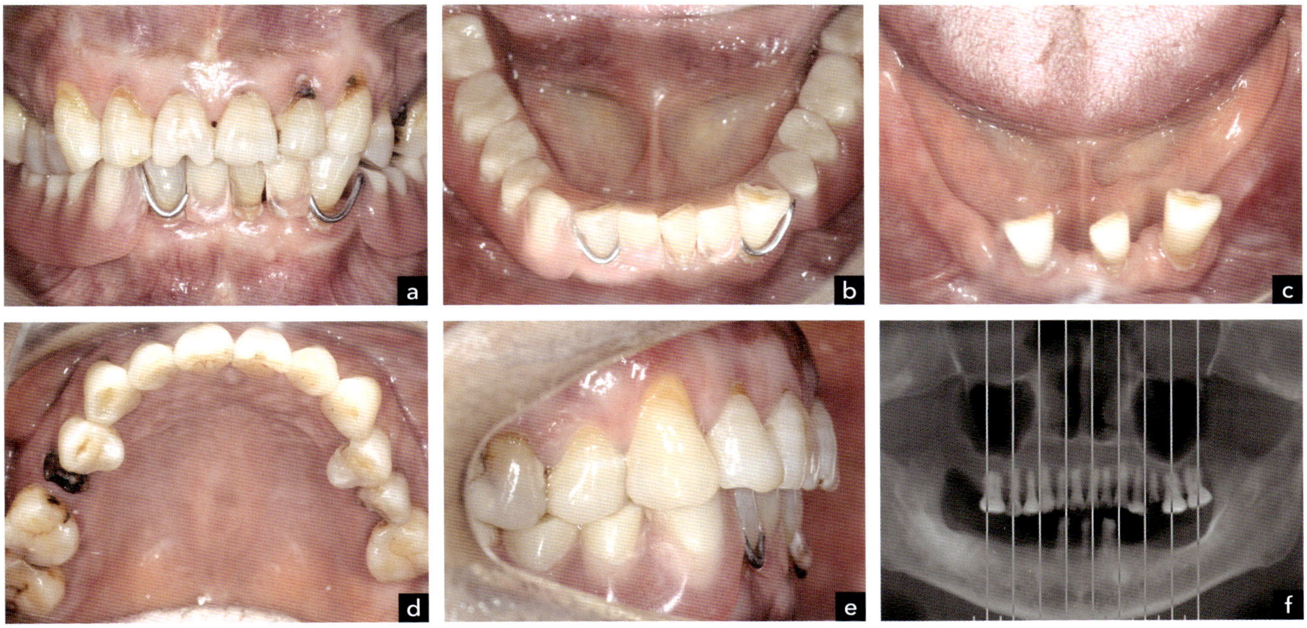

图5-1-2　**术前口内照及影像学检查**

a. 口内咬合照；b. 下颌牙佩戴活动义齿；c. 下颌牙列骀面照；d. 上颌牙列骀面照；e. 上下牙列侧面照；f. 术前全景影像

▶种植一期治疗

种植手术前，局麻下在35、45、33、43牙位颊侧植入定位钉。拍摄术前CT，将CT影像和口内扫描数据导入数字化动态导航软件，并设计种植体植入位点。手术前拔除31，用快速手机将33和42截冠，并将牙根分成颊舌侧两半，拔除舌侧牙根，修整颊侧根片，根片高度降低至与牙槽嵴顶齐平（图5-1-3）。

在数字化动态导航的指引下，不翻瓣植入6颗种植体，其中33和42种植体位于颊侧保留根片的舌侧，间距0.5～1mm。除36外，所有种植体的初期稳定性均大于35Ncm，同期安装复合基台。术后安装开窗转移杆，并用红胶将转移杆连接，制取开窗印模。在加工厂制作临时修复体，并在拆线后给患者口内佩戴。临时修复体被动就位良好，组织面贴合，咬合稳定（图5-1-4）。

通过术后CBCT影像，我们可以观察到种植体植入到术前设计的理想位置，同时33和42种植体唇侧保留了菲薄的根片以及唇侧骨板（图5-1-5）。

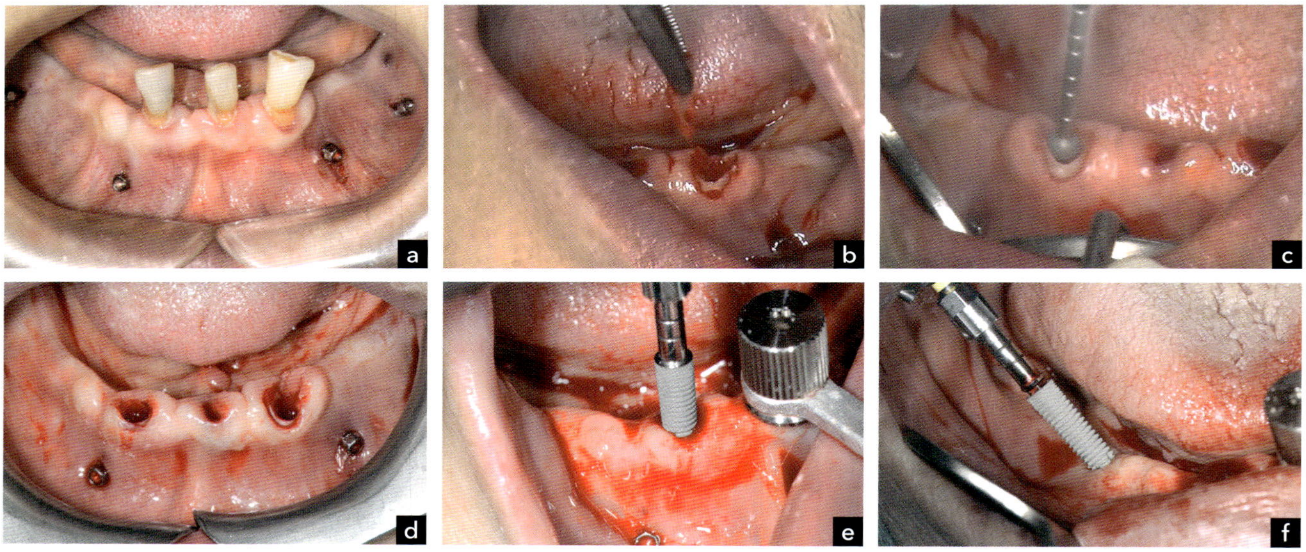

图5-1-3 种植一期手术

a. 唇颊侧植入定位钉；b. 拔除舌侧牙根后；c. 调磨根片形态和高度；d. 33和42保留根片后的口内照；e. 不翻瓣种植体植入；f. 不翻瓣种植体倾斜植入

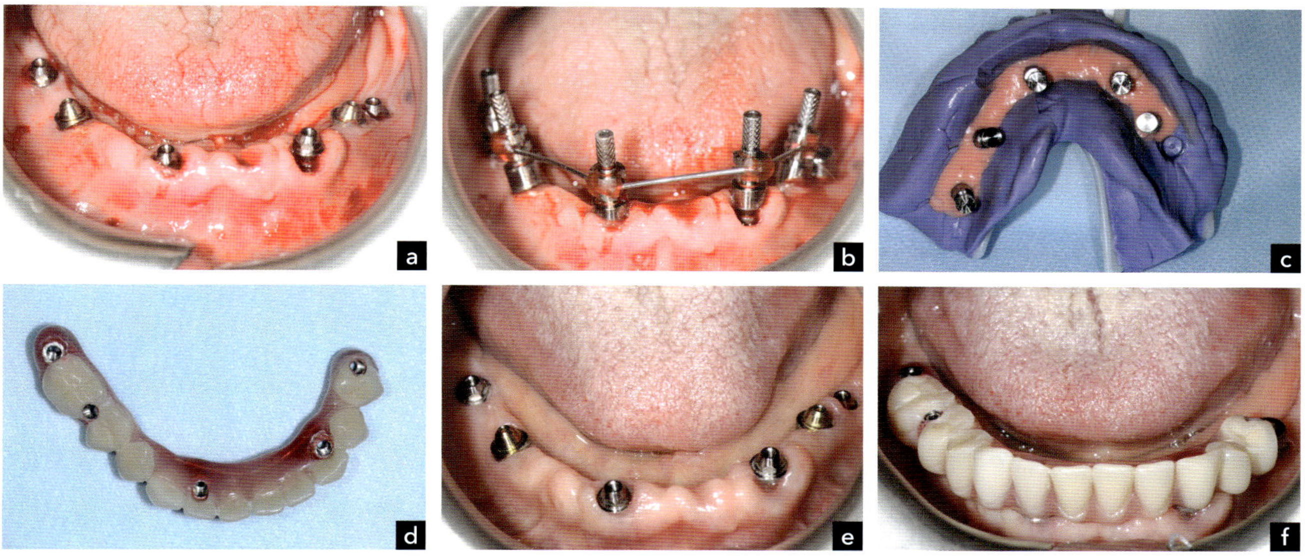

图5-1-4　临时修复的印模和佩戴

a. 安装复合基台；b. 术后即刻开窗连杆印模；c. 硅橡胶模型；d. 制作临时修复体；e. 1周后拆线口内创口恢复良好；f. 即刻修复临时修复体戴入口内

▶影像学资料（图5-1-5）

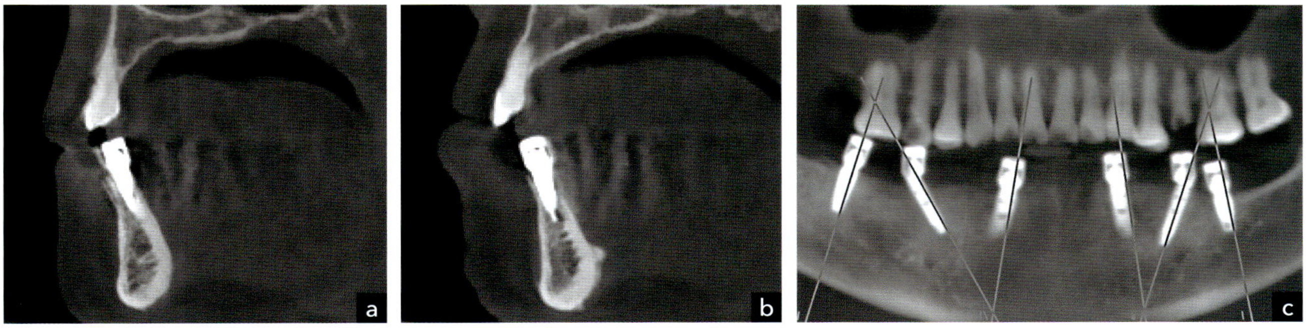

图5-1-5　治疗前后影像学资料

a. 33种植体植入即刻CBCT矢状切面；b. 42种植体植入即刻CBCT矢状切面；c. 术后CBCT全景片

▶种植修复

一期手术3个月骨结合后进行永久修复体的制作。首先，拆下临时修复体，种植体周软组织无明显红肿，周围角化龈宽度稳定。根片种植位点唇侧丰满度维持良好，牙龈高度稳定，无显著退缩。口内连杆制备下颌开窗印模，并制作下半口马龙桥。永久修复体口内试戴，支架密合，组织面贴合，被动就位良好。口内戴牙，咬合良好，修复体美观（图5-1-6）。

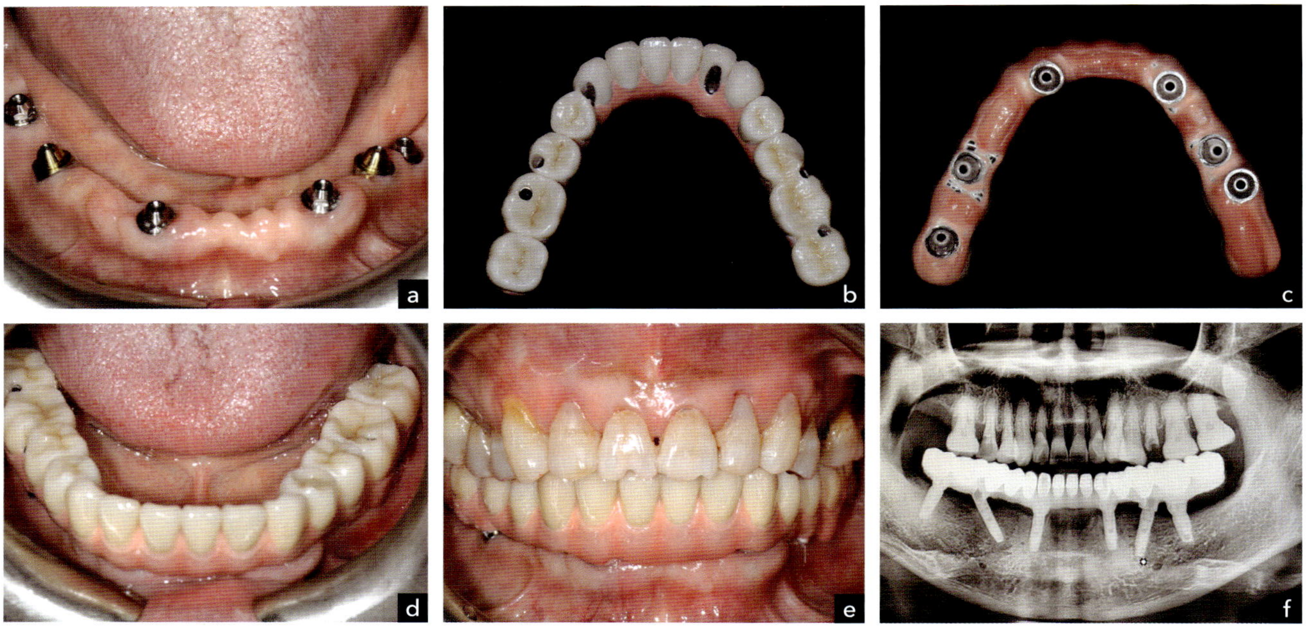

图5-1-6　永久修复体的印模及戴牙

a. 永久修复前口内照；b. 永久修复体的咬合面；c. 永久修复体的组织面；d. 永久修复体佩戴；e. 戴牙口内咬合照；f. 戴牙后全景片

▶SST技术细则（表5-1-1）

表5-1-1　SST相关技术细则表

SST相关因素		技术细则		
保留根片的部位		唇侧	腭侧	邻面
骨板厚度	嵴顶	＜1mm	1mm	＞1mm
	根中	＜1mm	1mm	＞1mm
	根尖	＜1mm	1mm	＞1mm
根片与牙槽嵴顶的关系		平齐	高0.5 ~ 1mm	高1 ~ 2mm
根片保留的长度		3 ~ 5mm	5 ~ 8mm	＞8mm
根片保留的厚度		＜1mm	1 ~ 2mm	＞2mm
根片与种植体间间隙		直接接触	＜1mm	＞1mm
种植体初期稳定性		0 ~ 10Ncm	10 ~ 35Ncm	＞35Ncm
植入骨代用品		是	否	
愈合基台选用		成品基台	个性化基台	
即刻修复		是	否	

总结

常规即刻种植术后，由于拔牙造成的创伤与牙周组织丧失导致了种植位点骨组织丧失，种植位点术后软硬组织发生重建以形成稳定的生物学宽度，软组织边缘相较拔牙前退缩，附着龈宽度也随之减少。而SST由于保存了唇侧根片，手术创伤最小且保存了来自牙周膜的血供，在保存了骨组织的同时也为软组织的保存提供了基础。在团队现有的数十例SST病例中，我们发现种植位点角化龈宽度在术后几乎没有发生改变，特别是在角化龈并不是十分充足的下颌无牙颌患者中，这种稳定就显得尤为重要。其中SST术后角化龈的稳定仍有待病例长期的随访观察和记录。

病例实战5.2

下前牙余留牙SST保留牙槽嵴宽度一例

陈建宇

前言

正常人的嘴唇丰满度主要靠牙槽骨和牙颈部支撑，无牙颌患者在余留牙拔除后，将出现牙槽骨唇侧骨板的萎缩，唇侧丰满度迅速丧失，同时可能出现上下颌水平颌位关系的变化。此外，拔牙后牙槽窝周围的牙龈角化组织也可能出现改变。因此，SST在无牙颌中应用可以保存根片唇侧的牙槽骨和周围的角化龈，防止牙槽骨吸收造成的上下颌水平向颌位关系变化，为后期的修复提供良好的基础。

▶患者基本情况

本病例为男性患者，59岁。因下颌原固定修复桥脱落，无法咀嚼于种植科就诊。口内检查见上颌13-23全瓷冠修复，余留后牙殆面轻到中度磨耗。下颌仅剩33、43、45并已行牙体预备，35、37为残根，47为残冠。经临床检查评估，判断余牙根尖周炎，保留效果不佳，建议下半口余留牙拔除后行36-46种植修复，同时保留前牙根片维持下颌唇侧的丰满度和正常的水平颌位关系。患者既往体健，否认系统病史。不吸烟，不酗酒。

口内检查见33、43、45已行牙体预备，松（-），牙龈未见明显红肿（图5-2-1）。

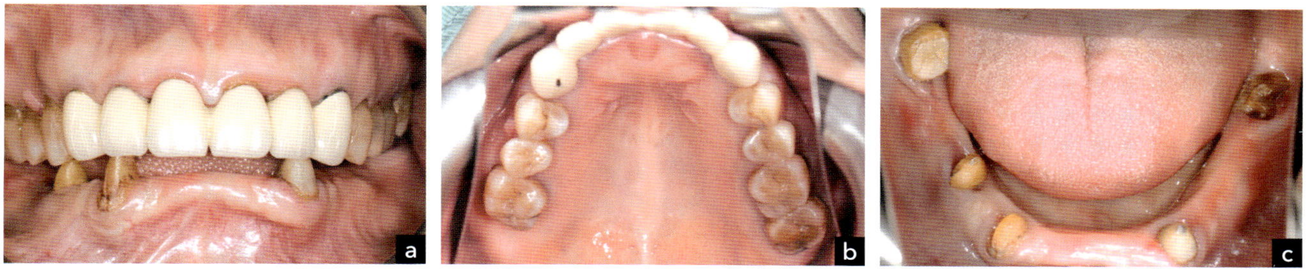

图5-2-1　术前口内照

a. 口内咬合照；b. 上颌牙列殆面照 ；c. 下颌牙列殆面照

▶ 种植一期治疗

拔除35、37、47，下颌37-47牙龈沿牙槽嵴顶切开，翻瓣，先将33、43、45用高速涡轮机修整至边缘平齐骨面，再用慢速钻打通根管，加长裂钻分根，微创拔除舌侧根片，修整剩余唇侧根片，去除根尖部分，保留嵴顶及根中部分，将根片修整至较薄状态，同时降低根片高度至龈下1mm。偏舌侧植入种植体共6颗，根片与种植体间跳跃间隙植入骨代用品，连接螺丝固位基台，戴入保护帽（图5-2-2）。

由于47初期稳定性未达35Ncm，临时修复体仅设计37-45。一期术后即刻安装转移杆，刚性连接，开窗取模，送工厂制作临时修复体，1周后完成临时修复。临时修复体就位良好，咬合稳定（图5-2-3）。

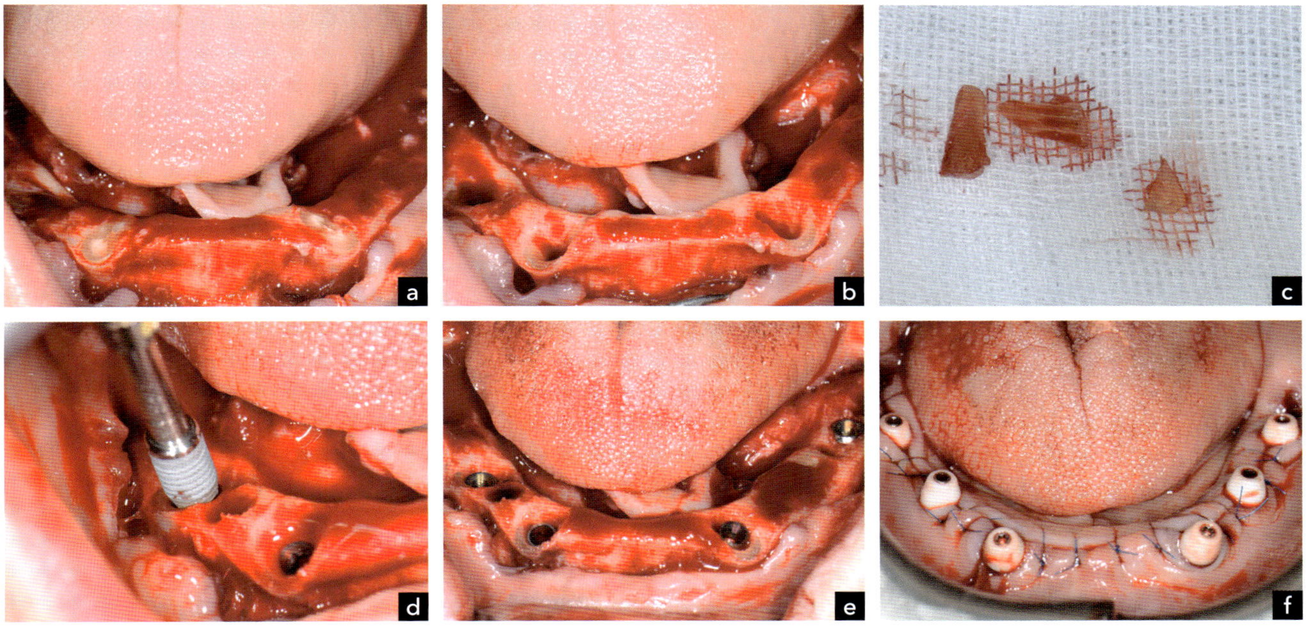

图5-2-2　种植一期手术

a. 修整余牙平齐骨面；b. 拔除舌侧牙根后；c. 拔除的舌侧根片；d. 植入种植体；e. 种植体植入后；f. 连接螺丝固位基台，戴入保护帽

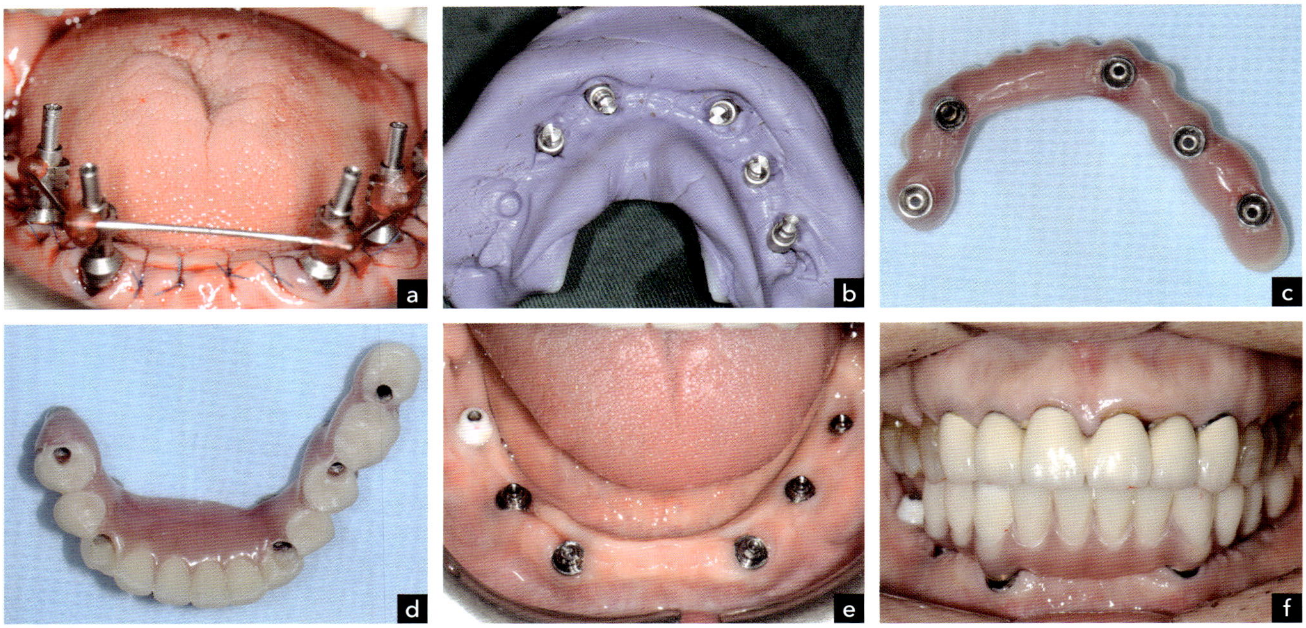

图5-2-3 临时修复的印模和佩戴

a. 术后即刻开窗连杆印模；b. 硅橡胶模型；c. 临时修复体的组织面；d. 临时修复体的咬合面；e. 1周后拆线口内创口恢复良好；f. 即刻修复临时修复体戴入口内

▶种植修复

一期手术6个月骨结合后进行永久修复体的制作。首先拆下临时修复体，种植体周软组织稳定，无明显红肿。根片种植位点唇侧丰满度维持良好，牙龈高度稳定，无显著退缩。口内连杆制备下颌开窗印模，并制作下半口马龙桥。口内试戴，支架密合，被动就位良好。口内戴牙，咬合良好，修复体美观（图5-2-4）。

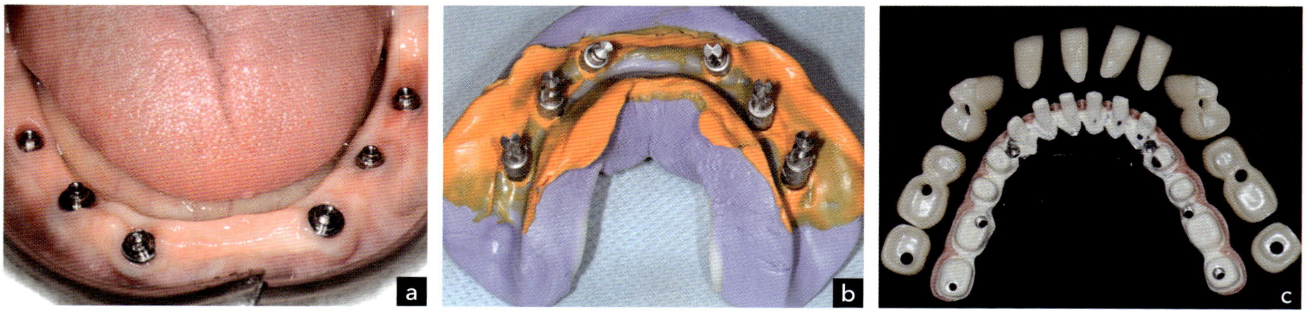

图5-2-4 永久修复体的印模及戴牙

a. 最终修复前口内照；b. 硅橡胶模型；c. 马龙桥永久修复体；d. 永久修复体佩戴；e. 戴牙口内咬合照；f. 口内咬合印记

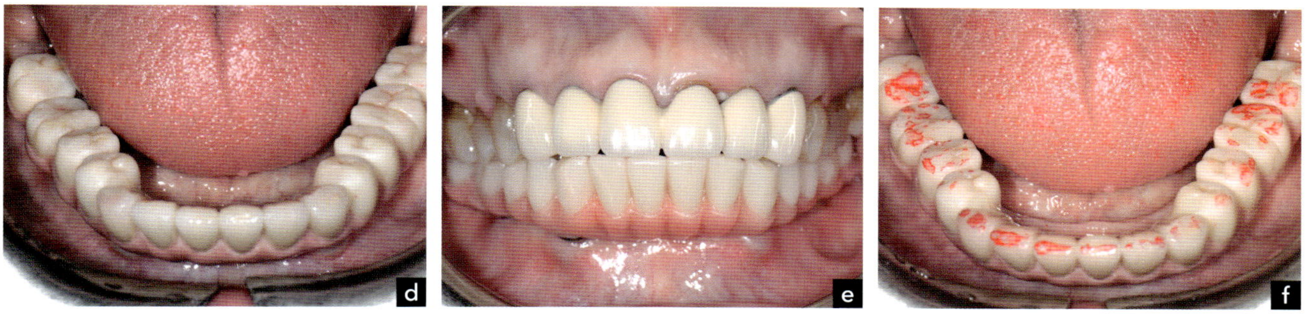

图5-2-4（续）

▶影像学资料（图5-2-5）

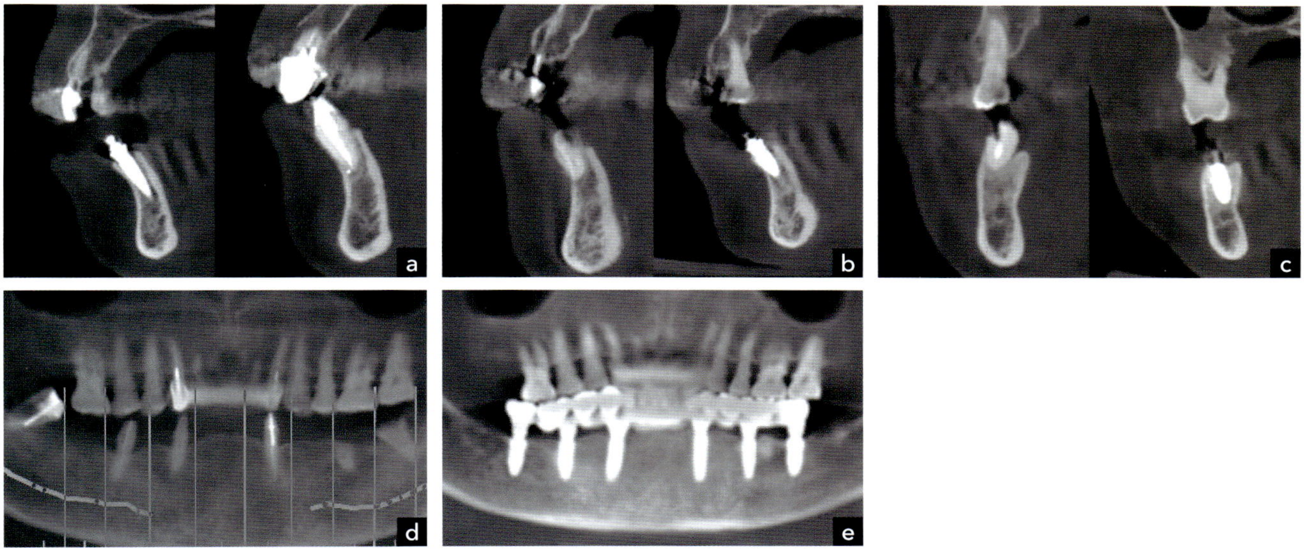

图5-2-5　治疗前后影像学资料

a. 33 SST术前术后对比；b. 43 SST术前术后对比；c. 45 SST术前术后对比；d. 术前全景片；e. 术后全景片

▶SST技术细则（表5-2-1）

表5-2-1 SST相关技术细则表

SST相关因素		技术细则		
保留根片的部位		唇侧	腭侧	邻面
骨板厚度	嵴顶	＜1mm	1mm	＞1mm
	根中	＜1mm	1mm	＞1mm
	根尖	＜1mm	1mm	＞1mm
根片与牙槽嵴顶的关系		平齐	高0.5 ~ 1mm	高1 ~ 2mm
根片保留的长度		3 ~ 5mm	5 ~ 8mm	＞8mm
根片保留的厚度		＜1mm	1 ~ 2mm	＞2mm
根片与种植体间间隙		直接接触	＜1mm	＞1mm
种植体初期稳定性		0 ~ 10Ncm	10 ~ 35Ncm	＞35Ncm
植入骨代用品		是	否	
愈合基台选用		成品基台	个性化基台	
即刻修复		是	否	

总结

该潜在无牙颌患者余留牙嵴顶唇侧骨板菲薄，在牙齿被拔除后，束状骨必定会随着牙周膜的消失而发生吸收，并且吸收主要在菲薄的唇侧牙槽骨顶端，必然会导致牙槽骨宽度和高度的下降。无牙颌的患者应该尽量避免牙槽骨吸收导致的颌骨水平向和垂直向关系的改变。SST能帮助保留患牙发育单元的几个要素：牙槽骨、牙周膜、牙骨质。从而维持束状骨的血供，避免唇侧骨吸收。本病例在修复后重要的尖牙区牙槽骨骨弓轮廓得以保持丰满，从而保证修复体的位置能够刚好位于牙槽嵴顶，有助于维持颌骨的水平向颌位关系。

第 6 章

6

SST
二期修复要点

KEY POINTS FOR
SOCKET SHIELD TECHNIQUE
IN IMPLANT STAGE-II
RESTORATION

病例实战6.1

单颗前牙延期修复一例

陈建宇

前言

在上颌前牙缺失后，唇侧骨板吸收较快，骨量的丢失进一步导致软组织向根方退缩，严重影响了前牙种植的美学效果。尽管许多口腔临床医生采用引导骨再生、即刻种植技术等来改善这一问题，仍不能有效阻止前牙唇侧骨吸收。相关研究表明，在牙槽嵴外表面应用GBR技术并不能阻止拔牙窝骨吸收[15,17]。

在本书SST标准临床操作流程中，将前牙拔除后保留唇侧根片能够阻止拔牙窝唇侧骨板的吸收，在恢复“白色美学”的同时维持“红色美学”，采用极简单的手段完成前牙即刻种植和延期修复。

▶患者基本情况

本病例为女性患者，24岁，右上前牙外伤折断1周，牙体缺损齐龈，桩冠修复无牙本质肩领，桩冠修复长期效果无法保证，建议种植修复。患者既往体健，否认系统病史。不吸烟，不酗酒。

口内检查见11残冠，牙体缺损齐龈，牙龈无红肿，无探诊出血（图6-1-1）。

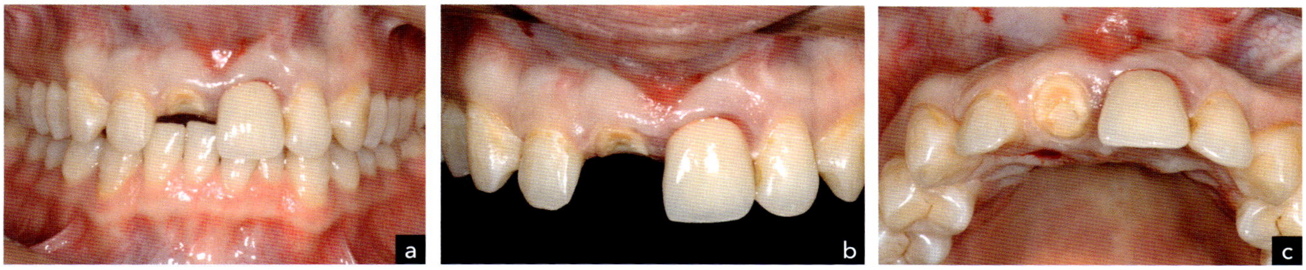

图6-1-1　术前口内照

a. 口内咬合照；b. 上前牙正面照；c. 上前牙骀面照

▶ 种植美学风险评估

根据种植美学风险评估表的各项风险因素对该患者的种植美学风险评估为中低风险（表6-1-1）。

表6-1-1　种植美学风险评估表

风险因素	低	中	高
健康状况	健康，免疫功能正常		免疫功能低下
吸烟习惯	不吸烟	少量吸烟（＜10支/天）	大量吸烟（＞10支/天）
患者美学期望值	低	中	高
笑线	低位	中位	高位
牙龈生物型	低弧线，厚龈生物型	中弧线，中厚龈生物型	高弧线，薄龈生物型
牙冠形态	方圆形	卵圆形	尖圆形
位点感染情况	无	慢性	急性
邻牙牙槽嵴高度	到接触点＜5mm	到接触点5.5 ～ 6.5mm	到接触点＞7mm
缺牙间隙的宽度	单颗牙＞7mm	单颗牙＜7mm	2颗牙或2颗牙以上
软组织解剖	软组织完整		软组织缺损
牙槽嵴解剖	无骨缺损	水平向骨缺损	垂直向骨缺损

▶种植一期治疗

种植一期手术在不翻瓣情况下实施，先用慢速钻打通根管，加长裂钻沿近远中向分根，微创拔除腭侧根片。然后在能够保证去除牙齿的根尖部分的情况下，同时修整并保留嵴顶及根中部分，将根片修整至较薄状态，根片位于平齐牙槽骨的位置。偏腭侧植入3.7mm×13mm种植体1颗，初期稳定性10Ncm，种植体周植入骨代用品，采用愈合基台封闭软组织缺损的拔牙创（图6-1-2）。

术后3个月的口内情况见图6-1-3。

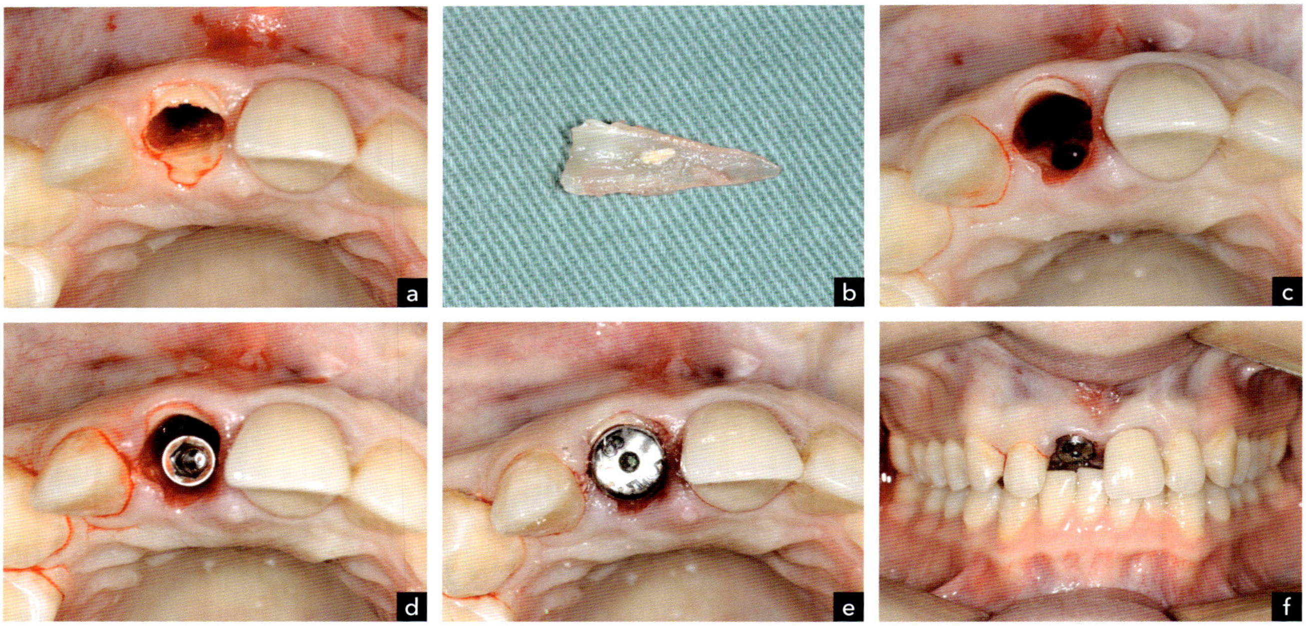

图6-1-2 种植一期手术

a. 近远中向分离的牙根；b. 拔除的腭侧牙根；c. 保留唇侧根片的拔牙窝；d. 拔牙窝的腭侧植入种植体；e. 愈合基台封闭拔牙创口；f. 种植体植入后的正面照

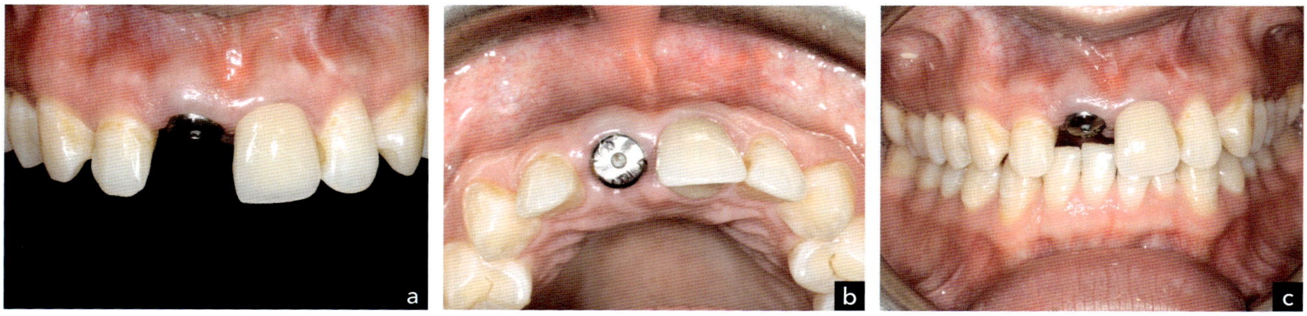

图6-1-3 术后3个月

a. 上前牙正面照；b. 上前牙殆面照；c. 口内咬合照

▸ 种植二期治疗

术后8个月骨结合良好，软组织愈合良好，软硬组织的轮廓得到了良好地保持。首先制取初印模制作临时修复体，进行牙龈的塑形。佩戴临时修复体数月后，11牙龈的弧度曲线与对侧同名牙一致，两侧龈乳头无退缩，唇侧丰满度能维持术前状态。医患双方均满意后开始永久修复体的修复。

取出临时修复体并进行个性化印模，由技工中心完成个性化基台和全瓷牙冠的制作，临床试戴。口内粘接固位，调整咬合，二期修复完成（图6-1-4）。

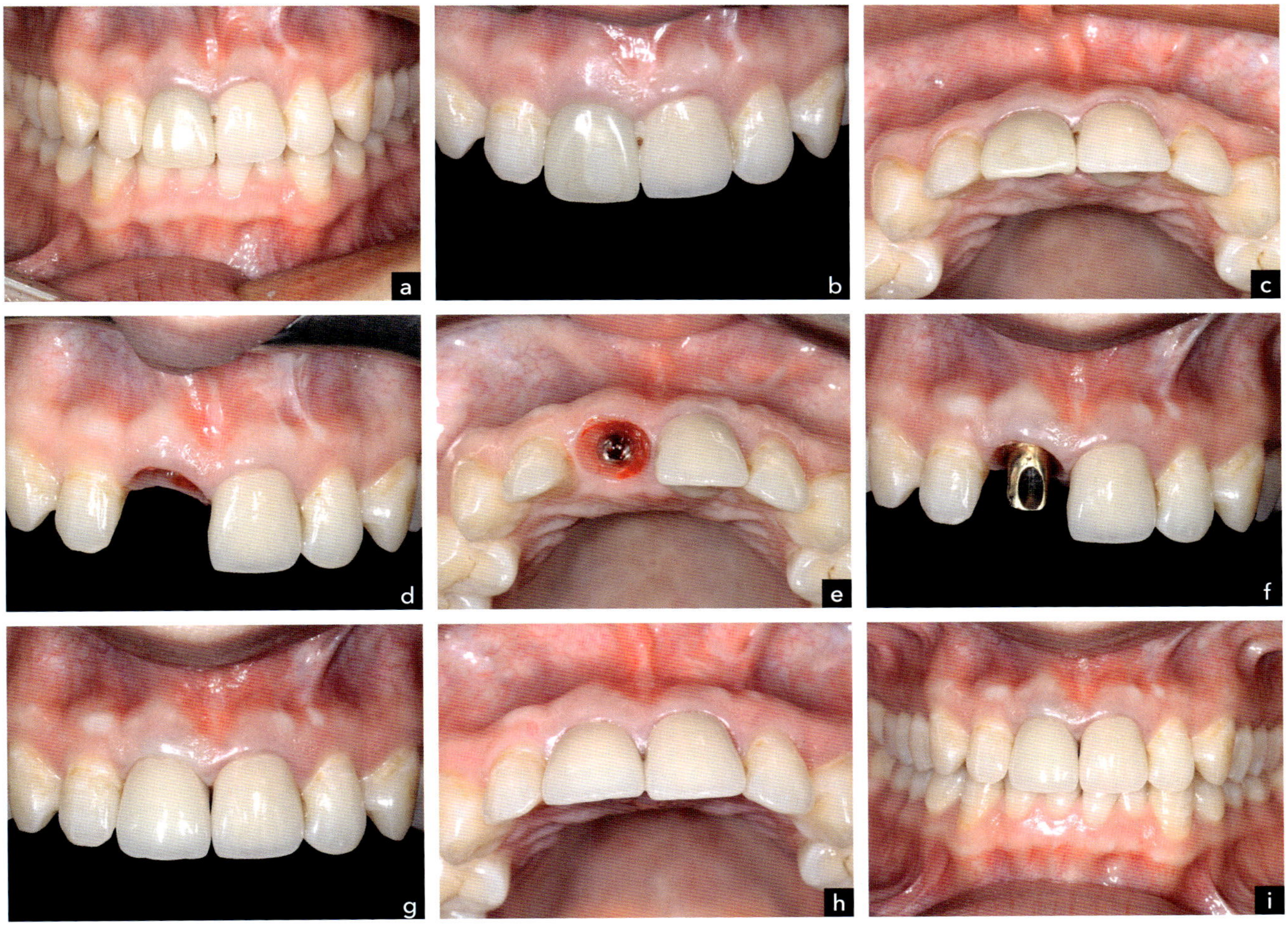

图6-1-4　修复体制作和戴入口内

a. 佩戴临时修复体的口内咬合照；b. 11临时修复体的正面照；c. 11临时修复体的殆面照；d. 牙龈塑形后的正面照；e. 牙龈塑形后的殆面照；f. 口内试戴个性化钛基台；g. 戴入牙冠后上前牙正面照；h. 戴入牙冠后上前牙殆面照；i. 戴入牙冠后口内咬合照

▶影像学资料（图6-1-5）

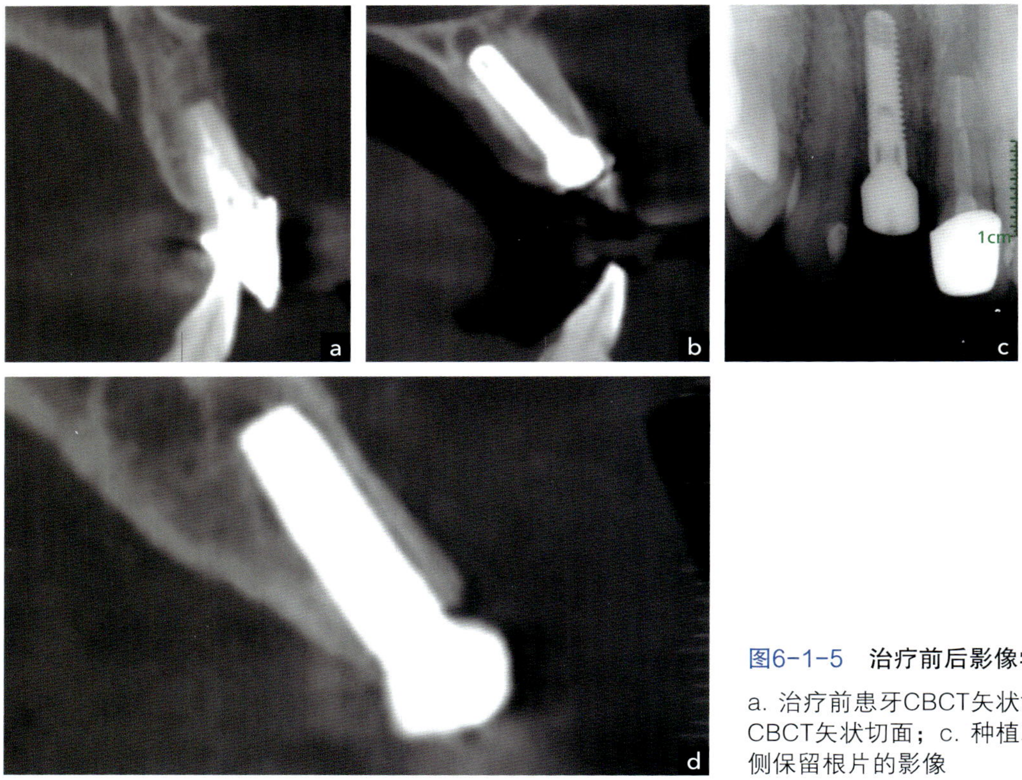

图6-1-5　治疗前后影像学资料

a. 治疗前患牙CBCT矢状切面；b. 种植体植入即刻CBCT矢状切面；c. 种植二期戴牙后根尖片；d. 唇侧保留根片的影像

▶SST技术细则（表6-1-2）

表6-1-2　SST相关技术细则表

SST相关因素		技术细则		
保留根片的部位		唇侧	腭侧	邻面
骨板厚度	嵴顶	＜1mm	1mm	＞1mm
	根中	＜1mm	1mm	＞1mm
	根尖	＜1mm	1mm	＞1mm
根片与牙槽嵴顶的关系		平齐	高0.5～1mm	高1～2mm
根片保留的长度		3～5mm	5～8mm	＞8mm
根片保留的厚度		＜1mm	1～2mm	＞2mm
根片与种植体间间隙		直接接触	＜1mm	＞1mm

续表

<table>
<tr><th>SST相关因素</th><th colspan="4">技术细则</th></tr>
<tr><td>种植体初期稳定性</td><td>0 ~ 10Ncm</td><td colspan="2">10 ~ 35Ncm</td><td>＞35Ncm</td></tr>
<tr><td>植入骨代用品</td><td colspan="2">是</td><td colspan="2">否</td></tr>
<tr><td>愈合基台选用</td><td colspan="2">成品基台</td><td colspan="2">个性化基台</td></tr>
<tr><td>即刻修复</td><td colspan="2">是</td><td colspan="2">否</td></tr>
</table>

总结

上颌前牙美学区即刻种植想要获得成功需要非常严苛的软硬组织条件，但是SST通过保留待拔患牙牙根唇侧的根片，保留唇侧的牙周膜及血供，避免因唇侧束状骨骨改建而引起的软硬组织塌陷。本病例采用的SST标准临床流程，尽管由于初期稳定性不足未能进行即刻修复，而是在数月后进行延期负重，同样得到了可预期的临床美学效果。

病例实战6.2

单颗前牙SST个性化愈合基台一例

王天璐 邓飞龙

前言

近年来，越来越多的学者开始关注种植体支持式修复体的龈下形态，即修复体的穿龈轮廓对美学结果的影响。合理的修复体穿龈轮廓不仅可以实现理想的红白美学和轮廓美学，也可能有利于维持软硬组织的长期健康。种植修复体的穿龈轮廓指从种植体平台至修复体穿出牙龈边缘的行程内修复结构的形态，可通过个性化修复牙冠或个性化愈合基台进行塑造管理。

个性化愈合基台，即根据种植体植入位点、缺牙间隙的三维位置、拟恢复的穿龈轮廓形态，通过磨改、铸造或计算机辅助设计/计算机辅助制造（CAD/CAM）等技术制作的愈合基台。个性化愈合基台的主要优点是可以在种植体初期稳定性欠佳不满足即刻修复条件时，依然在愈合期间调节软组织形态，减少对软组织的压迫，形成良好的龈乳头形态，提高软组织美学效果；一步成形软组织形态，后期无须调改，缩短椅旁时间，避免烦琐的堆塑抛光流程；简化包括引导骨再生在内的手术操作，辅助创口关闭，保护植骨材料，降低术后并发症发生风险；减小愈合过程中的咬合负荷，降低过早负重的风险。

▶患者基本情况

本病例为女性患者，41岁，左上前牙外伤折断1周，在种植科就诊，经临床检查评估，判断为残根，无保留价值，建议拔除行种植修复。患者自述患有桥本甲状腺炎，否认其他系统病史。不吸烟，不酗酒。

口内检查见22残根，断面在牙龈下方2mm以上，无松动，牙龈无缺损。21、23叩诊无不适，无松动（图6-2-1）。

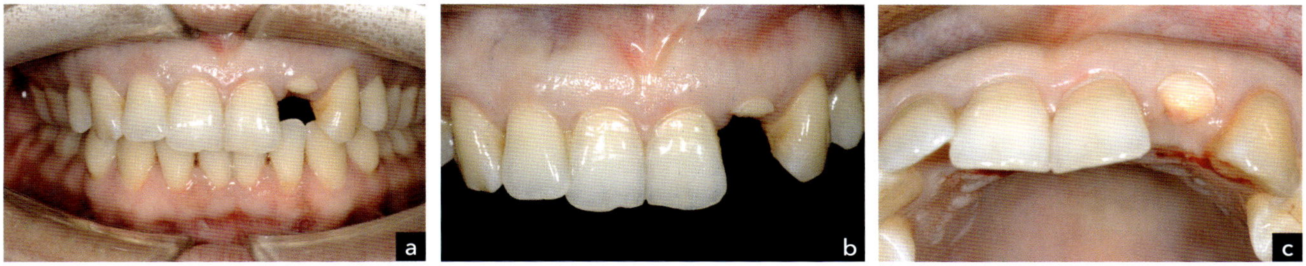

图6-2-1 术前口内照

a. 口内咬合照；b. 上前牙正面照；c. 上前牙𬌗面照

▶ 种植美学风险评估

对该患者的种植美学风险评估发现，其风险因素均为中低风险（表6-2-1）。

表6-2-1 种植美学风险评估表

风险因素	低	中	高
健康状况	健康，免疫功能正常		免疫功能低下
吸烟习惯	不吸烟	少量吸烟（<10支/天）	大量吸烟（>10支/天）
患者美学期望值	低	中	高
笑线	低位	中位	高位
牙龈生物型	低弧线，厚龈生物型	中弧线，中厚龈生物型	高弧线，薄龈生物型
牙冠形态	方圆形	卵圆形	尖圆形
位点感染情况	无	慢性	急性
邻牙牙槽嵴高度	到接触点<5mm	到接触点5.5 ~ 6.5mm	到接触点>7mm
缺牙间隙的宽度	单颗牙>7mm	单颗牙<7mm	2颗牙或2颗牙以上
软组织解剖	软组织完整		软组织缺损
牙槽嵴解剖	无骨缺损	水平向骨缺损	垂直向骨缺损

▶ 种植一期治疗

种植一期手术在不翻瓣情况下实施，先用慢速钻打通根管，加长裂钻分根，微创拔除腭侧根片，保留唇侧根片全长。将唇侧根片修整至较薄状态，同时降低根片高度至龈下1mm。用直径2.8mm的骨挤压器行骨挤压，沿天然牙槽骨形态植入3.5mm×15mm种植体1颗，其冠方轴向偏唇侧。跳跃间隙不植入骨粉。椅旁即刻制作唇侧面内收的树脂个性化愈合基台，戴入口内（图6-2-2）。

一期术后2周，软组织初期愈合，拔牙前龈缘高度维持良好。一期术后3个月，软组织愈合良好，进行个性化硅橡胶取模，复制个性化愈合帽的穿龈轮廓，制作临时修复体，戴入口内（图6-2-3）。

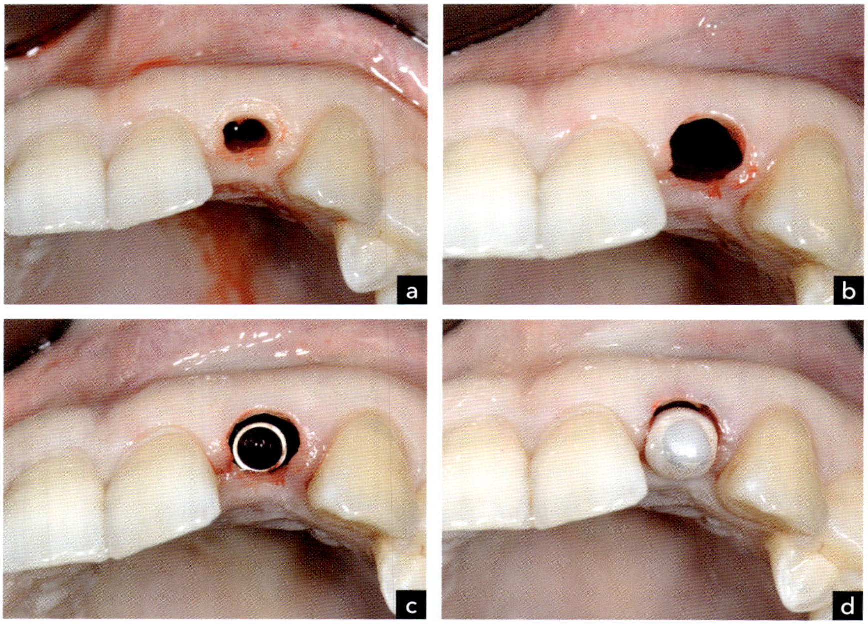

图6-2-2　种植一期手术

a. 打通牙齿全长根管以预备分根；b. 拔除腭侧根片后修整唇侧根片并备洞；c. 种植体植入后；d. 戴入椅旁制作的个性化愈合基台

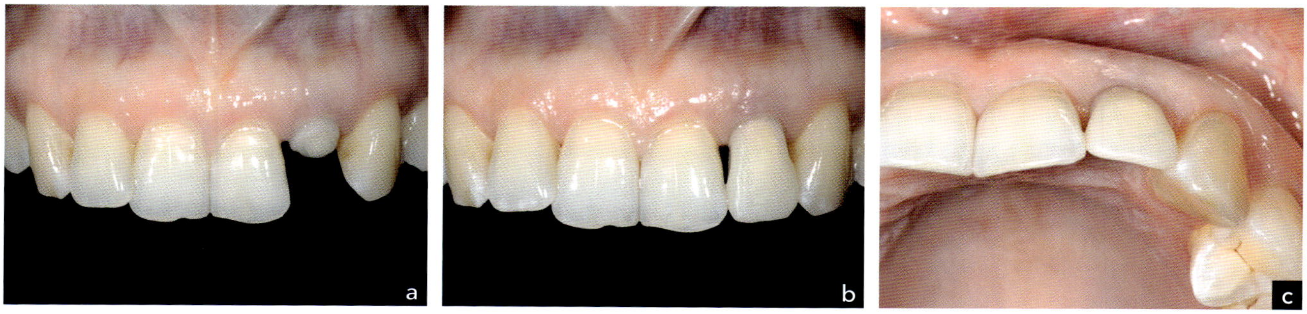

图6-2-3　临时修复体制作和戴入口内

a. 术后2周上前牙正面照；b. 戴入临时修复体后上前牙正面照；c. 戴入临时修复体后上前牙殆面照

▶种植二期治疗

一期术后8个月，获得骨结合，软硬组织轮廓外形得到较好地保持。进行口内扫描，复制临时修复体穿龈轮廓，设计制作钛金属个性化永久基台，表面镀金并调整基台边缘至龈下1mm。口内粘接固位氧化锆牙冠，调整咬合。完成最终修复后，正面观软组织形态及殆面观牙弓轮廓得到了良好地维持（图6-2-4）。

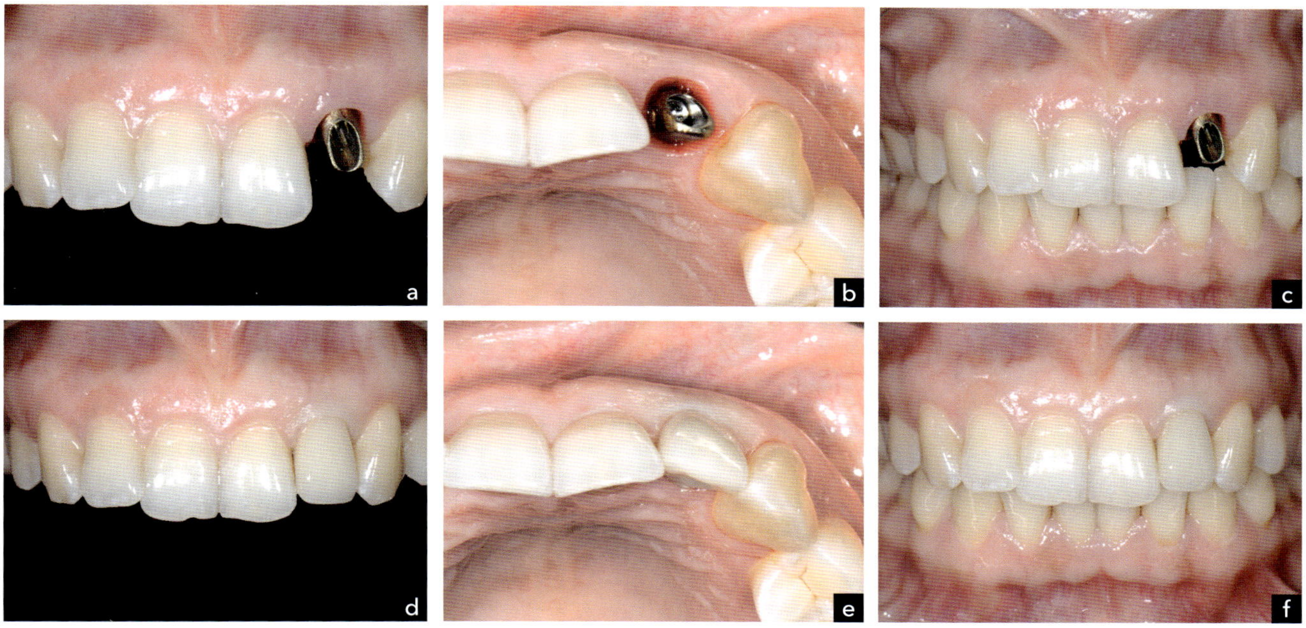

图6-2-4　**修复体制作和戴入口内**

a. 戴入个性化钛基台后上前牙正面照；b. 戴入个性化钛基台后上前牙骀面照；c. 戴入个性化钛基台后口内咬合照；d. 戴入牙冠后上前牙正面照；e. 戴入牙冠后上前牙骀面照；f. 戴入牙冠后口内咬合照

▶影像学资料（图6-2-5）

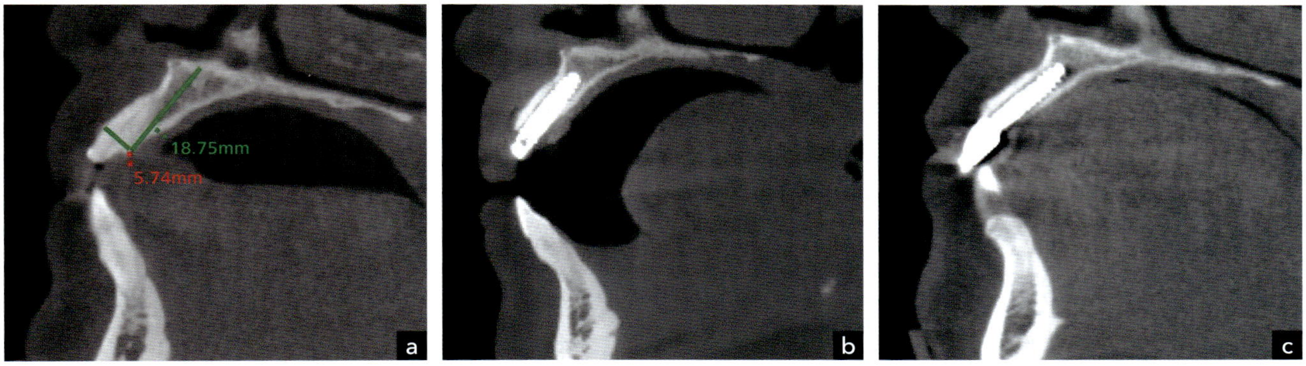

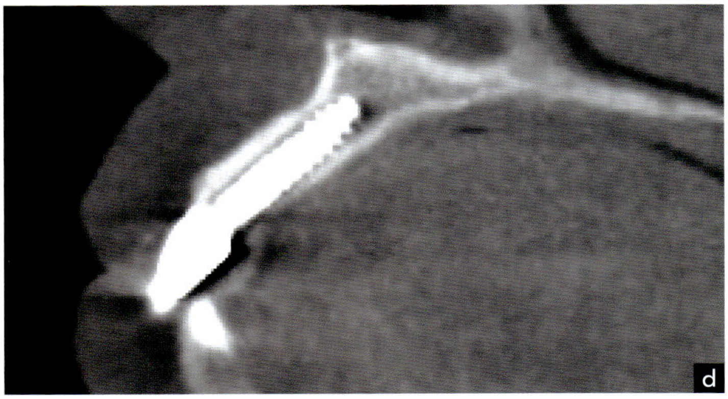

图6-2-5　**治疗前后影像学资料**

a. 治疗前患牙CBCT矢状切面；b. 种植体植入即刻CBCT矢状切面（含个性化愈合基台）；c. 种植二期戴牙后CBCT矢状切面；d. 唇侧保留根片的影像

▶SST技术细则（表6-2-2）

表6-2-2 SST相关技术细则表

SST相关因素		技术细则		
保留根片的部位		唇侧	腭侧	邻面
骨板厚度	嵴顶	＜1mm	1mm	＞1mm
	根中	＜1mm	1mm	＞1mm
	根尖	＜1mm	1mm	＞1mm
根片与牙槽嵴顶的关系		平齐	高0.5～1mm	高1～2mm
根片保留的长度		3～5mm	5～8mm	＞8mm
根片保留的厚度		＜1mm	1～2mm	＞2mm
根片与种植体间间隙		直接接触	＜1mm	＞1mm
种植体初期稳定性		0～10Ncm	10～35Ncm	＞35Ncm
植入骨代用品		是	否	
愈合基台选用		成品基台	个性化基台	
即刻修复		是	否	

总结

在美学区种植修复中，合理的穿龈轮廓形态对于实现美学目标和组织健康稳定至关重要。

相较于个性化基台，成品基台通常不适用于前牙美学修复，特别是SST种植病例。例如本病例中，为避免种植体根端抵触保留的牙根面，种植体植入方向沿天然牙槽骨形态行偏唇侧轴向植入，修复牙冠将与种植体轴向存在一定角度（图6-2-6）。成品基台直线连接种植体长轴，且截面呈圆筒状，显著区别于理想天然前牙的轴向及穿龈轮廓。如果在一期术后或二期手术采用成品基台，唇侧牙槽嵴顶骨会出现相应的吸收，唇侧龈缘高度会向根方移动，龈乳头下方也丧失必要的近远中骨支持，从而无法获得理想的软组织轮廓外形。

纳入即刻种植的SST病例通常保有较理想的软组织形态，因此采用个性化愈合帽能最大限度维持现有软组织状态。具体的，通过增减设计愈合基台的穿龈轮廓，分区管理穿龈轮廓中的关键区（龈缘下1mm带状区域）和次关键区（龈缘下1mm根方延伸至种植体平台区域）[64-65]。关键区应尽可能镜像模拟同名对侧牙的天然牙解剖外形，以充分支持软组织龈缘形态（龈缘高度、龈乳头高度）。次关键区则应设计为唇侧内凹、近远中微凸、腭侧自然过渡的穿龈形态，并自然过渡至成品基台的缩窄部。

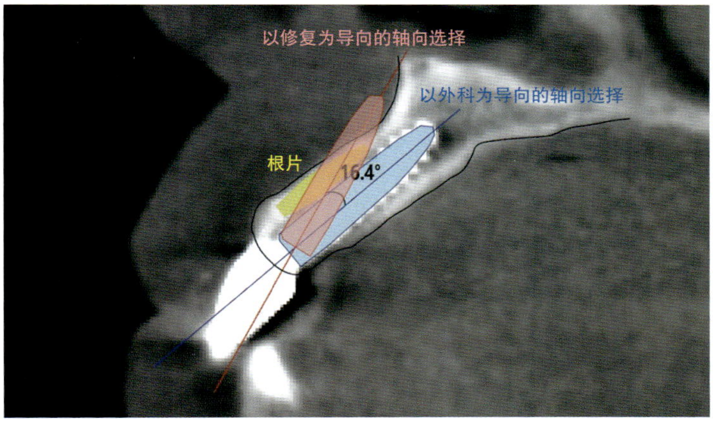

图6-2-6　以外科为导向及以修复为导向的种植轴向模拟

本病例中没有进行骨粉植入，次关键区唇侧内凹与原软组织之间的空隙可容纳血凝块，近远中面微凸设计能够一定程度支撑龈乳头。与此同时，唇侧根片区牙周膜血供的保留，避免了唇侧束状骨吸收，并在个性化愈合基台的保护下不受到压迫。

本病例在SST术后3个月将个性化愈合基台替换为临时修复体，待8个月骨愈合后，复制临时修复体的穿龈轮廓（个性化愈合基台的穿龈轮廓）取终印模，制作了数字化个性化钛修复基台。完成最终修复后，正面观软组织形态与殆面观牙弓轮廓均得到了较好地维持。本病例显示，即使沿天然牙槽骨形态进行偏唇侧轴向种植体植入，在SST与个性化愈合基台的联合应用下，也可以避免唇侧束状骨吸收，获得理想的美学结果。

病例实战6.3

应用角度螺丝通道（ASC）进行修复的SST一例

李俊达 王劲茗

前言

角度螺丝通道（angulated screw channel，ASC）基台为前牙美学区种植体轴向偏唇侧的病例实现螺丝固位修复提供了一个新思路。ASC基台的成角度螺丝固位特性应用于前牙区时，可顺应现有牙槽骨长轴方向植入种植体，尽量减少种植体根尖部从唇侧骨穿出的风险，同时又能实现修复体的螺丝固位，避免粘接剂残留，解决由于螺丝开口位置不佳带来的美学问题。应用于后牙区时，可改善由于螺丝开口位置不佳带来的咬合问题，在咬合空间受限的病例中，也能有效地完成修复操作。

▶患者基本情况

本病例为女性患者，47岁，左上前牙外伤折断2个月，经临床检查评估，判断为冠根斜折，保留效果不佳，建议种植修复。患者既往体健，否认系统病史。不吸烟，不酗酒。

口内检查见21冠折，近远中斜折，冠方折片松动Ⅱ～Ⅲ度，牙龈红肿，探诊出血。拔除冠方折片后见断面延伸至龈下2～3mm（图6-3-1）。

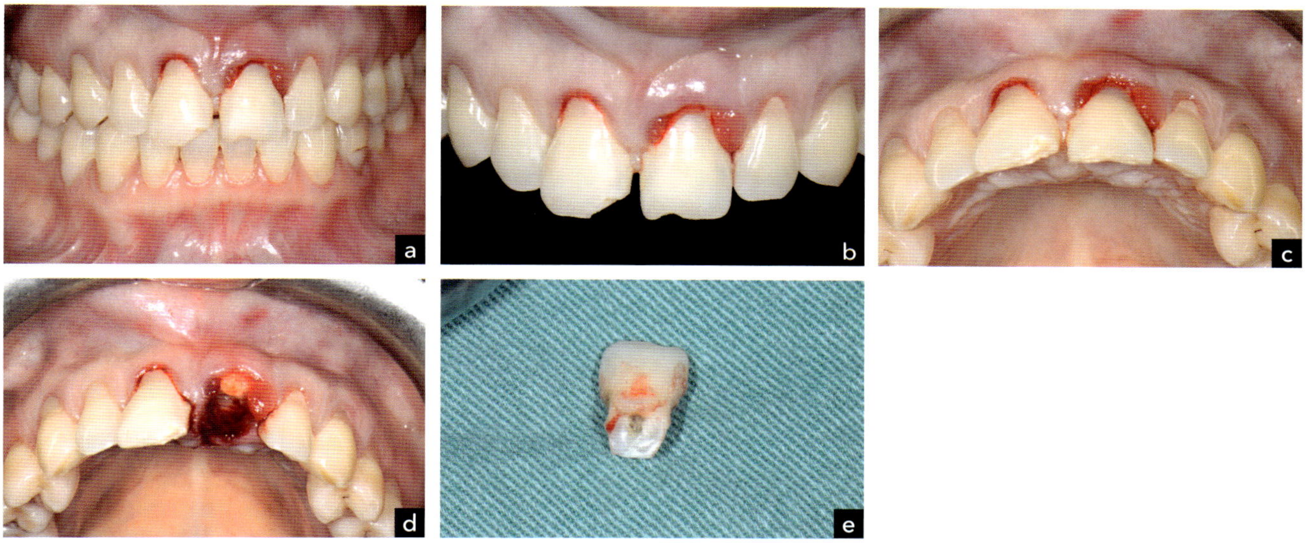

图6-3-1　术前口内照

a. 口内咬合照；b. 上前牙正面照；c. 上前牙骀面照；d. 拔除唇侧折片，降低牙根至龈缘下平面；e. 拔除的唇侧牙折片

▶ 种植美学风险评估

对该患者的种植美学风险评估发现，除高位笑线、牙冠尖圆形为高风险因素外，其余因素均为中低风险（表6-3-1）。

表6-3-1　种植美学风险评估表

风险因素	低	中	高
健康状况	健康，免疫功能正常		免疫功能低下
吸烟习惯	不吸烟	少量吸烟（＜10支/天）	大量吸烟（＞10支/天）
患者美学期望值	低	中	高
笑线	低位	中位	高位
牙龈生物型	低弧线，厚龈生物型	中弧线，中厚龈生物型	高弧线，薄龈生物型
牙冠形态	方圆形	卵圆形	尖圆形
位点感染情况	无	慢性	急性
邻牙牙槽嵴高度	到接触点＜5mm	到接触点5.5 ~ 6.5mm	到接触点＞7mm
缺牙间隙的宽度	单颗牙＞7mm	单颗牙＜7mm	2颗牙或2颗牙以上
软组织解剖	软组织完整		软组织缺损
牙槽嵴解剖	无骨缺损	水平向骨缺损	垂直向骨缺损

▶种植一期治疗

种植一期手术在不翻瓣情况下实施，先用慢速钻打通根管，加长裂钻分根，微创拔除腭侧根片，修整剩余唇侧根片，去除根尖部分，保留嵴顶及根中部分，将根片修整至较薄状态，同时降低根片高度至龈下1mm。偏腭侧植入3.5mm×13mm种植体1颗，种植体周植入骨代用品，接愈合基台（图6-3-2）。

一期术后3个月，待软组织初期愈合后，进行闭窗式印模，设计制作临时修复体，并用戴入临时修复体进行牙龈塑形，可见开孔位于牙冠切端偏唇侧（图6-3-3）。

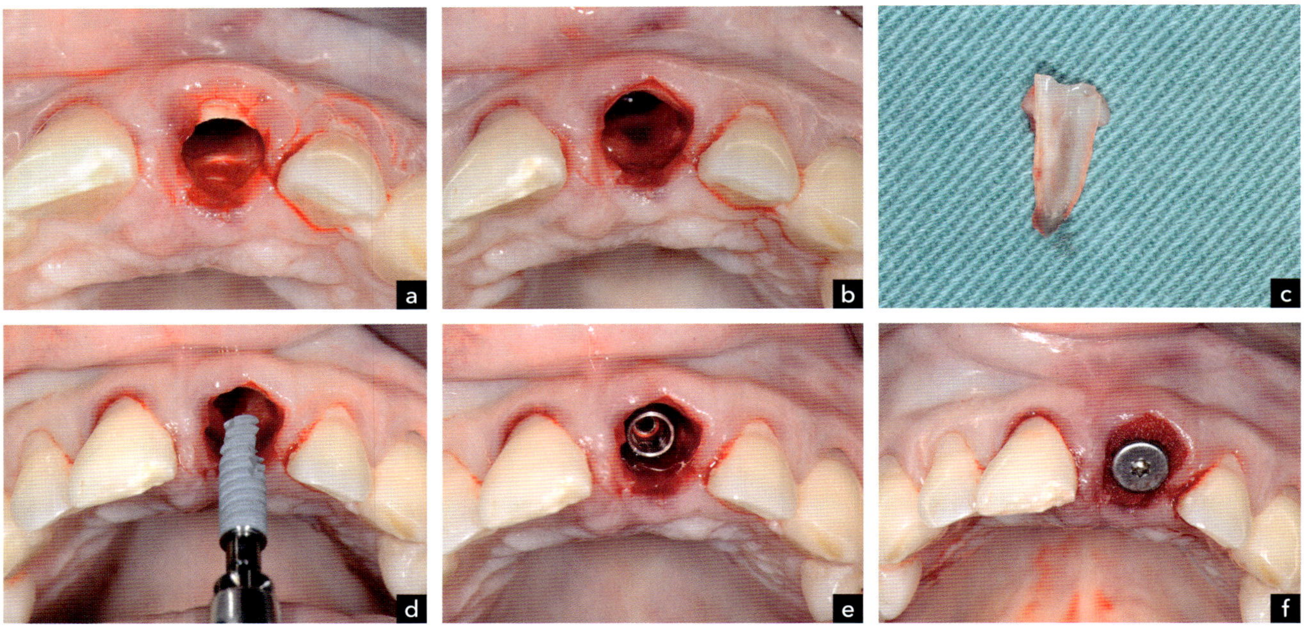

图6-3-2　种植一期手术

a. 近远中向分离的牙根；b. 拔除腭侧牙根后；c. 拔除的腭侧根片；d. 修整唇侧根片及备洞后；e. 种植体植入后；f. 愈合基台戴入后

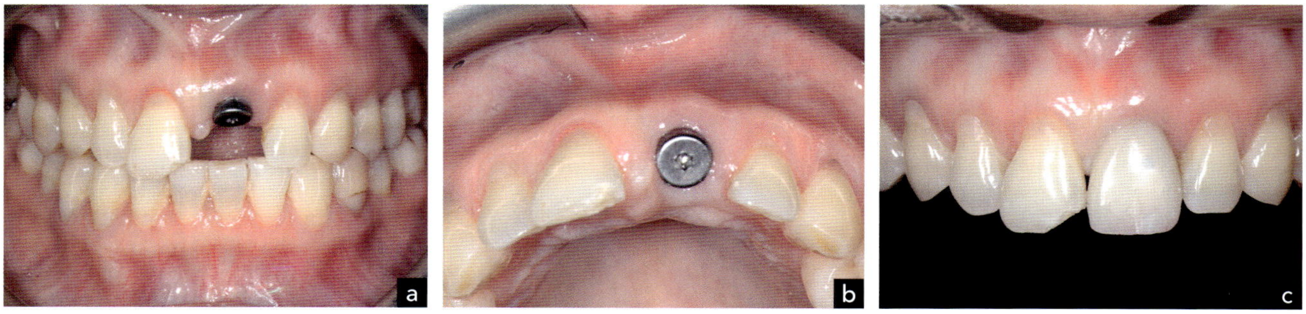

图6-3-3　数字化印模及个性化设计

a. 术后3个月上前牙正面照；b. 术后3个月上前牙殆面照；c. 戴入临时修复体正面照；d. 戴入临时修复体殆面照；e. 戴入临时修复体咬合照

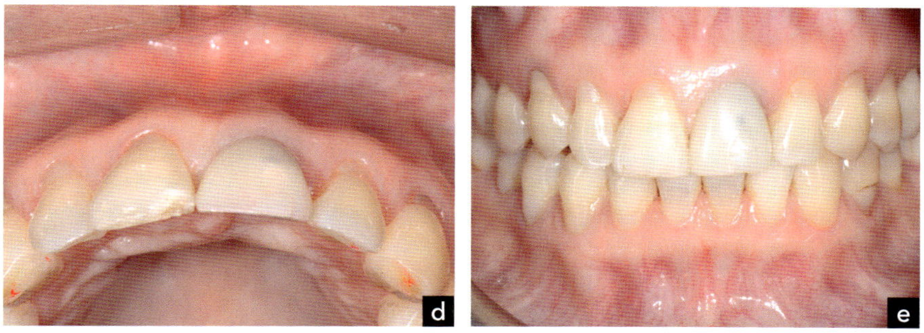

图6-3-3（续）

▶种植二期治疗

一期手术后6个月，获得骨结合，软组织愈合良好，软硬组织轮廓外形得到较好地保持。取模，制作并戴入ASC角度基台氧化锆冠修复体，螺丝孔从腭侧开口，35Ncm锁紧，封口，调整咬合，二期修复完成（图6-3-4）。

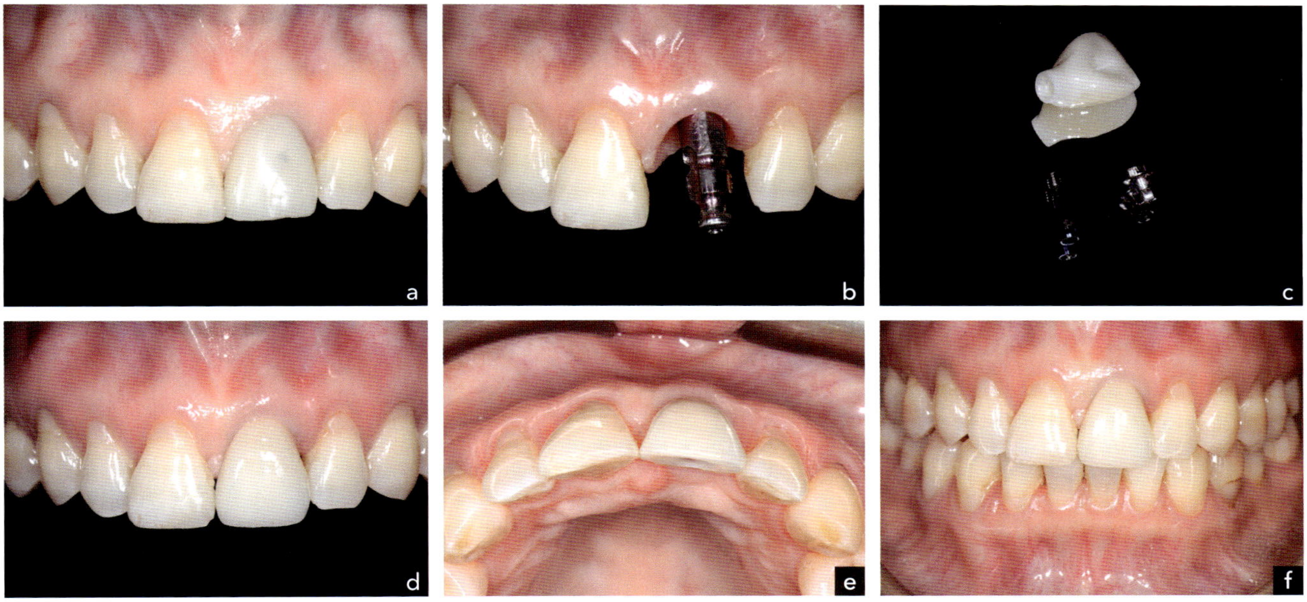

图6-3-4　修复体制作和戴入口内

a. 临时修复体戴入6个月后；b. 连接转移杆；c. ASC基台及氧化锆冠修复体；d. 戴入牙冠后上前牙正面照；e. 戴入牙冠后上前牙殆面照；f. 戴入牙冠后口内咬合照

▶影像学资料（图6-3-5）

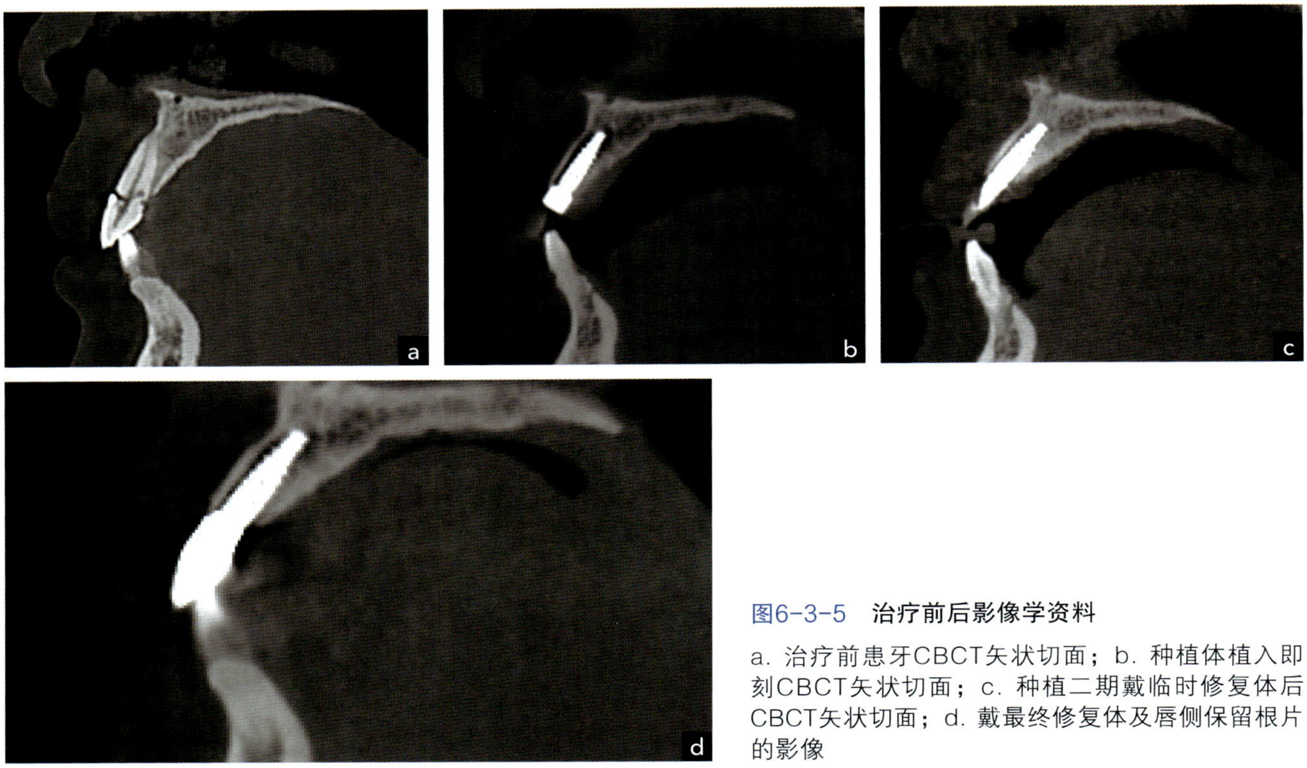

图6-3-5 治疗前后影像学资料

a. 治疗前患牙CBCT矢状切面；b. 种植体植入即刻CBCT矢状切面；c. 种植二期戴临时修复体后CBCT矢状切面；d. 戴最终修复体及唇侧保留根片的影像

▶SST技术细则（表6-3-2）

表6-3-2 SST相关技术细则表

SST相关因素		技术细则		
保留根片的部位		唇侧	腭侧	邻面
骨板厚度	嵴顶	＜1mm	1mm	＞1mm
	根中	＜1mm	1mm	＞1mm
	根尖	＜1mm	1mm	＞1mm
根片与牙槽嵴顶的关系		平齐	高0.5 ~ 1mm	高1 ~ 2mm
根片保留的长度		3 ~ 5mm	5 ~ 8mm	＞8mm
根片保留的厚度		＜1mm	1 ~ 2mm	＞2mm
根片与种植体间间隙		直接接触	＜1mm	＞1mm

续表

SST相关因素	技术细则		
种植体初期稳定性	0 ~ 10Ncm	10 ~ 35Ncm	＞35Ncm
植入骨代用品	是	否	
愈合基台选用	成品基台	个性化基台	
即刻修复	是	否	

总结

种植体与修复体的轴线保持一致时，咬合力可沿着长轴方向传导至牙槽骨，种植体颈部剪切力减小，可保持种植体和周围软组织的稳定。前牙区常因为牙槽骨宽度有限，或者上颌牙列舌倾，导致种植体无法完全达到修复引导植入，必须选择外科导向的植入，本病例在二期修复可见临时修复体开孔从牙冠切端偏唇侧穿出。为了更好地维持穿龈处软组织健康稳定，在最终修复时，我们选择ASC角度基台，即螺丝通道转角基台，将从唇侧穿出的螺丝通道转移至腭侧，将粘接固位转化成螺丝固位的修复方式，避免了粘接剂残留导致的生物学并发症。口内戴入修复体后，可见最终美学修复效果良好。

病例实战6.4

临时修复体塑形与个性化印模的SST一例

李俊达　王劲茗

前言

在美学区种植治疗流程中经常涉及临时修复体，种植临时修复体主要指种植体支持的临时修复体，通常用于即刻修复或者二期术后牙龈塑形。如何准确把握种植牙牙冠穿龈形态是每位种植医生面临的挑战，首先使用临时修复体对穿龈形态进行整塑，临时修复体塑形成功后再使用个性化转移杆复制穿龈形态。种植体个性化印模的精准获取主要依靠种植体的位置方向与软组织穿龈轮廓这两点关键信息，目前临床上主要有3种方法，即直接利用临时修复体作为转移杆、口内直接制作个性化转移杆以及口外间接制作个性化转移杆，而口外间接制作个性化转移杆是单冠取模最常用的方法之一。

▶患者基本情况

本病例为女性患者，58岁，左上前牙外伤折断1周，在修复科就诊，经临床检查评估，判断为冠根斜折，保留效果不佳，建议种植修复。患者既往体健，否认系统病史。不吸烟。

口内检查见21残冠，近远中斜折，唇侧缺损至龈下，腭侧位于龈上1～2mm（图6-4-1）。

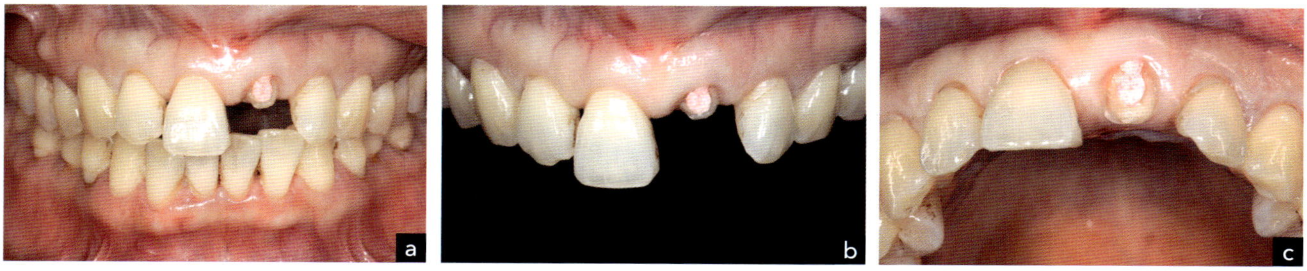

图6-4-1　术前口内照

a. 口内咬合照；b. 上前牙正面照；c. 上前牙殆面照

▶种植美学风险评估

对该患者的种植美学风险评估发现，除高位笑线这一高风险因素外，其余因素均为中低风险（表6-4-1）。

表6-4-1　种植美学风险评估表

风险因素	低	中	高
健康状况	健康，免疫功能正常		免疫功能低下
吸烟习惯	不吸烟	少量吸烟（<10支/天）	大量吸烟（>10支/天）
患者美学期望值	低	中	高
笑线	低位	中位	高位
牙龈生物型	低弧线，厚龈生物型	中弧线，中厚龈生物型	高弧线，薄龈生物型
牙冠形态	方圆形	卵圆形	尖圆形
位点感染情况	无	慢性	急性
邻牙牙槽嵴高度	到接触点<5mm	到接触点5.5 ~ 6.5mm	到接触点>7mm
缺牙间隙的宽度	单颗牙>7mm	单颗牙<7mm	2颗牙或2颗牙以上
软组织解剖	软组织完整		软组织缺损
牙槽嵴解剖	无骨缺损	水平向骨缺损	垂直向骨缺损

▶种植一期治疗

种植一期手术在不翻瓣情况下实施，先用慢速钻打通根管，加长裂钻分根，微创拔除腭侧根片，修整剩余唇侧根片，去除根尖部分，保留嵴顶及根中部分，将根片修整至较薄状态，同时降低根片高度至龈下1mm。偏腭侧植入3.5mm × 13mm种植体1颗，种植体周植入骨代用品，接愈合基台（图6-4-2）。

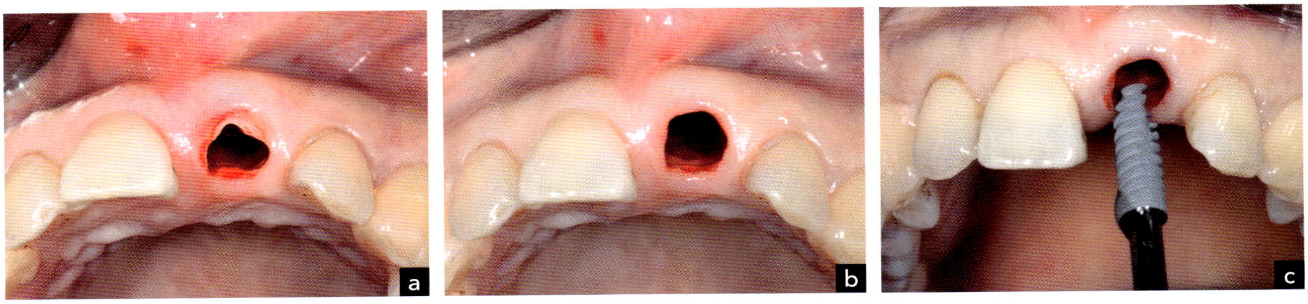

图6-4-2　种植一期手术

a. 近远中向分离的牙根；b. 修整唇侧根片及备洞后；c. 植入种植体；d. 种植体植入后；e. 植入骨替代材料及愈合基台

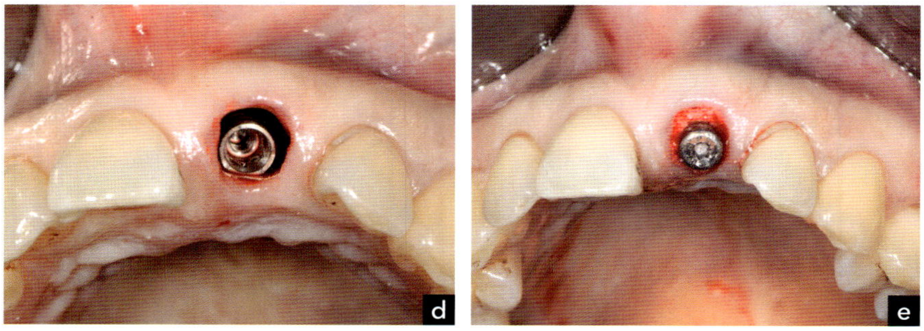

图6-4-2（续）

▶种植二期治疗

一期术后3个月，待软组织愈合后，进行口内扫描，设计制作临时修复体并戴入（图6-4-3）。

临时修复体戴入后3个月，获得骨结合，软组织愈合良好，软硬组织轮廓外形得到较好地保持。但21冠龈边缘较同名牙低，设计龈缘位置，电刀修整龈边缘，硅橡胶印模记录临时修复体穿龈形态，制作个性化转移杆，将临时修复体和替代体连接，硅橡胶重体包裹，复制临时修复体的龈下形态，修整硅橡胶边缘至平齐龈缘水平，取下临时修复体，戴入印模杆及印模帽，在硅橡胶内注入流体树脂，固化后获得个性化印模杆（图6-4-4）。将个性化印模杆戴入口内，制取硅橡胶印模，将印模杆连接替代体后在印模内复位，灌注石膏制取最终修复体，将临时修复体戴入，重新塑形1个月后，更换全瓷氧化锆修复体（图6-4-5）。

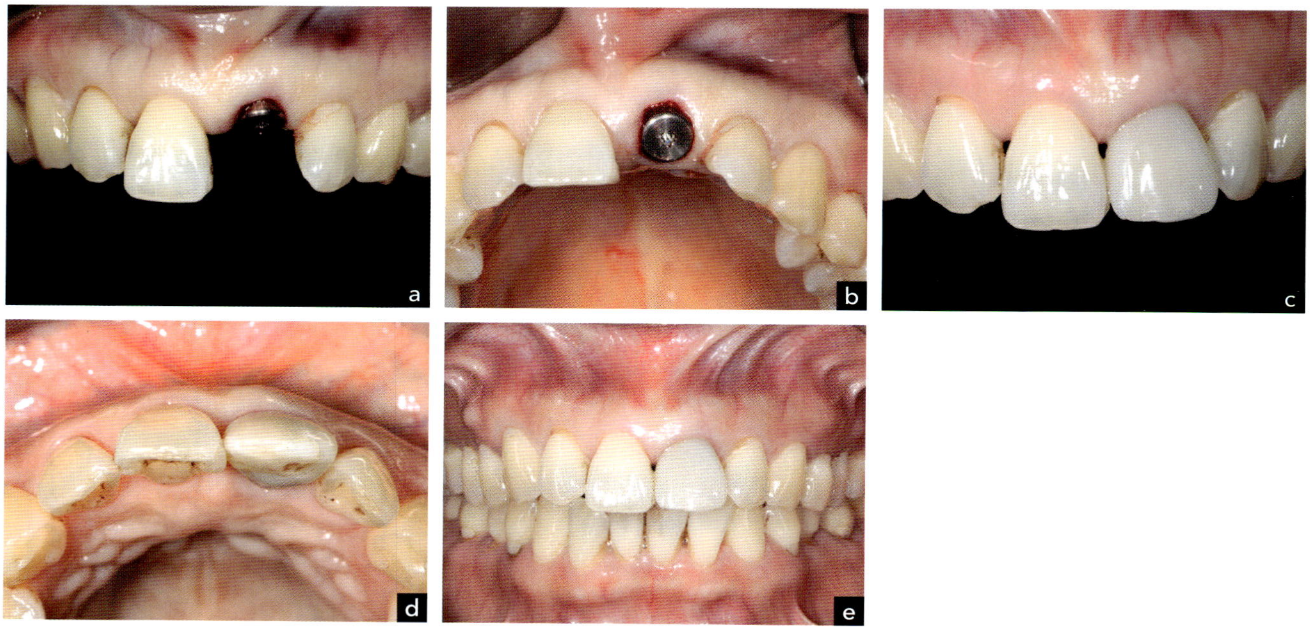

图6-4-3　数字化印模及临时修复体戴入

a. 术后3个月上前牙正面照；b. 术后3个月上前牙殆面照；c. 戴入临时修复体正面照；d. 戴入临时修复体殆面照；e. 戴入临时修复体咬合照

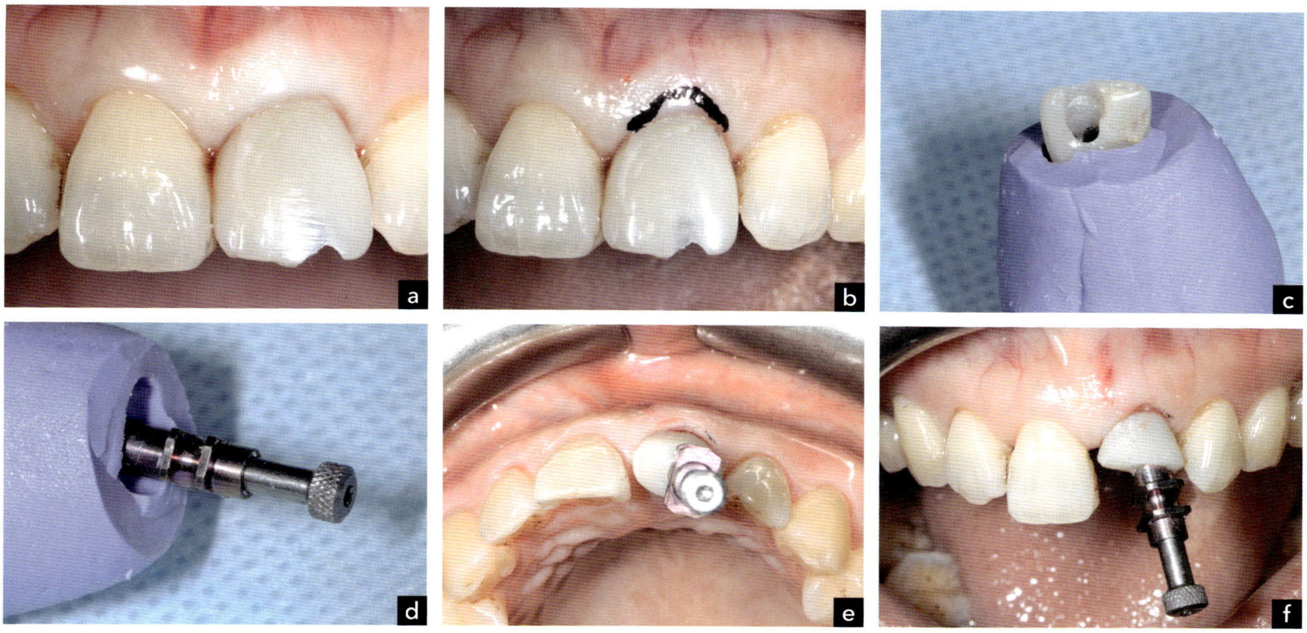

图6-4-4　**临时修复体制作和牙龈修整**

a. 戴入临时修复体3个月后；b. 标记修整后龈缘位置；c. 硅橡胶印模复制临时修复体形态；d. 取下临时修复体后连接开窗式转移杆；e. 戴入个性化印模杆船面照；f. 戴入个性化印模帽杆唇面照

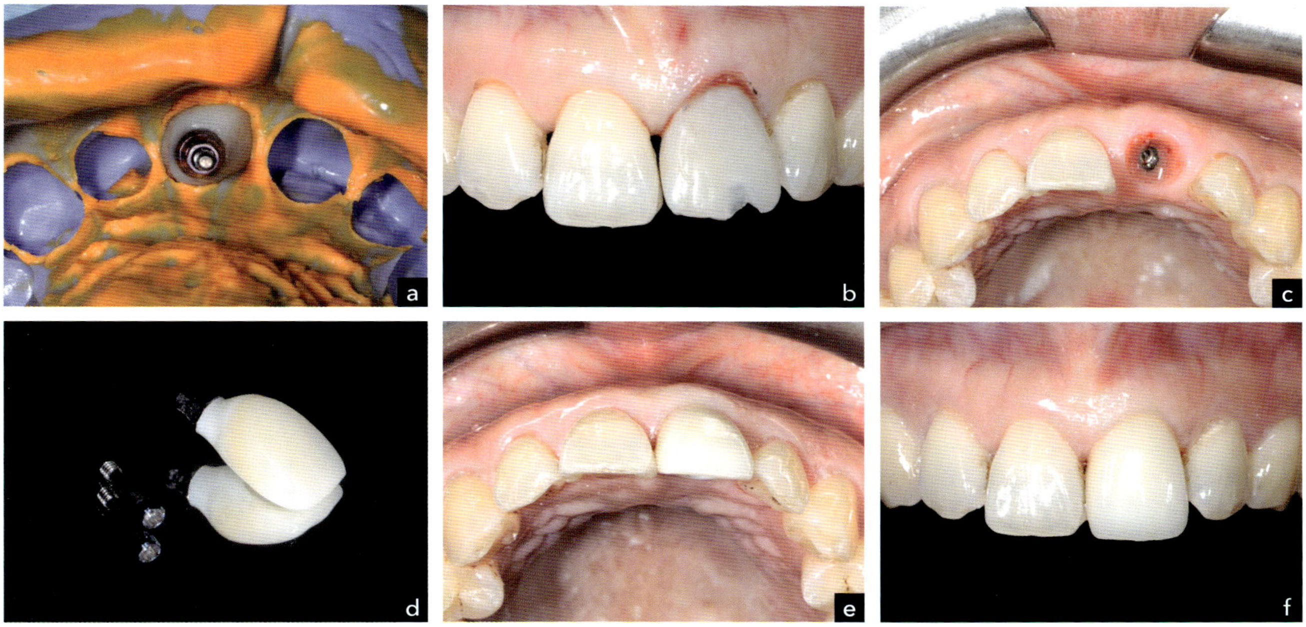

图6-4-5　**修复体制作和戴入口内**

a. 个性化印模杆戴入后制取硅橡胶印模；b. 口内戴入新的临时修复体；c. 临时修复体塑形后船面照；d. 全瓷氧化锆修复体；e. 戴入牙冠后上前牙船面照；f. 戴入牙冠后上前牙正面照

▶影像学资料（图6-4-6）

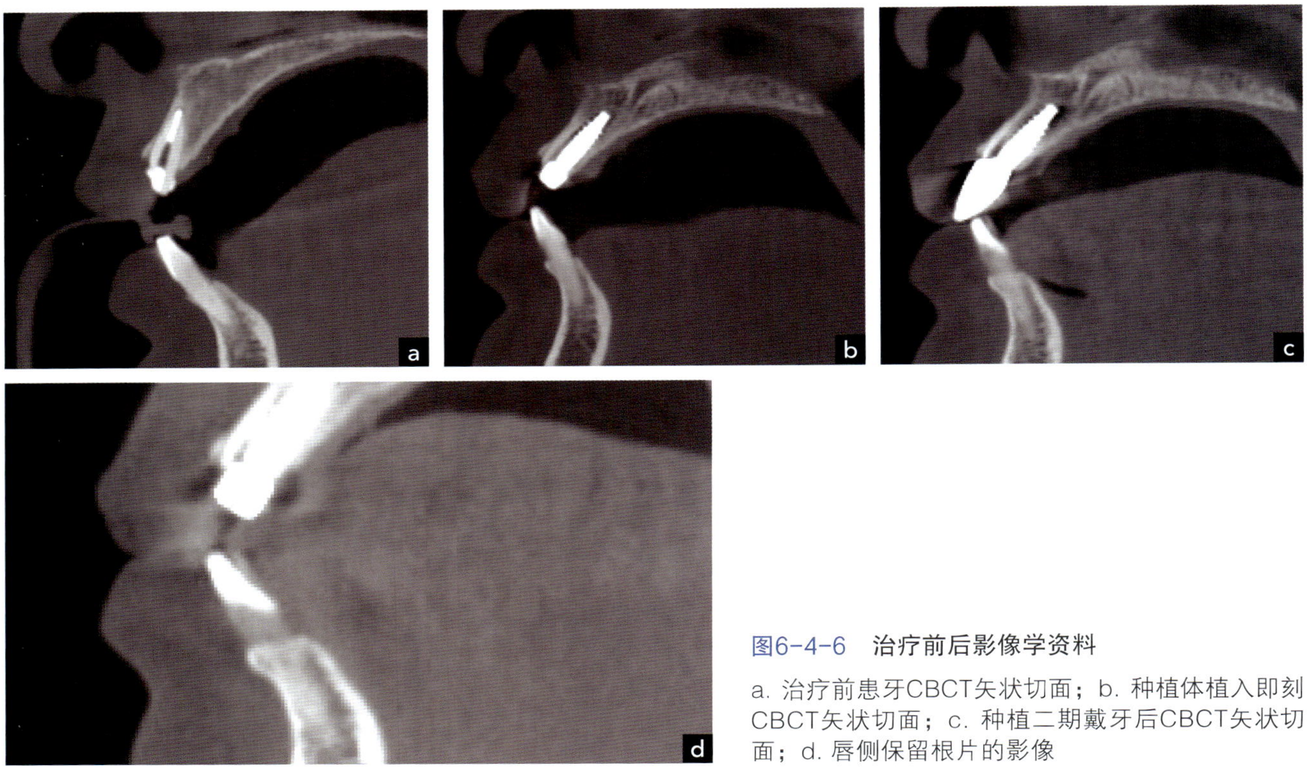

图6-4-6　治疗前后影像学资料

a. 治疗前患牙CBCT矢状切面；b. 种植体植入即刻CBCT矢状切面；c. 种植二期戴牙后CBCT矢状切面；d. 唇侧保留根片的影像

▶SST技术细则（表6-4-2）

表6-4-2　SST相关技术细则表

SST相关因素		技术细则		
保留根片的部位		唇侧	腭侧	邻面
骨板厚度	嵴顶	＜1mm	1mm	＞1mm
	根中	＜1mm	1mm	＞1mm
	根尖	＜1mm	1mm	＞1mm
根片与牙槽嵴顶的关系		平齐	高0.5 ~ 1mm	高1 ~ 2mm
根片保留的长度		3 ~ 5mm	5 ~ 8mm	＞8mm
根片保留的厚度		＜1mm	1 ~ 2mm	＞2mm
根片与种植体间间隙		直接接触	＜1mm	＞1mm

续表

SST相关因素	技术细则		
种植体初期稳定性	0 ~ 10Ncm	10 ~ 35Ncm	＞35Ncm
植入骨代用品	是	否	
愈合基台选用	成品基台	个性化基台	
即刻修复	是	否	

总结

对于前牙美学区的种植修复，前期我们通过SST最大限度保存软硬组织，后期借助临时修复体对软组织的塑形，以求达到更好的美学效果。美学区种植治疗的修复流程通常会涉及软组织塑形，分次少量地精细调整临时修复体的穿龈形态，使穿龈形态理想且稳定，最后制作穿龈形态与临时修复体一致的最终修复体。本病例采用种植体支持式临时修复体进行牙龈塑形，在使用临时修复体塑形后发现牙龈边缘与对侧同名牙不在同一水平线上，通过电刀修整配合临时修复体外形调整后有所改善。正式取模时口内标记软组织边缘，取下临时修复体后连接种植体替代体，硅橡胶复制软组织形态，待硅橡胶固化后取下临时修复体，接入转移杆注入速凝材料，材料凝固后取出转移杆，获得个性化转移杆，这种口外制作个性化转移杆的方法较适用于单冠取模，其复制的种植体位置和软组织形态相对准确。

病例实战6.5

与天然牙邻牙协调的SST病例红白美学评估一例

李俊达 王劲茗

前言

美学区的种植评价标准既是治疗的目标，也是选择临床程序的重要理论依据。红白美学，即红色美学评分和白色美学评分，是近年来最为广泛应用的美学评价指数，也是评价种植修复后美学效果的有效工具。可以分别对种植体周软组织及牙冠进行评分，从而判断最终修复后的美学效果。

▶患者基本情况

本病例为男性患者，44岁，上前牙多年前于外院进行烤瓷冠修复，自觉上前牙美观问题，今至我科就诊要求种植修复。患者既往体健，否认系统病史，吸烟每天10余支，不酗酒。

口内检查见12-22修复桥体，边缘密合性差，叩（-），未见松动，牙龈红肿，探诊出血。拆除桥后可见11、21残冠，牙体表面大量腐质，缺损至龈下，12、22牙体预备体，叩（-），无松动（图6-5-1）。

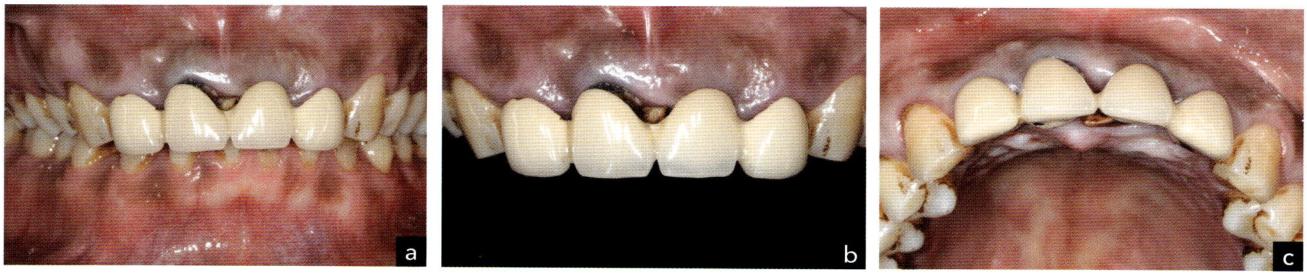

图6-5-1 术前口内照

a. 口内咬合照；b. 上前牙正面照；c. 上前牙殆面照；d. 拆除修复体后正面照；e. 修复体照

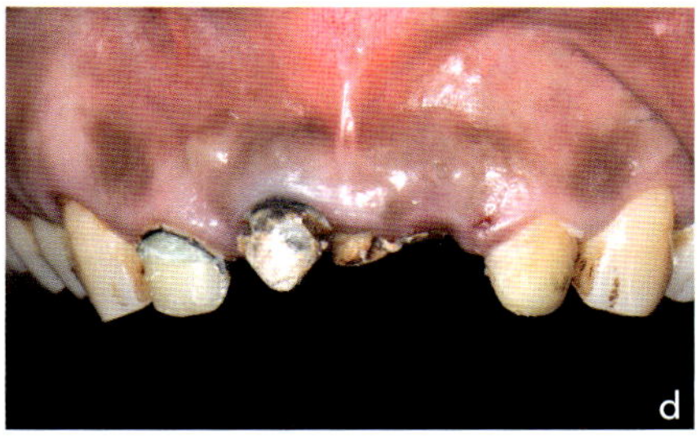
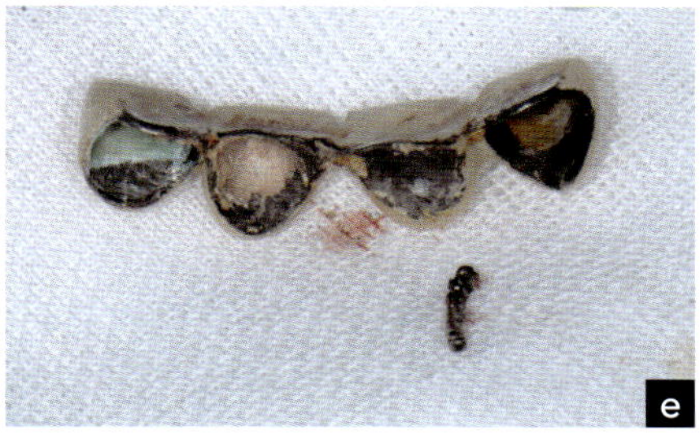

图6-5-1（续）

▶种植美学风险评估

对该患者的种植美学风险评估发现，除大量吸烟、美学期望值高、高位笑线为高风险因素外，其余因素均为中低风险（表6-5-1）。

表6-5-1　种植美学风险评估表

风险因素	低	中	高
健康状况	健康，免疫功能正常		免疫功能低下
吸烟习惯	不吸烟	少量吸烟（＜10支/天）	大量吸烟（＞10支/天）
患者美学期望值	低	中	高
笑线	低位	中位	高位
牙龈生物型	低弧线，厚龈生物型	中弧线，中厚龈生物型	高弧线，薄龈生物型
牙冠形态	方圆形	卵圆形	尖圆形
位点感染情况	无	慢性	急性
邻牙牙槽嵴高度	到接触点＜5mm	到接触点5.5 ~ 6.5mm	到接触点＞7mm
缺牙间隙的宽度	单颗牙＞7mm	单颗牙＜7mm	2颗牙或2颗牙以上
软组织解剖	软组织完整		软组织缺损
牙槽嵴解剖	无骨缺损	水平向骨缺损	垂直向骨缺损

▶种植一期治疗

种植一期手术翻瓣，去腐暴露剩余牙体组织，先用慢速钻打通根管，加长裂钻分根，微创拔除腭侧根片，修整剩余唇侧根片，去除根尖部分，保留嵴顶及根中部分，将根片修整至较薄状态，同时降低根片高度至平齐牙槽嵴顶。偏腭侧植入3.7mm×13mm种植体1颗，接愈合基台，种植体周植入骨代用品，严密缝合（图6-5-2）。

一期术后6个月，待软硬组织愈合后，连接转移杆进行口内取模，设计制作临时修复体，临时修复体塑形3个月（图6-5-3）。

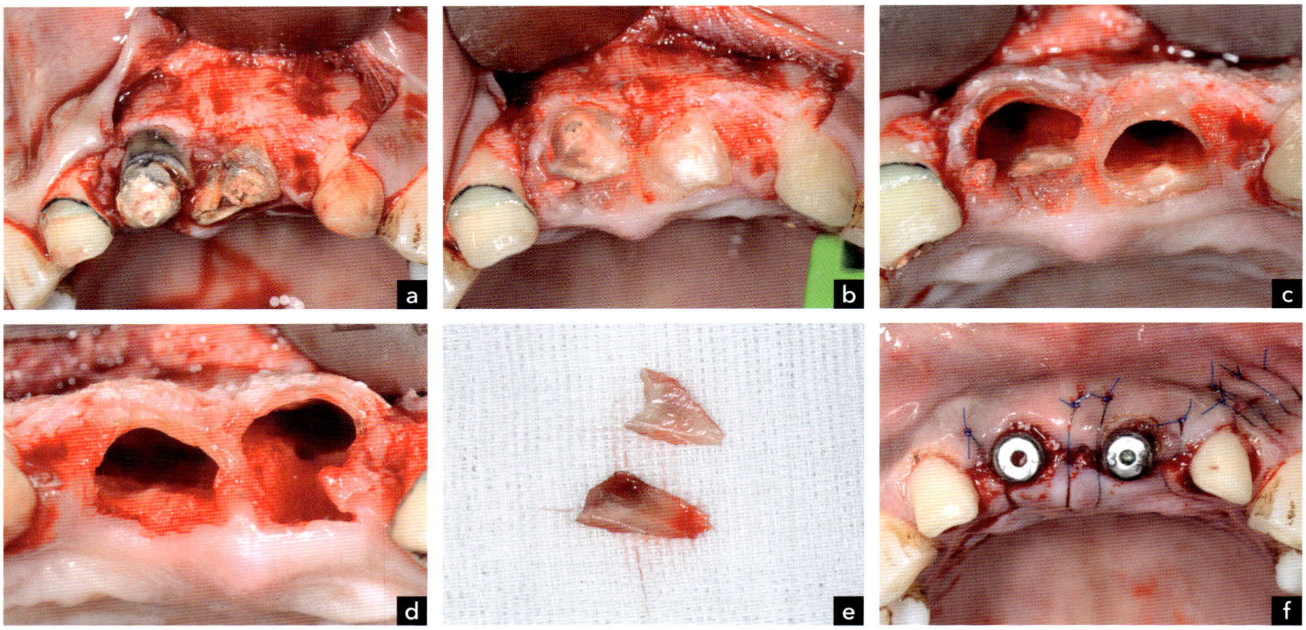

图6-5-2 种植一期手术

a. 翻瓣后暴露残根；b. 去腐后剩余牙体组织；c. 近远中向分离的牙根；d. 修整唇侧根片及备洞后；e. 拔除的腭侧根片；f. 愈合基台戴入后严密缝合

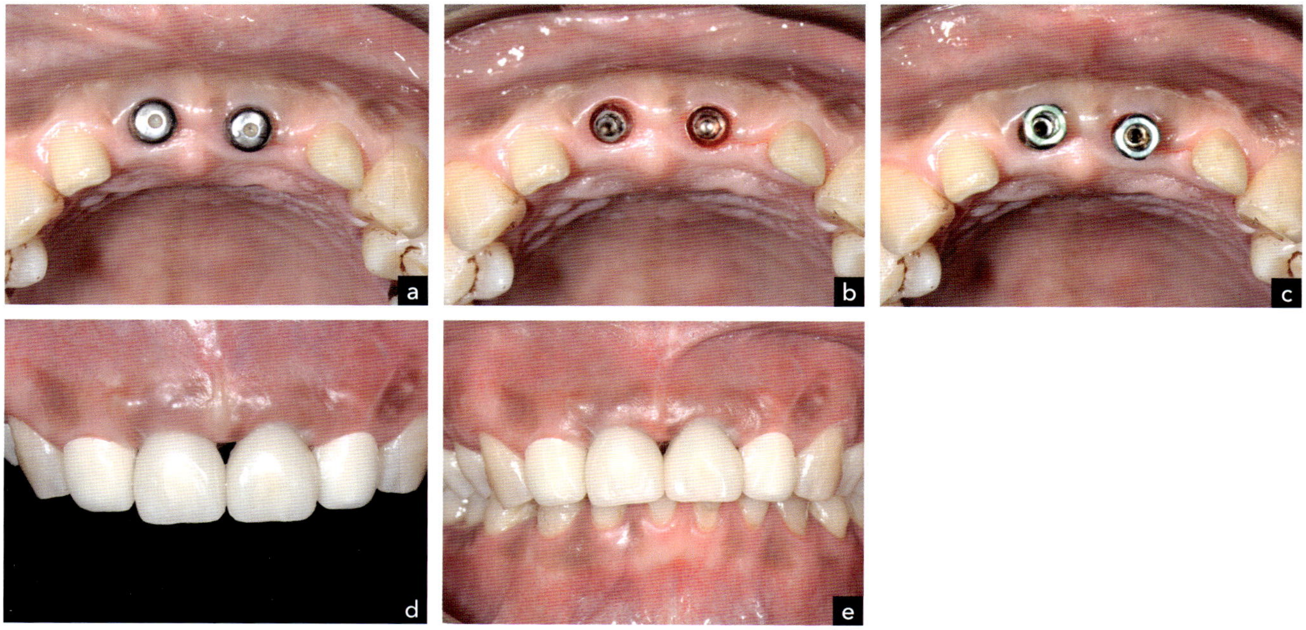

图6-5-3 口内印模及个性化设计

a. 术后6个月上前牙殆面照；b. 卸下愈合基台上前牙殆面照；c. 口内接入转移杆；d. 临时修复体戴入即刻照；e. 临时修复体咬合照

▶种植二期治疗

一期术后9个月，获得骨结合，软组织愈合良好，软硬组织轮廓外形得到较好地保持。口内试戴个性化钛修复基台，基台边缘位于龈下0.5mm，由技工中心完成氧化锆内冠制作，临床试戴。上饰瓷完成修复体，口内粘接固位，12、22全瓷氧化锆冠粘接，调整咬合，二期修复完成（图6-5-4）。

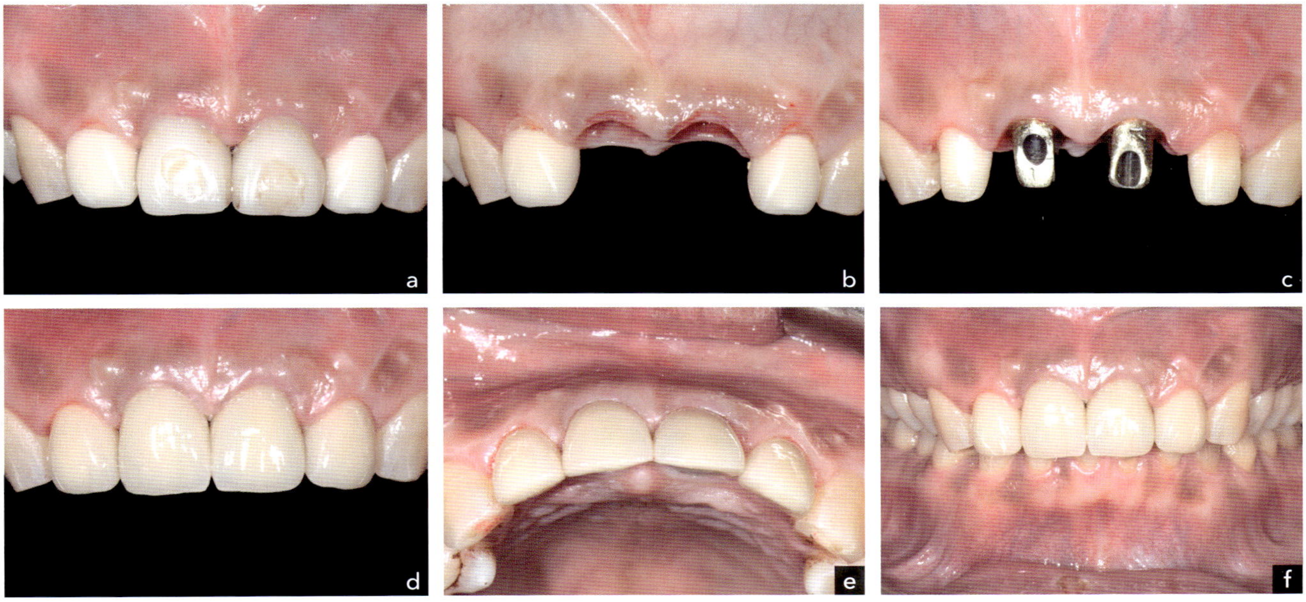

图6-5-4　修复体制作和戴入口内

a. 临时修复体戴入口内3个月；b. 卸下临时修复体；c. 口内试戴个性化钛基台；d. 戴入牙冠后正面照；e. 戴入牙冠后上前牙殆面照；f. 戴入牙冠后口内咬合照

▶影像学资料（图6-5-5）

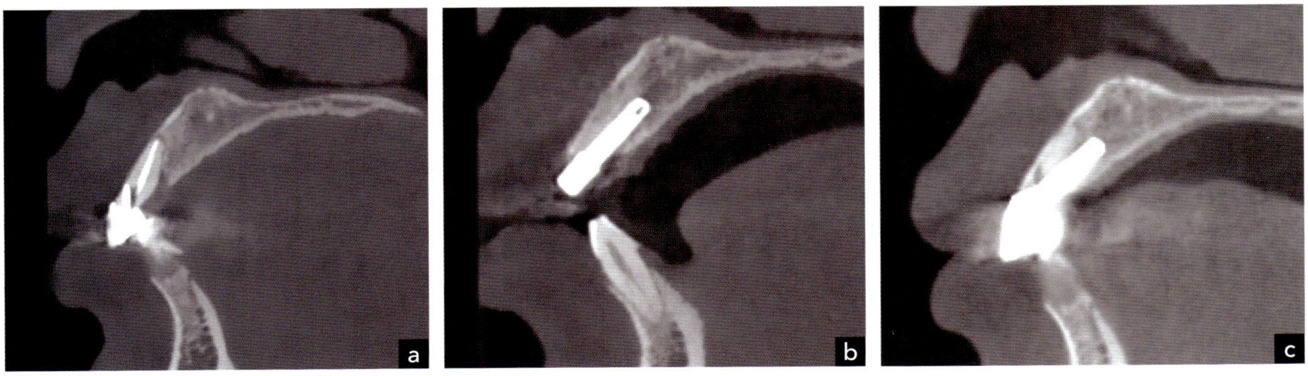

图6-5-5　治疗前后影像学资料

a. 11治疗前患牙CBCT矢状切面；b. 11种植体植入即刻CBCT矢状切面；c. 11种植二期戴牙后CBCT矢状切面；d. 21治疗前患牙CBCT矢状切面；e. 21种植体植入即刻CBCT矢状切面；f. 21种植二期戴牙后CBCT矢状切面；g. 21唇侧保留牙根片的影像

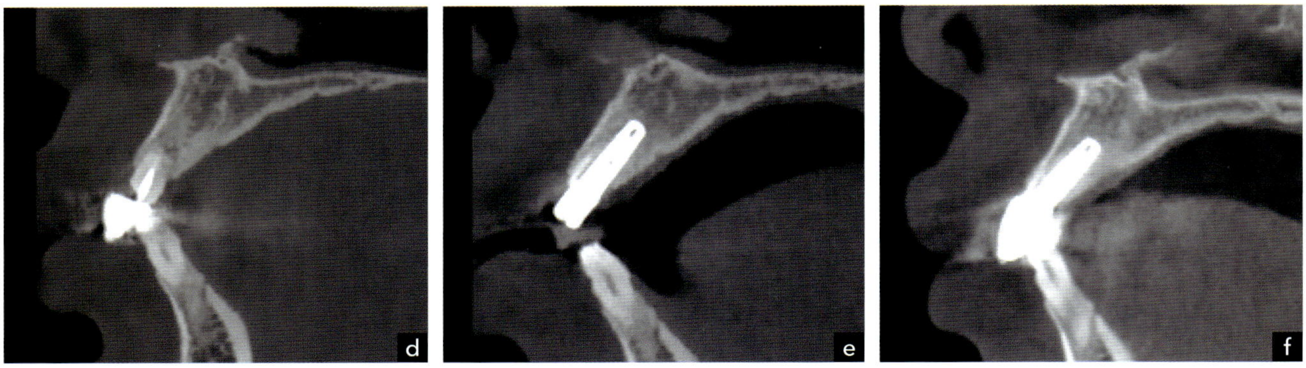

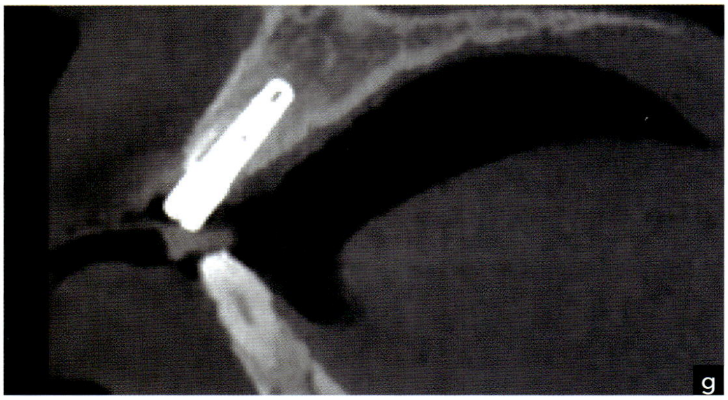

图6-5-5（续）

▶SST技术细则（表6-5-2）

表6-5-2　SST相关技术细则表

SST相关因素		技术细则		
保留根片的部位		唇侧	腭侧	邻面
骨板厚度	嵴顶	＜1mm	1mm	＞1mm
	根中	＜1mm	1mm	＞1mm
	根尖	＜1mm	1mm	＞1mm
根片与牙槽嵴顶的关系		平齐	高0.5 ~ 1mm	高1 ~ 2mm
根片保留的长度		3 ~ 5mm	5 ~ 8mm	＞8mm
根片保留的厚度		＜1mm	1 ~ 2mm	＞2mm
根片与种植体间间隙		直接接触	＜1mm	＞1mm
种植体初期稳定性		0 ~ 10Ncm	10 ~ 35Ncm	＞35Ncm

续表

SST相关因素	技术细则	
植入骨代用品	是	否
愈合基台选用	成品基台	个性化基台
即刻修复	是	否

总结

近年来，红色美学评分和白色美学评分被广泛应用于临床中，且被证实具有良好的客观性和可重复性。红色美学评分包含7个观测指标：近中龈乳头、远中龈乳头、边缘龈缘水平、软组织形态、牙槽骨突度、软组织颜色、软组织质地，并以2-1-0评分系统评价种植修复体周围软组织与天然牙参考牙间的一致性。本病例修复前的PES评分为5分（11牙位）和4分（21牙位），而修复后红色美学评分为9分（11牙位）和9分（21牙位）。白色美学评分则设定5个观察指标：牙冠形态、牙冠轮廓外形、牙冠颜色、牙冠质地、牙冠透明度和表征，修复前评分为4分（11、21牙位），修复后的白色美学评分也达9分（11、21牙位）（表6-5-3）。本病例的属于前牙区牙齿连续缺失，且邻牙为拆冠后的牙体预备体，因此如何恢复这4个牙位的龈乳头外形及保持高度相一致是治疗难点。文献表明[49-51]，在短期内，SST与常规即刻种植有接近的成功率，且术后软硬组织保存效果优于常规即刻种植，能够最大限度保留上颌前牙区种植术后的软硬组织，再通过临时修复体的塑形，维护龈乳头的良好形态，与相邻的天然牙也形成良好、协调的红白美学。

表6-5-3　治疗前后红色美学（PES）及白色美学（WES）评分

种植位点	近中龈乳头	远中龈乳头	唇侧黏膜曲线	唇侧黏膜水平	牙槽骨突度、软组织颜色及质地	PES总计	牙冠形态	牙冠轮廓	牙冠质地	牙冠颜色	牙冠透明度	WES总计
治疗前												
11	0	1	1	2	1	5	1	1	1	0	1	4
21	0	1	1	1	1	4	1	1	1	0	1	4
治疗后												
11	2	2	1	2	2	9	2	2	2	2	1	9
21	2	2	1	2	2	9	2	2	2	2	1	9

第 7 章

数字化辅助 SST

DIGITAL WORKFLOW OF SOCKET SHIELD TECHNIQUE IN IMPLANT THERAPY

病例实战7.1

前牙导板SST一例

许嘉允　吴雨函

前言

传统的口腔种植手术依赖医生对术前影像检查的理解、三维空间的想象以及各种解剖结构及其可能变化的熟悉程度，在一些复杂病例中，医生的经验起到重要作用。随着数字化技术赋能口腔种植领域，我们实现了精准、高效、微创的个性化口腔种植诊疗模式。数字化技术在口腔种植外科中的应用主要包括静态数字化外科导板、动态种植导航以及种植机器人。

数字化外科导板是利用口腔CBCT及CAD/CAM技术，在计算机上构建可真实反映患者牙槽骨解剖条件和状况的数字化模型，在模型上模拟完成种植体位置设计，最后打印出的能够引导种植备洞钻针精准定位的树脂导板。数字化导板可辅助医生更精准地定位种植体三维位置，避免损伤重要解剖结构，以及使种植手术更加微创。在前牙区，牙槽骨宽度常常有限，不同患者的牙槽骨形态以及牙槽骨与牙根位置关系差异大，而前牙美学区对种植体三维位置要求高，因此种植外科导板在前牙区，尤其是前牙区即刻种植病例中应用尤为广泛。

▶患者基本情况

本病例为女性患者，30岁，右上前牙龋坏多年，一直未予修复，于我科就诊，咨询种植修复。患者既往体健，否认系统病史，不吸烟，不酗酒。

口内检查见12残根齐龈，表面大量腐质，牙龈稍红，探诊出血。13邻面黑褐色龋损，11、21、22不同程度牙体缺损（图7-1-1）。

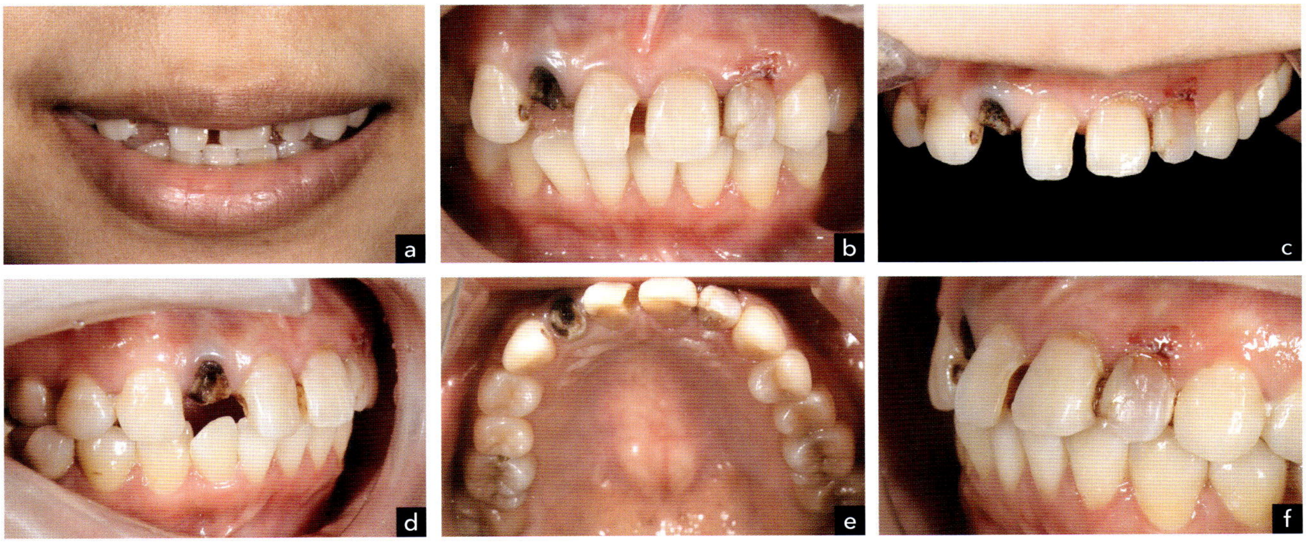

图7-1-1　术前口内照

a. 口外微笑照；b. 口内正面照；c. 上前牙局部照；d. 口内右侧面照；e. 上颌殆面照；f. 口内左侧面照

▶ 种植美学风险评估

对该患者的种植美学风险评估发现，除薄龈生物型这一高风险因素外，其余所有因素均为中低风险（表7-1-1）。

表7-1-1　种植美学风险评估表

风险因素	低	中	高
健康状况	健康，免疫功能正常		免疫功能低下
吸烟习惯	不吸烟	少量吸烟（＜10支/天）	大量吸烟（＞10支/天）
患者美学期望值	低	中	高
笑线	低位	中位	高位
牙龈生物型	低弧线，厚龈生物型	中弧线，中厚龈生物型	高弧线，薄龈生物型
牙冠形态	方圆形	卵圆形	尖圆形
位点感染情况	无	慢性	急性
邻牙牙槽嵴高度	到接触点＜5mm	到接触点5.5 ～ 6.5mm	到接触点＞7mm
缺牙间隙的宽度	单颗牙＞7mm	单颗牙＜7mm	2颗牙或2颗牙以上
软组织解剖	软组织完整		软组织缺损
牙槽嵴解剖	无骨缺损	水平向骨缺损	垂直向骨缺损

▶种植一期治疗

术前提取CBCT及口内扫描数据制作数字化导板，全口超声龈上洁治。术中翻瓣后见12唇侧骨开窗。数字化导板引导下，先锋钻确定种植体植入位置，长裂钻分根，微创拔除腭侧根片，先锋钻定位时致根尖凹陷处牙片过薄、折裂，故骨开窗部位根片出现松动，去除根尖处松动根片，修整嵴顶及根中部分根片，同时降低根片高度至龈下1mm。偏腭侧植入3.0mm×15mm种植体1颗，戴入覆盖螺丝，跳跃间隙及唇侧骨板外侧植入骨代用品，覆盖胶原膜。减张拉拢缝合，种植体埋入愈合。术后14天拆线。拆线时戴入马里兰桥临时修复体（图7-1-2）。

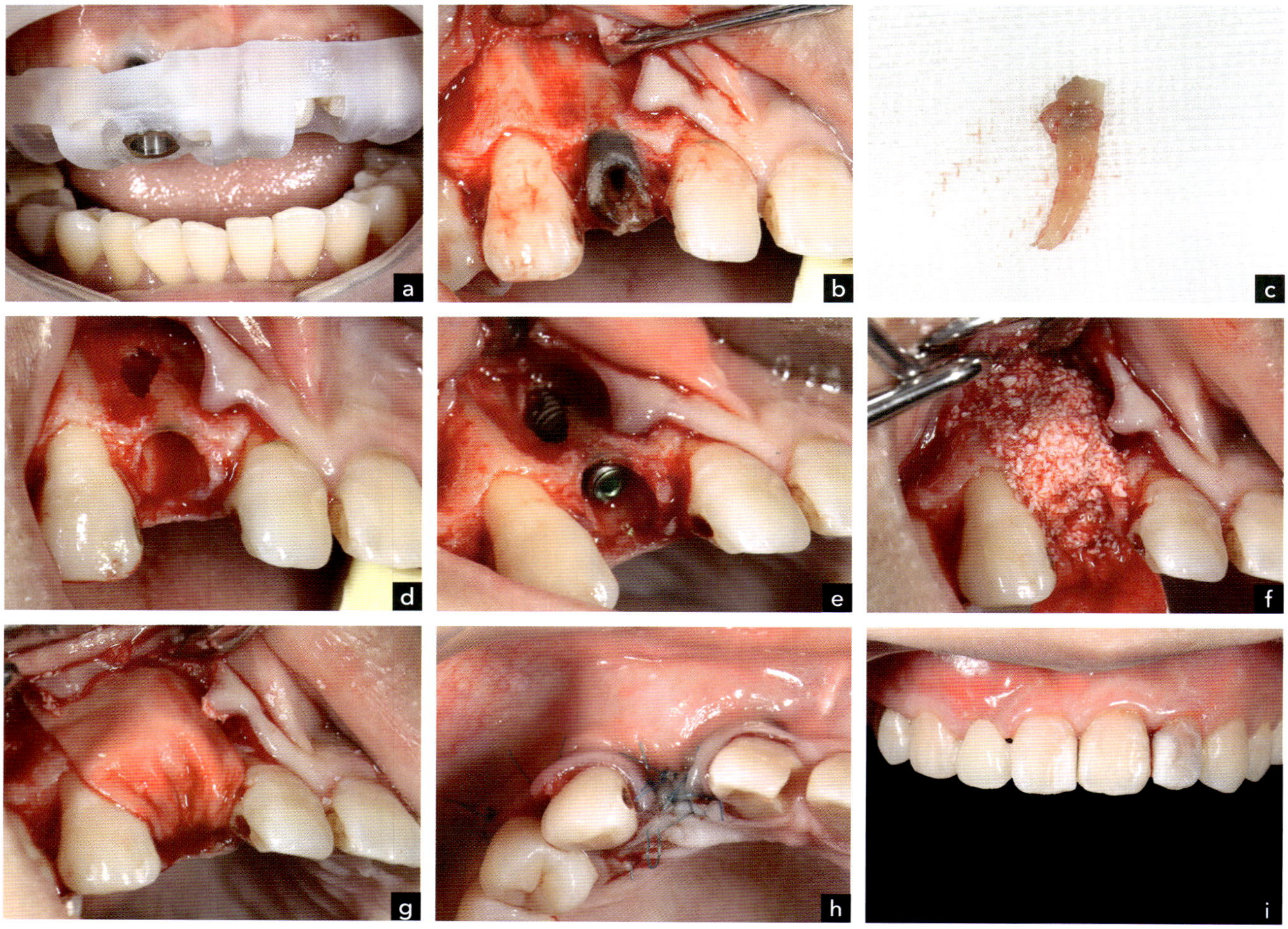

图7-1-2 种植一期手术

a. 数字化导板口内试戴；b. 翻瓣见局部唇侧骨板缺如；c. 拔除的腭侧根片；d. 修整唇侧根片后根尖处根片折裂，去除根片后根尖见骨开窗；e. 按先锋钻导板定位方向逐级备洞，植入种植体；f. 唇侧根片内外侧均填充骨粉；g. 生物膜覆盖；h. 减张缝合；i. 戴马里兰桥临时修复体

▶ 种植二期治疗

一期术后6个月，CBCT显示种植体周骨结合良好，唇侧牙片稳定，牙片周围骨厚度维持良好，软组织愈合良好，软硬组织轮廓外形得到较好地保持，唇侧骨板骨量维持良好（图7-1-4c）。口内切开，可见唇侧根片稳定，根片周骨量充足，卸覆盖螺丝，戴入愈合基台，缝合。1周后拆线，戴种植树脂冠临时修复体，邻牙备牙后戴入树脂临时修复体，完成临时修复。1个月后取最终印模，戴入种植氧化锆修复体，最终修复完成（图7-1-3）。

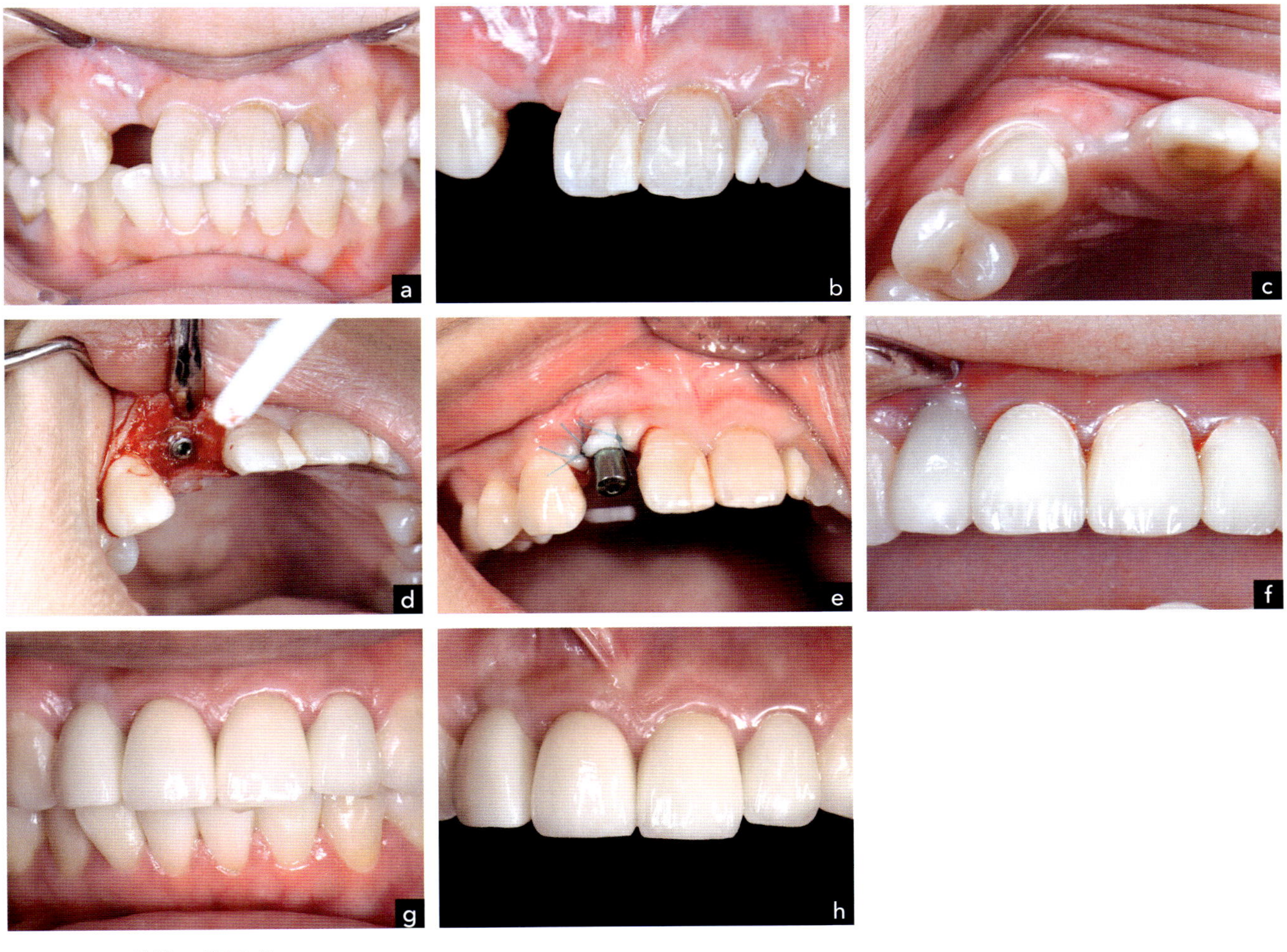

图7-1-3　种植二期手术

a. 正面咬合照；b. 上前牙局部正面照；c. 上前牙局部骀面照；d. 翻瓣暴露覆盖螺丝，唇侧见根片稳定，唇侧骨板厚度充足；e. 安装愈合基台及缝合；f. 戴种植体支持式临时修复体；g. 戴最终修复体咬合照；h. 戴最终修复体局部照

▶影像学资料（图7-1-4）

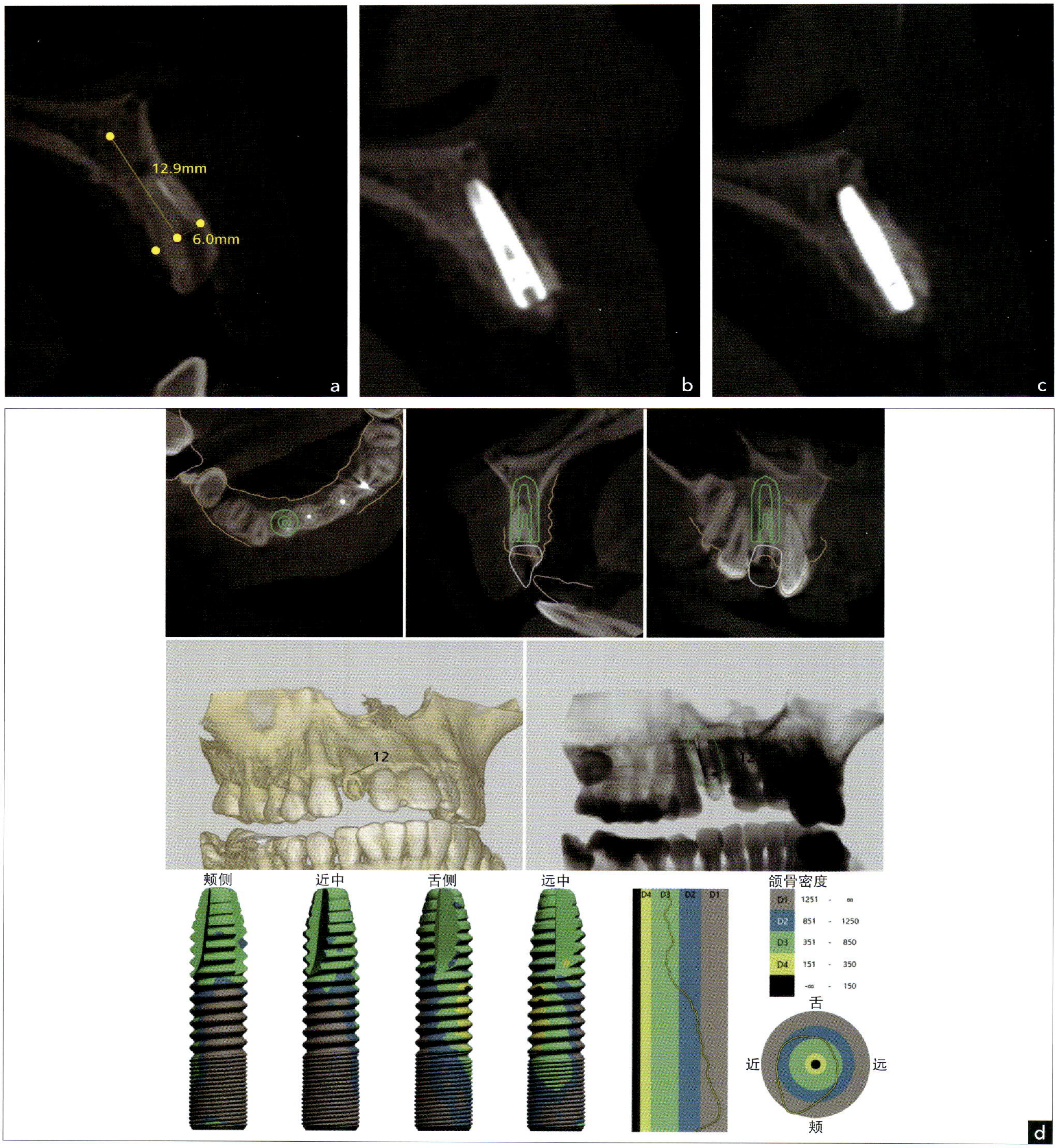

图7-1-4　治疗前后影像学资料

a. 治疗前患牙CBCT矢状切面；b. 种植体植入即刻CBCT矢状切面；c. 种植二期戴牙后CBCT矢状切面；d. 导板设计方案

▶SST技术细则（表7-1-2）

表7-1-2　SST相关技术细则表

SST相关因素		技术细则		
保留根片的部位		唇侧	腭侧	邻面
骨板厚度	嵴顶	＜1mm	1mm	＞1mm
	根中	＜1mm	1mm	＞1mm
	根尖	＜1mm	1mm	＞1mm
根片与牙槽嵴顶的关系		平齐	高0.5 ~ 1mm	高1 ~ 2mm
根片保留的长度		3 ~ 5mm	5 ~ 8mm	＞8mm
根片保留的厚度		＜1mm	1 ~ 2mm	＞2mm
根片与种植体间间隙		直接接触	＜1mm	＞1mm
种植体初期稳定性		0 ~ 10Ncm	10 ~ 35Ncm	＞35Ncm
植入骨代用品		是	否	
愈合基台选用		成品基台	个性化基台	
即刻修复		是	否	

总结

本病例患者牙根唇侧骨板菲薄，CBCT显示根尖段有部分骨开窗，除此之外，患者本身牙槽嵴宽度狭窄，为了保证最大限度保持牙槽嵴宽度，本病例决定行数字化外科导板引导下的SST即刻种植。术前收集患者影像学DICOM数据以及口内扫描STL数据，模拟放置种植体位置，制作先锋钻数字化外科导板。手术时，先进行数字化导板引导下先锋钻定位。SST又称为“根盾技术”，即利用薄牙片保留牙周膜以保存唇侧骨板。SST操作步骤包括去冠、分根、微创拔除多余牙根、根盾预备。其中，根盾预备需要修整根盾至合适的形状与尺寸，是整个过程中的关键步骤与操作难点。预备后的根盾应无松动，常需去除根尖以减少感染。由于视野受限导致的牙根磨除量过多造成骨开窗是SST常见并发症之一，本病例中，患者牙根狭长，不翻瓣情况下视野受限。为了更好地暴露视野，翻瓣后再进行分根及根盾预备。然而，本病例中由于先锋钻直径为2.2mm，患者本身牙体根管较小，根尖段牙根弯曲，加上可能出现的一定程度的导板误差，使得定位时根尖处牙片过于菲薄，牙片在进一步根盾预备过程中折断，故去除松动牙片，根尖处形成骨开窗。不过，颈部牙片稳定未见松动，仍可形成良好的支撑。根盾的尺寸与形状目前也尚未有统一标准。根片过厚，拔牙窝内种植体植入空间不足；根片过薄，强度不足易发生折裂，目前根盾制备厚度在0.5~2mm范围。

偏舌侧植入种植体后，牙片与种植体间跳跃间隙约1mm。根盾与种植体间隙如何处理目前仍未达成共识。最开始时Hürzeler等[26]认为应利用牙釉质基质蛋白等处理牙片后将种植体与牙片接触，形成一定的结合。Siormpas等[32]认为间隙内不需放置骨替代材料，形成的血凝块能够有效地促进愈合。Huang等[66]认为种植体与根盾直接接触可能造成根盾的移动与局部缺血坏死，提出应在唇侧根盾与种植体间留出跳跃间隙并植入骨替代材料，对骨板起到进一步的支撑作用。目前大多数做法是留出跳跃间隙并植骨，但是在间隙较小的情况下，植骨也不是必需的。本病例中，由于剩余唇侧牙片部分仍形成部分骨开裂，则在牙片内外均行植骨。6个月后CBCT复诊时可见牙片内外骨量均保持良好，种植体唇侧形成>2mm的骨板厚度。

本病例即使应用了数字化导板，甚至在预备根盾时进行了翻瓣，但是预备时仍无法直视车针路径，并且受限于牙根解剖结构变化，术者需时常停下探诊，检查预备情况，因此仍有骨开窗风险，该技术对术者操作经验有较高的要求。通过动态导航技术可使车针运动路径与解剖结构术中可视化，有助于更好地控制钻针方向，关于导航在SST中的应用请参考病例实战7.2。

病例实战7.2

前牙导航SST一例

许嘉允　吴雨函

前言

SST常用于骨板菲薄的病例中，因此，为了最大限度地保持牙槽窝血供及软组织形态，常推荐不翻瓣进行。然而，视野受限与牙根解剖结构的不可直视是SST操作的难点。在对根片进行磨薄的操作时，即使术者经验丰富，也需时常停下进行探诊，检查分根方向与深度，使得SST成为一项技术敏感性高以及耗时的技术。在前一病例中我们分享了数字化导板引导的SST，但是外科导板应用时也有一些局限与不足，例如影响手术视野、干扰术者对解剖结构的判断、术中无法精准定位钻针横向动态路径等，因此外科导板在SST中的用途有限。近年来，动态导航技术逐渐渗透到口腔种植外科应用中，其借助光学定位仪跟踪携带定位器的手机，可实时采集并显示手术路径，从而实现对钻针行动路径的实时动态导航。相比数字化导板，在需要多方向控制钻针路径的SST应用中，导航或许能提供更大的指导作用。

▶患者基本情况

本病例为女性患者，30岁，左上前牙桩核冠脱落1周余，修复科就诊后认为余留牙根保留效果不佳，建议种植修复。患者既往体健，否认系统病史。不吸烟，不酗酒。

口内检查见21、22齐龈残根，表面大量腐质，牙龈红肿，探诊出血（图7-2-1）。

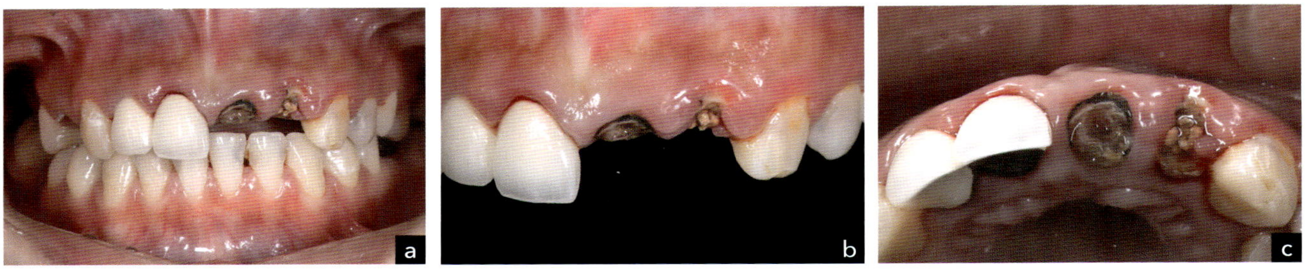

图7-2-1　术前口内照

a. 正面咬合照；b. 上前牙局部正面照；c. 上前牙局部殆面照

▶种植美学风险评估

对该患者的种植美学风险评估发现，该患者拥有高位笑线、薄龈生物型以及22龈缘小范围软组织缺损的高风险因素，后期修复美学风险较高。与患者沟通之后，患者理解可能存在的美学风险，患者本人美学期望值为中等（表7-2-1）。

表7-2-1　种植美学风险评估表

风险因素	低	中	高
健康状况	健康，免疫功能正常		免疫功能低下
吸烟习惯	不吸烟	少量吸烟（＜10支/天）	大量吸烟（＞10支/天）
患者美学期望值	低	中	高
笑线	低位	中位	高位
牙龈生物型	低弧线，厚龈生物型	中弧线，中厚龈生物型	高弧线，薄龈生物型
牙冠形态	方圆形	卵圆形	尖圆形
位点感染情况	无	慢性	急性
邻牙牙槽嵴高度	到接触点＜5mm	到接触点5.5 ～ 6.5mm	到接触点＞7mm
缺牙间隙的宽度	单颗牙＞7mm	单颗牙＜7mm	2颗牙或2颗牙以上
软组织解剖	软组织完整		软组织缺损
牙槽嵴解剖	无骨缺损	水平向骨缺损	垂直向骨缺损

▶种植一期治疗

种植一期手术时，将导航的手机定位板连接于高速手机上，钻针定位路径为沿根管中心至根尖。导航引导下精准沿根管方向慢速钻打通根管，加长裂钻近远中方向分根，微创拔除21、22腭侧根片，继续导航引导下修整剩余唇侧根片，去除根尖部分，保留嵴顶及根中部分，将余留根片磨薄，同时降低根片高度至龈下1mm。将导航手机定位板转移至种植慢速机头上，重新配准，导航引导下进行种植窝备洞，偏腭侧植入3.5mm × 13mm种植体2颗，跳跃间隙填充骨代用品，种植体初期稳定性良好，术后进行即刻口内扫描即刻修复，戴上愈合基台，缝合。1周后戴入种植体支持式树脂临时修复体，调整正中及前伸殆均为无咬合状态（图7-2-2）。

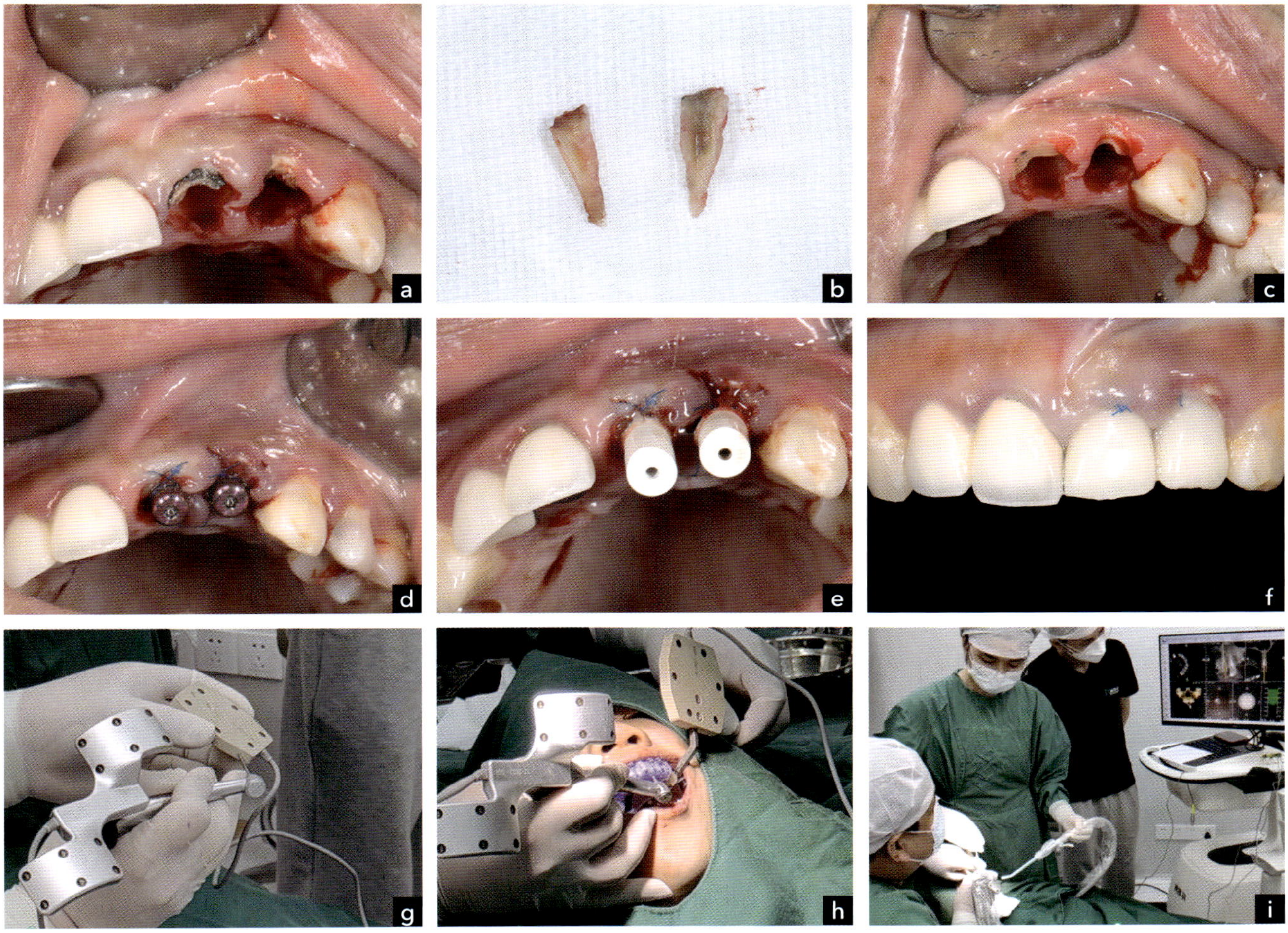

图7-2-2　种植一期手术

a. 近远中分根拔除腭侧根片；b. 拔除的腭侧根片可见根尖完整；c. 修整唇侧根片颈部高度；d. 种植体植入后；e. 口内扫描取模；f. 即刻修复戴入种植体支持式临时修复体；g. 将导航手机定位板连接至快速手机上进行配准；h. 导航在口内进行标定；i. 医生根据屏幕上导航进行分根操作

▸ 种植二期治疗

一期术后3个月，复诊CBCT显示骨结合良好，软组织愈合良好，软硬组织轮廓外形得到较好地保持（图7-2-4d）。取下临时修复体，流体树脂制作个性化转移杆，精准复制牙龈袖口形态，取模。口内试戴个性化全瓷基台，基台完全就位，边缘合适，氧化锆冠修复体口内粘接固位，调整咬合，二期修复完成（图7-2-3）。

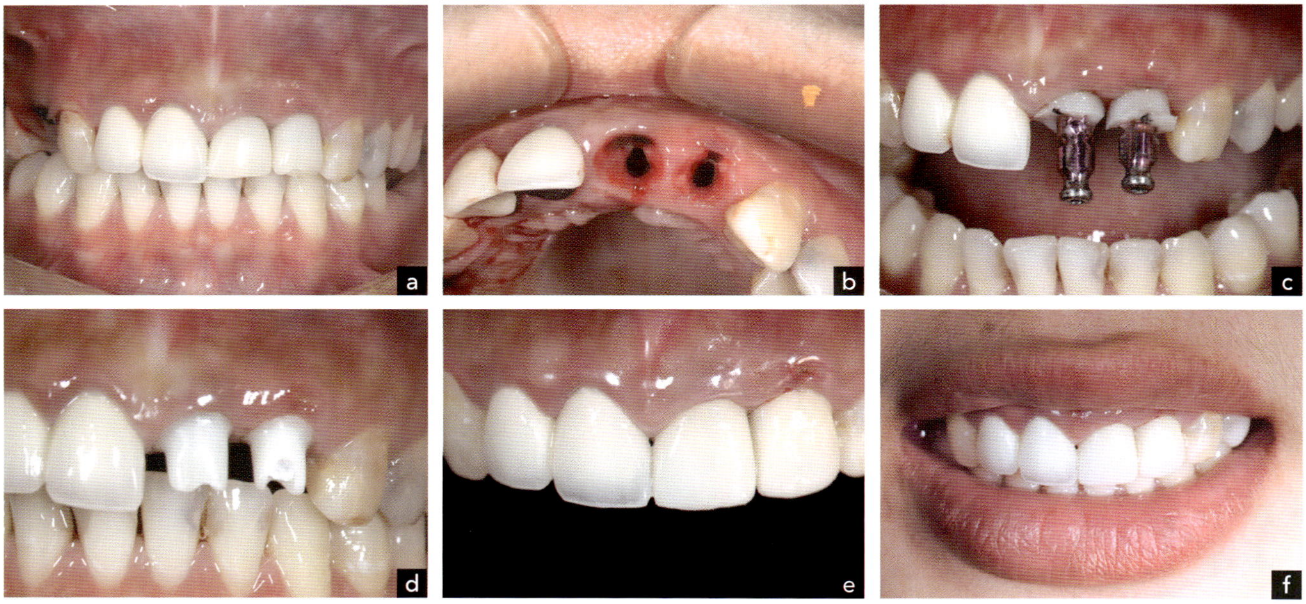

图7-2-3　种植二期手术

a. 一期术后3个月临时修复体周围牙龈稳定；b. 唇侧骨弓轮廓丰满度良好；c. 制作个性化转移杆取模复制穿龈形态；d. 戴入氧化锆个性化基台；e. 戴牙完成上颌前牙局部照；f. 微笑照

▶影像学资料（图7-2-4）

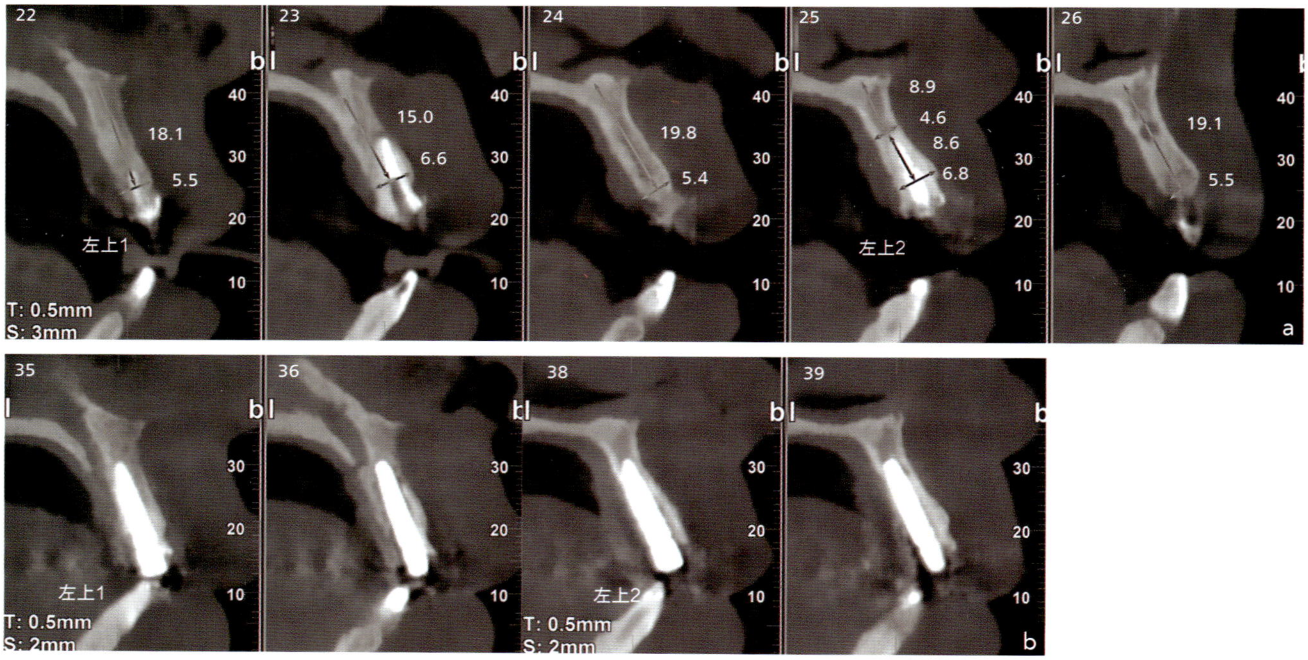

图7-2-4　治疗前后影像学资料

a. 治疗前患牙CBCT矢状切面；b. 种植体植入即刻CBCT矢状切面；c. 种植植入当天即刻修复影像；d. 术后3个月复诊影像；e. 最终修复戴牙后影像

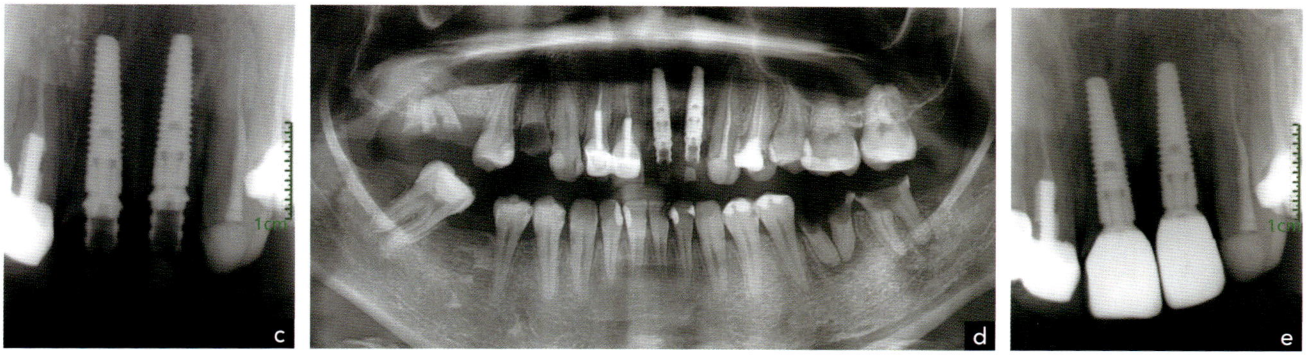

图7-2-4（续）

▸SST技术细则（表7-2-2）

表7-2-2　SST相关技术细则表

SST相关因素		技术细则		
保留根片的部位		唇侧	腭侧	邻面
骨板厚度	嵴顶	＜1mm	1mm	＞1mm
	根中	＜1mm	1mm	＞1mm
	根尖	＜1mm	1mm	＞1mm
根片与牙槽嵴顶的关系		平齐	高0.5 ~ 1mm	高1 ~ 2mm
根片保留的长度		3 ~ 5mm	5 ~ 8mm	＞8mm
根片保留的厚度		＜1mm	1 ~ 2mm	＞2mm
根片与种植体间间隙		直接接触	＜1mm	＞1mm
种植体初期稳定性		0 ~ 10Ncm	10 ~ 35Ncm	＞35Ncm
植入骨代用品		是	否	
愈合基台选用		成品基台	个性化基台	
即刻修复		是	否	

总结

相较于数字化导板，动态导航真正实现了将精准、微创、可视化结合为一体。其中，术前规划步骤与导板类似，手术时的配准环节是影响导航手术精确性的关键步骤。配准是指通过能显像的特征点对齐图像与手术空间的坐标，将数个影像模式定位于同一坐标系，红外光实时跟踪手术器械上的定位板以及患者口内佩戴的参考板，并根据变换矩阵及时更新两者相对位置，改变手术器械在屏幕上的位置显示，从而实现手术器械、患者术区以及屏幕CT图像的实时对应。动态导航在一般种植手术中应用时，定位板固定于种植手机上进行备洞时的实时可视化，在本病例中，我们将定位板固定于快速手机上进行配准，导航主要用于根片预备时的实时定位。尽管通过导航实时定位可以增加操作的准确性及安全性，但是若配准出现误差，不正确的导航信息反而会加大手术风险与失败概率。加之导航操作时术者视线全部关注于计算机屏幕，无法直视术区，因此还是需要时常停下导航，进行口内探诊以确认口内情况与图像显示情况的匹配性。

颈部根片后期暴露是SST常见并发症之一。根片冠方预备止点目前标准尚未明确。Gluckman等[40]提出根片与牙槽嵴平齐可有效防止根片冠向移位，避免根盾后期暴露。Bäumer等[47]则认为将根盾冠状面预备至唇侧骨嵴顶上方1mm处，但顶端需圆钝，避免过于锐利。本病例中该患者22软组织在术前有少量缺损，在根片预备时此处根片磨除至牙槽嵴顶上方1mm，戴入临时修复体时此处软组织完全愈合，可是后期最终修复时发生根片局部暴露。可见根片的冠向移位和暴露不仅发生于愈合早期，在完成修复后也可能发生。本病例中在发生根片的暴露之后，我们将局部暴露根片用快速手机磨除对症治疗。该患者牙龈为薄龈生物型，建议进行软组织移植增厚牙龈，与患者沟通后，患者选择保守治疗，若反复发生根片暴露，再进行软组织增量，目前仍持续观察中。

病例实战7.3

口腔种植机器人辅助下单颗前牙邻面SST保留尖形牙槽嵴一例

许嘉允 吴雨函

前言

随着计算机辅助技术及数字化技术的不断发展和应用，数字化种植由最初的外科导板静态导航技术逐渐向计算机辅助动态导航技术以及口腔种植机器人自动种植技术迈进。前牙美学区的缺牙病例，具有对种植体三维位置要求高的特点，临床中常使用各种数字化手段帮助精确定位，获取更具有可预期性的治疗效果。

尤其是在应用SST的前牙美学区种植病例，磨除牙根时，常因视野受限发生磨除不足或磨除过多的问题，更需要借助数字化手段精准预备根片。静态导板由于无法直视骨内解剖结构，若设计或制作时出现误差，应用时已无法弥补。SST第一步需要顺从根管方向进行分根。根管直径小，微小的误差就可能造成轴向偏斜，最终导致穿孔等并发症。动态导航技术虽然使用更为灵活，车针与骨内解剖结构相对位置关系直观可见，但是由于操作时医生视野只能关注屏幕，无法直视口内情况，也可能出现钻孔备洞过多、钻孔时钻针打滑等现象，从而造成误差。

种植机器人将手术规划平台、视觉跟踪平台以及操作平台融为一体，可快速完成椅旁设计、即刻手术，更重要的是，机器人的动态追踪随动特性，能够确保机械臂运动轨迹与规划设计位点的一致性，从而提高备洞位点的精确性。机械臂替代医生手臂进行操作，医生可以将精力同时关注屏幕与患者口内。SST是一种更依赖医生高度参与、自主决策、随机应变的技术，可直接关注口内情况对于操作实施是十分重要的。然而，目前种植机器人的临床应用范围仍较局限，因此，本病例试利用种植机器人在前牙美学区行SST种植，为拓宽口腔种植机器人的应用范围提供临床参考。

▶患者基本情况

本病例为男性患者，44岁，1年后因右上前牙龋损在外院行根管治疗并桩核冠修复，后修复体反复脱落，现至我科就诊，咨询种植修复。患者既往体健，否认高血压、糖尿病等慢性病史，否认系统病史，否认药物过敏史。

口内检查见12残根，唇侧断面均位于龈下2mm，近远中间隙尚可，薄龈生物型，近远中龈乳头形态完整。正常覆殆覆盖，口腔卫生尚可。

影像学检查示12残根，唇侧缺损处与牙槽嵴顶齐平，已行RCT，根尖未见明显低密度影。唇侧骨板菲薄，连续，骨宽度6～6.5mm、高度15～17mm（图7-3-1）。

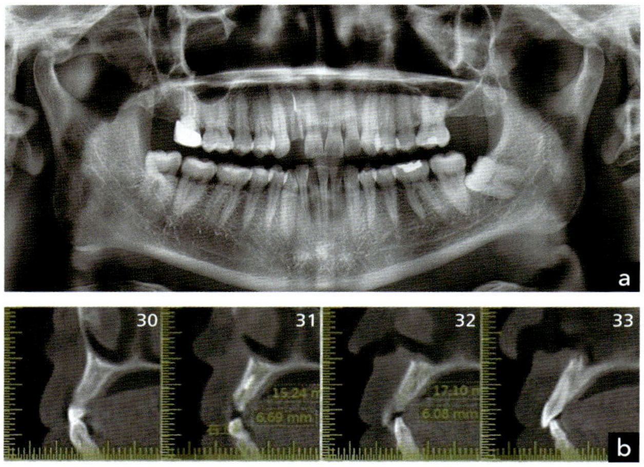

图7-3-1 术前检查

a. 全景片；b. CBCT矢状切面

▶种植美学风险评估

对该患者的种植美学风险评估发现，患者除了拥有高位笑线这一高风险因素外，牙龈为高弧线的薄龈生物型，牙冠偏尖圆形（表7-3-1）。

表7-3-1 种植美学风险评估表

风险因素	低	中	高
健康状况	健康，免疫功能正常		免疫功能低下
吸烟习惯	不吸烟	少量吸烟（＜10支/天）	大量吸烟（＞10支/天）
患者美学期望值	低	中	高
笑线	低位	中位	高位
牙龈生物型	低弧线，厚龈生物型	中弧线，中厚龈生物型	高弧线，薄龈生物型

续表

风险因素	低	中	高
牙冠形态	方圆形	卵圆形	尖圆形
位点感染情况	无	慢性	急性
邻牙牙槽嵴高度	到接触点＜5mm	到接触点5.5 ~ 6.5mm	到接触点＞7mm
缺牙间隙的宽度	单颗牙＞7mm	单颗牙＜7mm	2颗牙或2颗牙以上
软组织解剖	软组织完整		软组织缺损
牙槽嵴解剖	无骨缺损	水平向骨缺损	垂直向骨缺损

▶种植方案选择

拟种植位点术前无软硬组织缺损，龈缘无退缩，龈乳头形态完整，种植方案选择时需考虑最大限度保持软组织稳定性。CBCT可见12残根唇侧骨板菲薄，拔牙极易导致此处唇侧骨板缺失，因此，本病例考虑选择SST即刻种植方案，最大限度维持唇侧骨板完整性。另一方面，患者体形呈瘦高形，相对应的，牙冠形态偏尖圆形，龈乳头形态狭窄、高耸，邻牙牙槽嵴顶至牙冠接触点高度＞5mm，并且患者牙龈为高弧线的薄龈生物型，龈乳头退缩可能是后期最大的美学风险。综上所述，本病例在常规SST方案的基础上，选择保留全C型唇侧根盾的方式，保证唇侧骨板厚度的同时，稳定近远中牙间骨嵴处牙槽骨的高度。

▶种植一期治疗

术前准备

影像拍摄：选取相应型号marker，使用速凝材料填充marker U形槽的2/3，轻轻按压在左上前牙位置上，离12为2 ~ 3个牙位。患者佩戴marker拍摄CBCT，输出DICOM数据。

设计软件模拟设计种植体位置：将患者佩戴marker拍摄的CBCT DICOM数据导入Remebot种植机器人，在机器人软件上以根管为导向设计SST钻孔方案，并以修复为导向设计种植方案。

种植机器人辅助下SST即刻种植

患者注册：调整患者牙椅至种植操作体位，调整摄像头，进行种植机器人患者注册后，锁定台车及摄像头地脚。

机械臂注册：连接标定板至手机，输入所选夹持器及标定板型号，进行机械臂注册。手动移动标定板进行配准，自鼻尖上方向患者左侧下颌骨至右侧下颌骨附近方向移动，尽量包裹术区，分别采集位置1 ~ 6，完成后将钻针标定板牵引至靶点附近，完成精度确认（定位误差＜0.3mm），标定后卸下标定板，准备手术。

机器人种植手术：安装钻针至手机，软件上选择并确认相应牙位和钻针信息，以平滑模式将手机牵引入口，进入自动校准范围，自动校准完成后，机械臂自动下钻，完成钻孔后自动退回校准位，钻孔结束后，手动将手机移出口外。在SST预备唇侧根片时，利用机器人自动下钻，沿根管方向确定定位，自由手分根，去除腭侧根片，保留近远中邻面及唇侧部分根片，并修整根片为0.5～1mm厚度，近远中根片高度保留为牙槽嵴顶上0.5～1mm，控制此点至龈乳头顶点高度为约5mm，唇侧根片高度降至平牙槽嵴顶平面。在此利用机器人按照种植外科流程逐级备洞，在种植体植入前使用三棱锥侧方钻针制备骨性平台，去除腭侧骨壁阻力，避免种植体植入时向唇侧偏移。植入4.0mm×13mm种植体1颗，扭矩约25Ncm。种植体与唇侧骨壁间隙＜1mm。

椅旁即刻个性化愈合基台制作：利用临时基台及流体树脂制作个性化愈合基台，颈部形成唇侧凹陷次关键区，保证唇侧龈缘稳定，充分抛光后戴入。

术后影像学结果：术后CBCT示种植体位置、方向良好，唇侧及牙间骨嵴处骨形态完整。

术后精度分析：将术后影像与术前影像融合分析，报告显示植入点偏差、根尖点偏差、角度偏差（图7-3-2）。

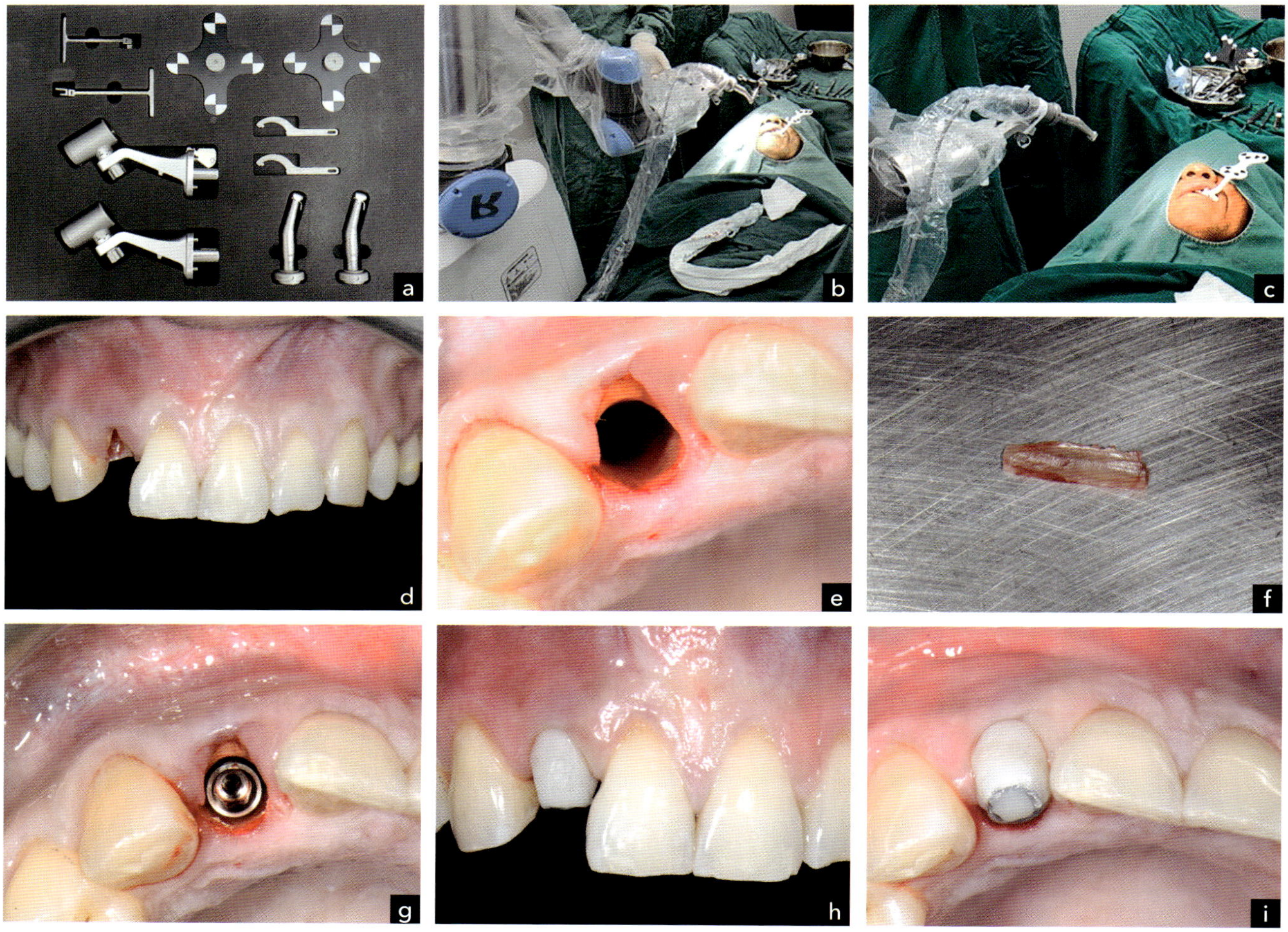

图7-3-2 种植一期手术

a. 种植机器人配件；b. 种植机器人术前配准；c. 种植机器人机械臂进行种植手术；d. 保留唇侧根盾的上颌正面照；e. 保留唇侧根盾的上颌𬌗面照；f. 拔除的腭侧根片；g. 种植体植入后；h. 椅旁个性化愈合基台戴入正面照；i. 椅旁个性化愈合基台戴入𬌗面照

▶种植二期治疗

一期术后3个月，患者种植体周软组织稳定，种植体骨结合良好，软硬组织轮廓外形得到较好地保持。数字化印模精确复制颈部穿龈形态，制作个性化基台氧化锆一体冠，就位完全后，35Ncm锁紧修复螺丝，调整咬合至正中无咬合接触、前伸无咬合干扰（图7-3-3）。

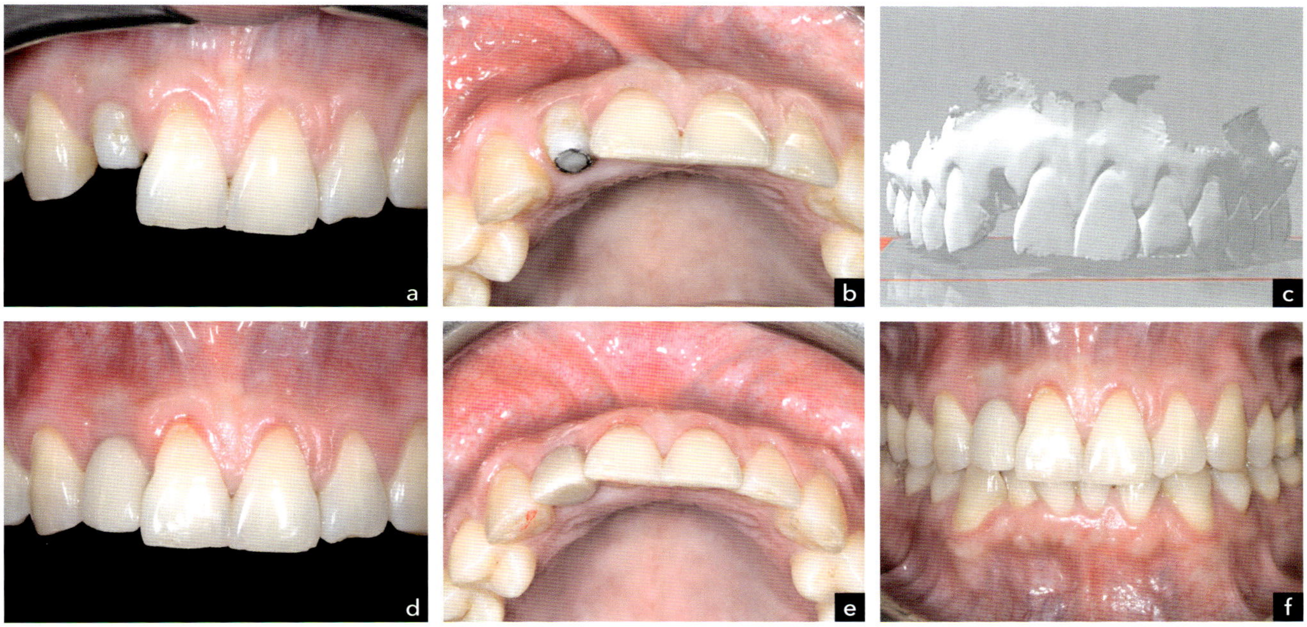

图7-3-3　数字化印模及个性化设计

a. 种植一期术后第二天正面照；b. 种植一期术后第二天殆面照；c. 口内扫描获得的三维模型；d～f. 术后3个月后戴入修复体的口内正面照、殆面照、咬合照

▶影像学资料（图7-3-4）

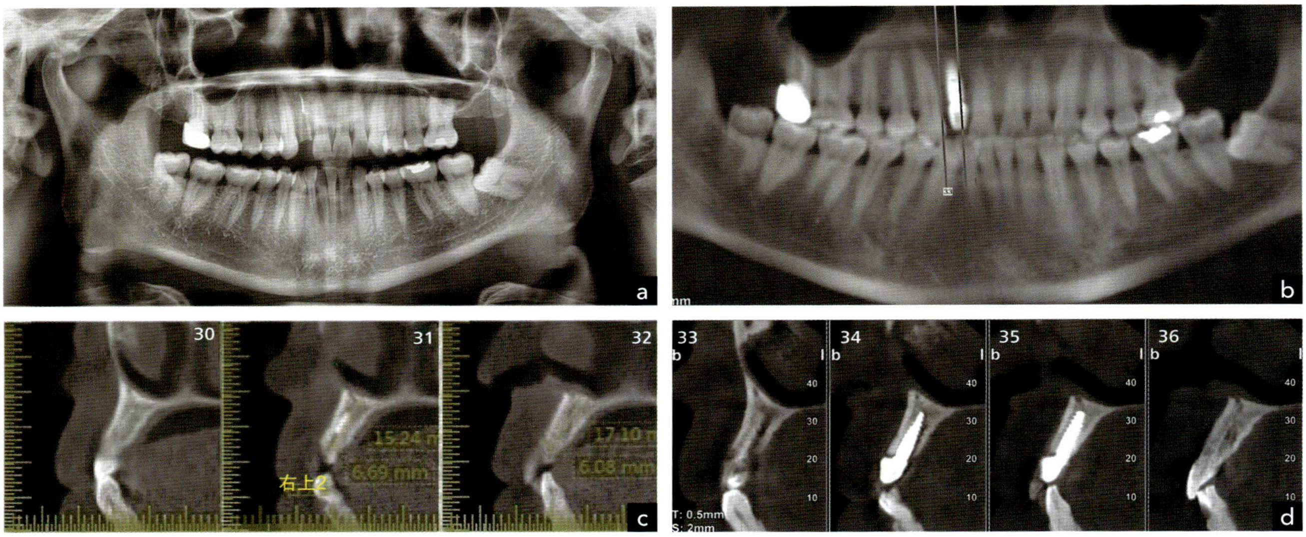

图7-3-4　治疗前后影像学资料

a. 治疗前患牙全景片；b. 种植体植入后CBCT冠状切面；c. 治疗前CBCT矢状切面；d. 种植体植入后CBCT矢状切面

▶SST技术细则（表7-3-2）

表7-3-2　SST相关技术细则表

SST相关因素		技术细则		
保留根片的部位		唇侧	腭侧	邻面
骨板厚度	嵴顶	＜1mm	1mm	＞1mm
	根中	＜1mm	1mm	＞1mm
	根尖	＜1mm	1mm	＞1mm
根片与牙槽嵴顶的关系		平齐	高0.5 ～ 1mm	高1 ～ 2mm
根片保留的长度		3 ～ 5mm	5 ～ 8mm	＞8mm
根片保留的厚度		＜1mm	1 ～ 2mm	＞2mm
根片与种植体间间隙		直接接触	＜1mm	＞1mm
种植体初期稳定性		0 ～ 10Ncm	10 ～ 35Ncm	＞35Ncm
植入骨代用品		是	否	
愈合基台选用		成品基台	个性化基台	
即刻修复		是	否	

总结

数字化种植技术显著提高了种植手术的精度和安全性，在口腔种植修复领域呈现蓬勃发展的趋势。随着计算机辅助技术及数字化技术的不断发展和应用，数字化种植也由最初的外科导板静态导航技术逐渐进化到计算机辅助动态导航技术。目前，我们更是进一步踏入了口腔种植机器人种植时代。

所有我们现在使用的捕捉图像的设备，包括动态导航，还有一些口外扫描等，都是运用动态追踪的原理。简单来说，即当摄像头看到一个特定光点，保持持续看着它、追踪它，以获取它的运动轨迹。比如我们熟悉的科幻电影拍摄，以绿幕背景，演员身上放置很多可被识别的点，当同一个点同时被两台摄像机所见，根据同一瞬间两台相机拍摄的图像和相机参数，即可确定这一时刻该点的空间位置。当相机快速不停地连续拍摄时，就可以得到这个点的运动轨迹，最后计算机拟合得到该点的运动轨迹。种植机器人即通过相同的原理用它的“眼睛”（摄像头）来定位需要下钻的部位。

对比3代数字化技术，外科导板存在制作步骤烦琐、周期长、解剖结构无法术中可视、术中无法更改方案、术中冷却差等局限。一方面，实时动态导航技术下术者无法同时关注屏幕及术区，导致种植视野不直观，并且带定位器的部件需同时显示在相机视野里，造成操作不便，并且可能导致误差；另一方面，实时动态导航设备的种植手机由于连接定位器，导致重量及体积增大，对术者操作的稳定性有更高的要求。最新一代的数字化口腔种植机器人实现了进一步升级，克服了上述限制。机器人通过刚性连接的机械臂固定参数，允许术前进行标定，手术过程中标定板不需要连接在种植机头上，优越了操作便利性，避免手术视野遮挡。同时，机械臂通过动态追踪，实时定位患者位置，即使患者体位改变，机械臂也可完成实时随动，确保位置的准确性（图7-3-5）。

SST中最关键的操作之一是沿着根管方向进行钻孔及分根。自由手操作时，由于视野不清，常将根尖处磨穿，导致根尖唇侧骨板不完整。数字化技术可实现有计划地提前精确定位。但是，数字化导板应用时，无法拥有足够的视野，并且钻孔手感受影响，若导板设计或制作出现误差，手术中已无法改变。导航技术弥补了上述缺点，可实时观察到钻针与解剖结构的相对位置，术中进行实时调整，但是，由于导航操作时术者所有注意力均集中在屏幕上，无法同时关注口内，“眼手不一”的情况下，操作时钻针行动轨迹难以精准控制，常常出现“磨多”的现象。应用机器人时，利用机械臂精准运动的特点，种植机器人自动钻孔及其本身动态追踪的随动特性，减少钻孔的偏差，保证了备洞过程中最少量的骨丧失。同时发挥医生的主观能动性，实现口内与屏幕双向监督，实际情况与计划发生偏差时及时停止与纠正。

当然，“机器人种植”本身只是一项技术，并不能完全取代口腔医生的角色。在本病例的种植设计、修复过程中，我们严格遵循前牙美学区种植的外科与修复要求，包括微创拔牙、保证拔牙窝周围骨壁的完整性、正确的种植体三维位置的控制以及即刻临时修复体穿龈形态的设计等，最终实现了精确的软硬组织美学目标。目前，口腔种植手术机器人在世界范围内也尚处于起步阶段，机械臂的行动轨迹有限，尚不能达到自由手和导航操作时任意方向的钻孔，因此，在SST根片预备阶段还是需要依靠医生个人经验进行自由手操作。在种植机器人技术广泛推广之前，我们仍需进一步的临床探索和实践。

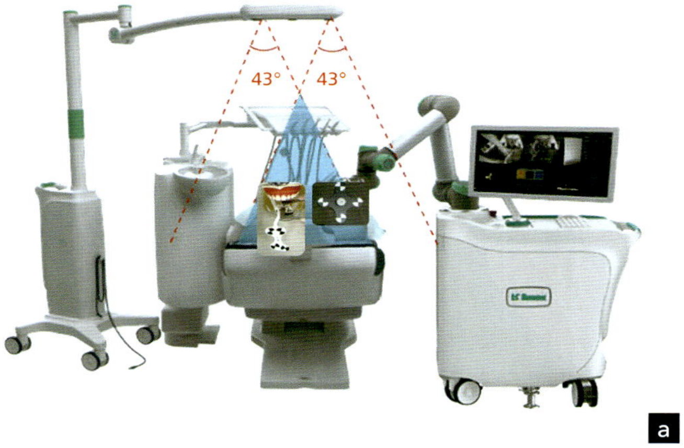

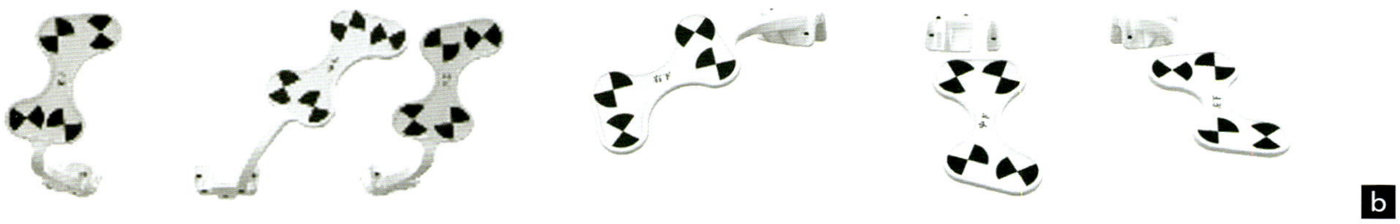

图7-3-5　Remebot种植机器人图像捕捉原理与相关部件

a. 光学跟踪定位仪工作空间构成一个锥形束区域，该区域内可识别标志物；定位仪通过标定板（黑色）识别种植手机位置，通过口内定位板（白色）识别种植部位；术前定位仪识别连接在机械臂上的标定板，记住“手”的位置，完成机械臂注册，定位仪再识别患者口内定位板，完成患者注册；手术过程中光学跟踪定位仪摄像头不停刷新口内定位板位置，将最新数据传回计算机，高速拍摄下相当于实时位置；b. 安装在不同位置的口内定位板

病例实战7.4

单颗前牙SST数字化修复一例

欧乾民

前言

随着数字化技术在口腔种植学领域的广泛应用，越来越多的种植医生应用数字化技术获得准确的种植体三维位置、合理的修复体穿龈设计，以此保证软硬组织的长期稳定，并实现患者个性化美学修复效果的长期稳定。这些数字化技术包括术前数字化设计，一期手术静态导板、动态导航和种植机器人的应用，二期数字化印模制取，数字化即刻修复，个性化愈合基台、个性化永久基台及修复体的制作。

修复体穿龈轮廓的数字化设计，旨在塑造与对侧同名牙类似的穿龈外形，包括临界轮廓和临界下轮廓。在获得种植体理想三维位置的前提下，使用CBCT获取DICOM数据，通过镜像操作获取对侧同名牙的穿龈外形，作为种植个性化修复体的穿龈外形。如果种植体初期稳定性好，可选用个性化临时修复体进行穿龈轮廓塑造；如果种植体初期稳定性不佳，则可采用个性化愈合基台进行牙龈塑形。数字化修复体的应用可以降低医生椅旁操作时间，减轻患者戴用修复体的不适感，提高美学塑形的可预期性和精准度。结合数字化口内扫描，通过匹配的穿龈轮廓具有较好的可重复性，可应用于最终修复体制作，简化了临床操作流程。

▶患者基本情况

本病例为男性患者，24岁，右上前牙外伤折断1周，在修复科就诊，经临床检查评估，判断为冠根斜折，保留效果不佳，建议种植修复。患者既往体健，否认系统病史。不吸烟，不酗酒。

口内检查见11残冠，近远中斜折，腭侧折片松动Ⅱ度，牙龈稍红，探诊出血。拔除腭侧折片后见断面延伸至龈下3mm（图7-4-1）。

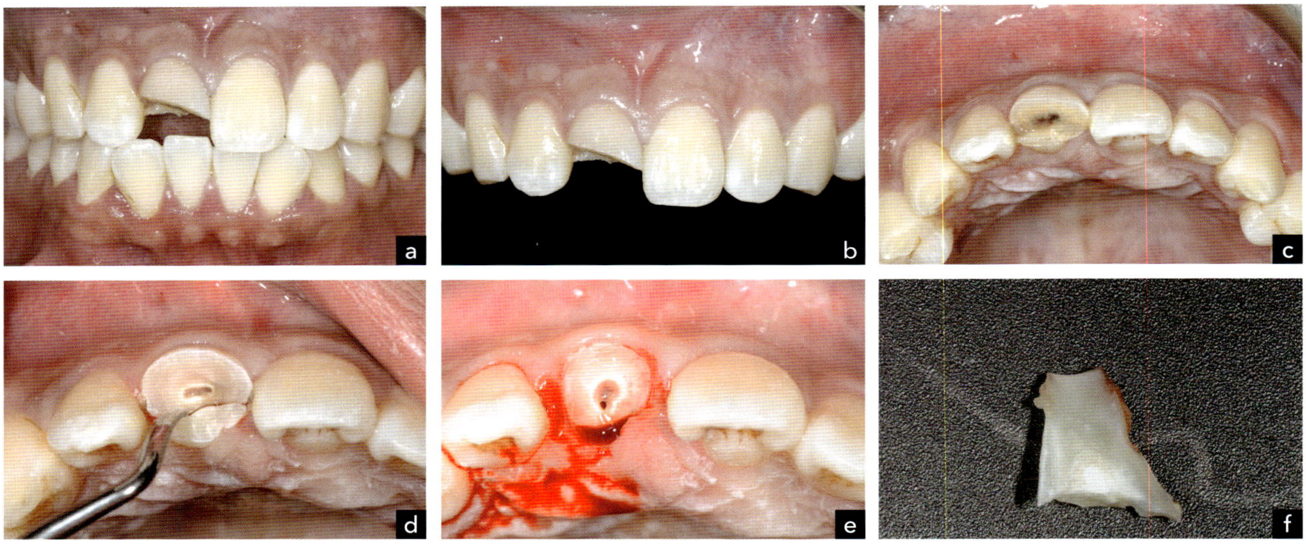

图7-4-1 术前口内照

a. 口内咬合照；b. 上前牙正面照；c. 上前牙骀面照；d. 牙根近远中向折裂线；e. 拔除腭侧折片，降低牙根至龈缘平面；f. 拔除的腭侧牙折片

▶种植美学风险评估

对该患者的种植美学风险评估发现，除高位笑线这一高风险因素外，其余因素均为中低风险（表7-4-1）。

表7-4-1 种植美学风险评估表

风险因素	低	中	高
健康状况	健康，免疫功能正常		免疫功能低下
吸烟习惯	不吸烟	少量吸烟（＜10支/天）	大量吸烟（＞10支/天）
患者美学期望值	低	中	高
笑线	低位	中位	高位
牙龈生物型	低弧线，厚龈生物型	中弧线，中厚龈生物型	高弧线，薄龈生物型
牙冠形态	方圆形	卵圆形	尖圆形
位点感染情况	无	慢性	急性
邻牙牙槽嵴高度	到接触点＜5mm	到接触点5.5 ～ 6.5mm	到接触点＞7mm
缺牙间隙的宽度	单颗牙＞7mm	单颗牙＜7mm	2颗牙或2颗牙以上
软组织解剖	软组织完整		软组织缺损
牙槽嵴解剖	无骨缺损	水平向骨缺损	垂直向骨缺损

▶ 种植一期治疗

种植一期手术在不翻瓣情况下实施，先用慢速钻打通根管，加长裂钻分根，微创拔除腭侧根片，修整剩余唇侧根片，去除根尖部分，保留嵴顶及根中部分，将根片修整至较薄状态，同时降低根片高度至龈下1mm。偏腭侧植入4.0mm×13mm种植体1颗，种植体周植入骨代用品，利用临时基台椅旁即刻制作树脂个性化愈合基台，戴入口内（图7-4-2）。

一期术后2周，待软组织初期愈合后，进行口内扫描，设计制作钛金属个性化愈合基台及个性化永久基台，并用钛金属愈合基台更换树脂愈合基台（图7-4-3）。

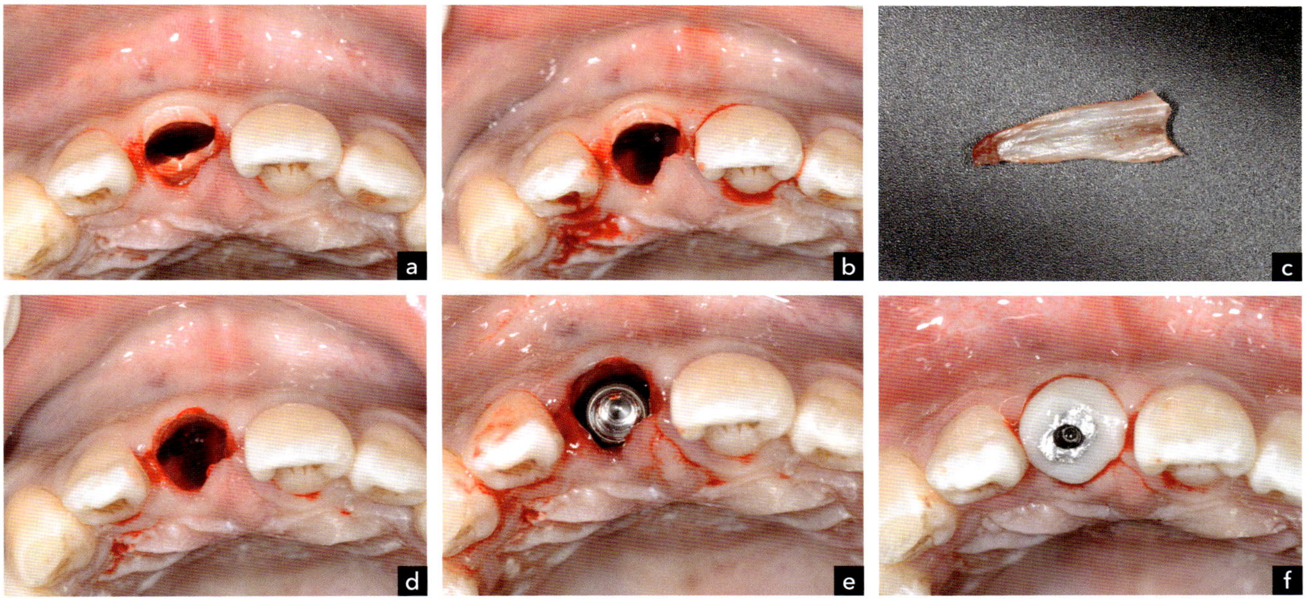

图7-4-2　种植一期手术

a. 近远中向分离的牙根；b. 拔除腭侧牙根后；c. 拔除的腭侧根片；d. 修整唇侧根片及备洞后；e. 种植体植入后；f. 椅旁制作的个性化愈合基台戴入后

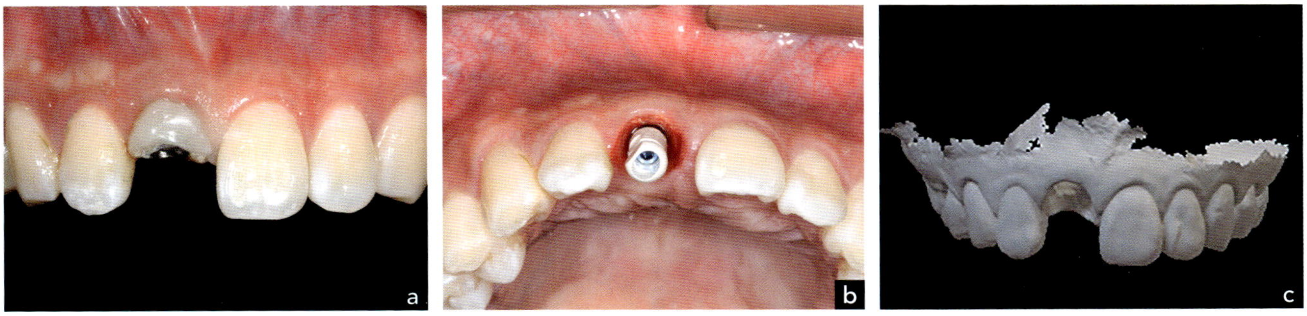

图7-4-3　数字化印模及个性化设计

a. 术后2周上前牙正面照；b. 口内接入数字化转移杆；c. 口内扫描获得的三维模型；d. 数字化设计的个性化基台；e. 切削完成的个性化钛基台和个性化愈合基台；f. 个性化钛愈合基台戴入口内

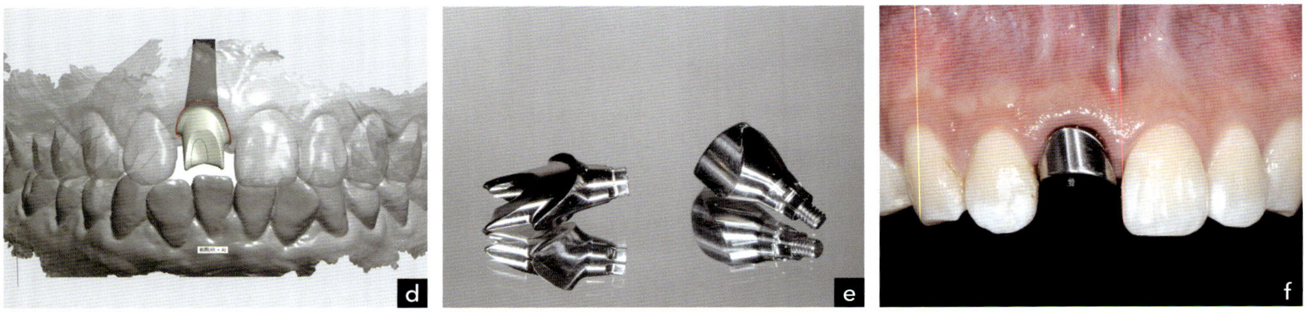

图7-4-3（续）

▶种植二期治疗

一期术后6个月，获得骨结合，软组织愈合良好，软硬组织轮廓外形得到较好地保持。口内试戴个性化钛修复基台，调整基台边缘至龈下0.5mm，由技工中心完成氧化锆内冠制作，临床试戴。上饰瓷完成修复体，口内粘接固位，调整咬合，二期修复完成（图7-4-4）。

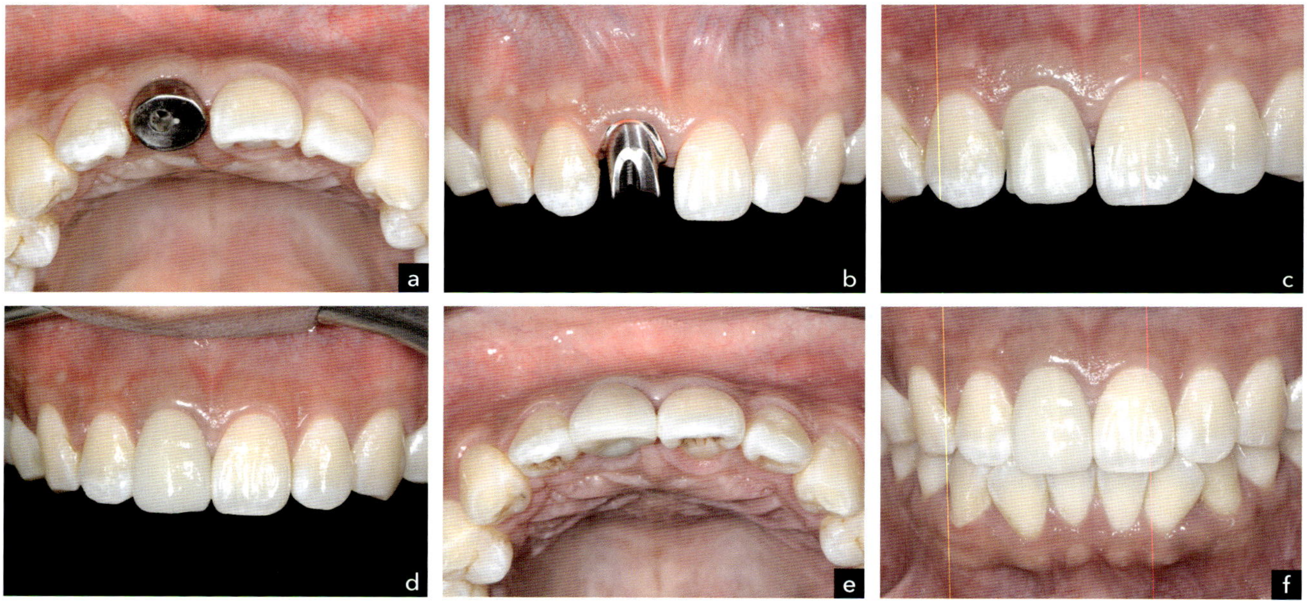

图7-4-4　修复体制作和戴入口内

a. 个性化愈合基台戴入6个月后；b. 口内试戴个性化钛基台；c. 口内试戴氧化锆内冠；d. 戴入牙冠后上前牙正面照；e. 戴入牙冠后上前牙𬌗面照；f. 戴入牙冠后口内咬合照

▶影像学资料（图7-4-5）

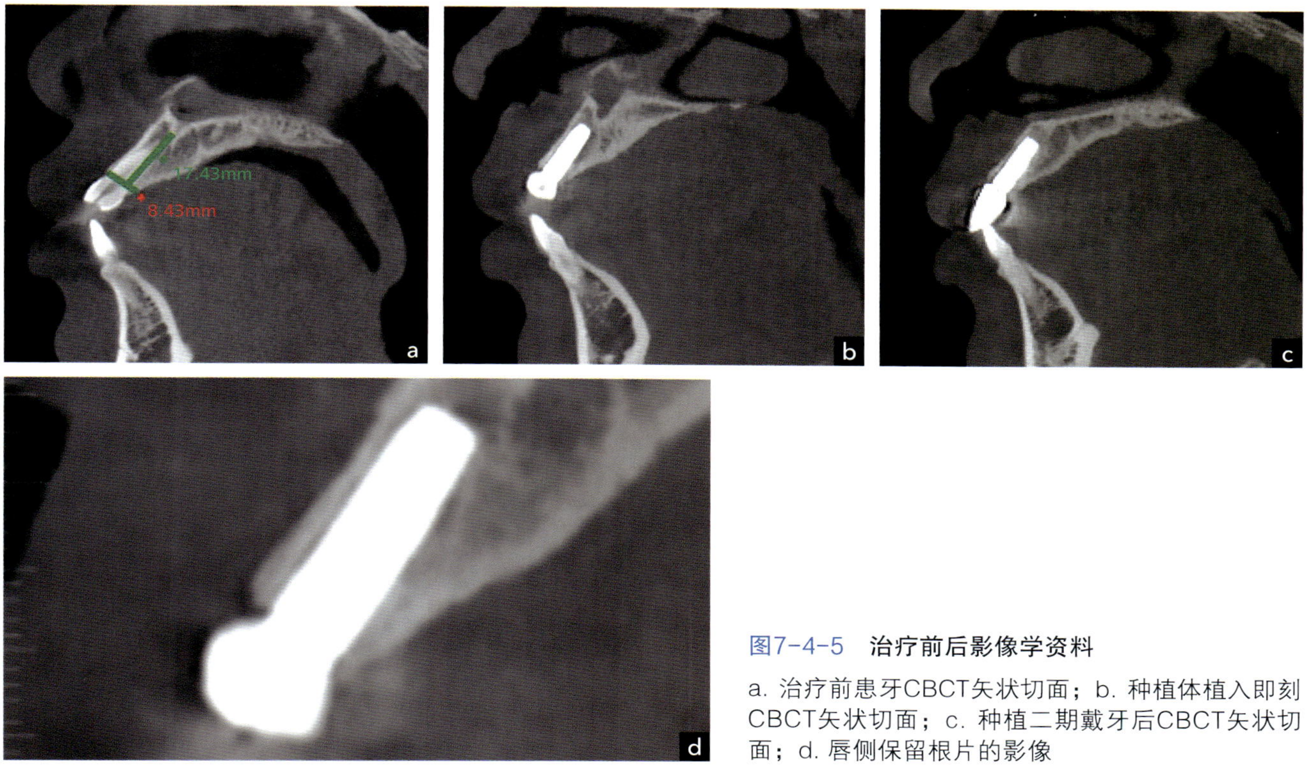

图7-4-5　**治疗前后影像学资料**

a. 治疗前患牙CBCT矢状切面；b. 种植体植入即刻CBCT矢状切面；c. 种植二期戴牙后CBCT矢状切面；d. 唇侧保留根片的影像

▶SST技术细则（表7-4-2）

表7-4-2　SST相关技术细则表

SST相关因素		技术细则		
保留根片的部位		唇侧	腭侧	邻面
骨板厚度	嵴顶	＜1mm	1mm	＞1mm
	根中	＜1mm	1mm	＞1mm
	根尖	＜1mm	1mm	＞1mm
根片与牙槽嵴顶的关系		平齐	高0.5 ~ 1mm	高1 ~ 2mm
根片保留的长度		3 ~ 5mm	5 ~ 8mm	＞8mm
根片保留的厚度		＜1mm	1 ~ 2mm	＞2mm
根片与种植体间间隙		直接接触	＜1mm	＞1mm

续表

<table>
<tr><th>SST相关因素</th><th colspan="4">技术细则</th></tr>
<tr><td>种植体初期稳定性</td><td>0 ～ 10Ncm</td><td colspan="2">10 ～ 35Ncm</td><td>>35Ncm</td></tr>
<tr><td>植入骨代用品</td><td colspan="2">是</td><td colspan="2">否</td></tr>
<tr><td>愈合基台选用</td><td colspan="2">成品基台</td><td colspan="2">个性化基台</td></tr>
<tr><td>即刻修复</td><td colspan="2">是</td><td colspan="2">否</td></tr>
</table>

总结

本病例嵴顶唇侧骨板菲薄，在牙齿被拔除后，束状骨必定会随着牙周膜的消失而吸收。因此在菲薄的颊侧牙槽骨顶端，拔牙后必然会导致牙槽骨宽度和高度的下降。SST能帮助保留患牙发育单元的几个要素：牙槽骨、牙周膜、牙骨质。从而维持束状骨的血供，避免唇侧骨吸收。由于患牙牙根较长，腭侧根片拔除后，对唇侧根尖区的修形相对困难，针对此类患牙，我们设计了一种用于牙根盾成形的环套钻（专利申请号：202321639279.9），可更方便地取出根尖部牙根。手术中根片的厚度保留较少，牙槽窝空虚，因此我们选用了4.0mm直径的种植体，植入后初期稳定性不足。术后为了支撑穿龈部分的软硬组织，椅旁即刻制作了个性化树脂愈合基台，1个月后更换为数字化切削的生物相容性更佳的钛金属愈合基台。与钛金属愈合基台同期制作的数字化切削个性化钛基台，在6个月骨愈合后口内试戴，边缘调整，并做了镀金处理。本病例中，以修复为导向的设计理念引导种植体植入，使得种植体位置整体偏颊，这在非根片保留种植病例中是不提倡的。然而，根片区牙周膜血供的保留，避免了唇侧束状骨吸收，很好地维持了唇侧的骨弓轮廓。

第 8 章

SST 并发症处理

POSSIBLE SOLUTIONS TO COMPLICATIONS OF SOCKET SHIELD TECHNIQUE

病例实战8.1

种植体根尖周炎处理一例

刘芸

前言

美学区唇颊侧骨板菲薄，拔牙后吸收明显。SST是在保留唇颊侧部分牙根的前提下进行即拔即种，通过保存种植位点唇颊侧完整的牙周膜附件，从而更好地保存种植体周软硬组织，以获得理想的美观效果。

需要注意的是，SST技术敏感性高，对术者有更高的要求。同时也存在并发症发生的可能，包括术后感染、根片暴露、根片吸收等。种植体根尖周炎是术后并发症之一，需结合感染部位、来源和程度等综合分析及处理。

▶患者基本情况

本病例为女性患者，67岁，左下后牙残桩3个月余，前来我院就诊，经临床检查评估，判断为34残根，保留效果不佳，建议种植修复。患者糖尿病史，规律服药，控制可。

口内检查见34残根，牙龈稍红，探诊出血。CBCT示34颊侧骨板菲薄，颊侧倒凹，根尖未见明显阴影。

▶种植一期治疗

种植一期手术在不翻瓣情况下实施，先用慢速钻打通根管，加长裂钻分根，微创拔除腭侧根片，修整剩余唇侧根片，去除根尖部分，保留嵴顶及根中部分，将根片修整至较薄状态，同时降低根片高度至龈下1mm。偏腭侧植入4.3mm×10mm种植体1颗，种植体周植入骨代用品，接愈合基台。

▶种植二期治疗

一期术后3个月，获得骨结合，软组织愈合良好，软硬组织轮廓外形得到较好地保持。口内试戴烤瓷冠，调整咬合，二期修复完成。

▶影像学资料（图8-1-1）

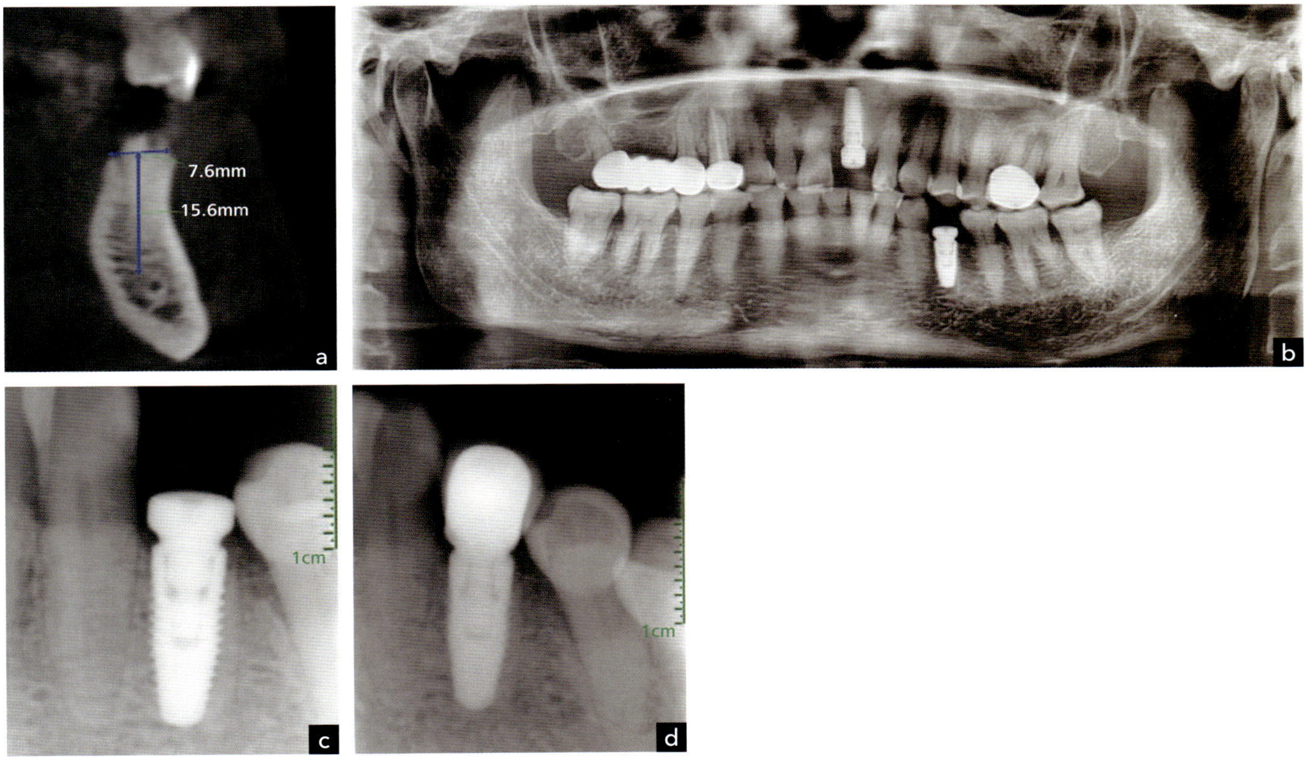

图8-1-1　治疗前后影像学资料

a. 治疗前患牙CBCT矢状切面；b. 种植体植入即刻全景片；c. 种植体植入3个月后，戴牙前根尖片；d. 戴牙即刻根尖片

▶SST技术细则（表8-1-1）

表8-1-1　SST相关技术细则表

SST相关因素		技术细则		
保留根片的部位		唇侧	腭侧	邻面
骨板厚度	嵴顶	＜1mm	1mm	＞1mm
	根中	＜1mm	1mm	＞1mm
	根尖	＜1mm	1mm	＞1mm
根片与牙槽嵴顶的关系		平齐	高0.5 ~ 1mm	高1 ~ 2mm
根片保留的长度		3 ~ 5mm	5 ~ 8mm	＞8mm
根片保留的厚度		＜1mm	1 ~ 2mm	＞2mm
根片与种植体间间隙		直接接触	＜1mm	＞1mm
种植体初期稳定性		0 ~ 10Ncm	10 ~ 35Ncm	＞35Ncm
植入骨代用品		是	否	
愈合基台选用		成品基台	个性化基台	
即刻修复		是	否	

▶并发症及处理

戴牙后3年7个月，种植体颊侧根片尖端见阴影，予以翻瓣，根尖部位开窗刮治，植入骨粉，盖膜，减张缝合（图8-1-2）。

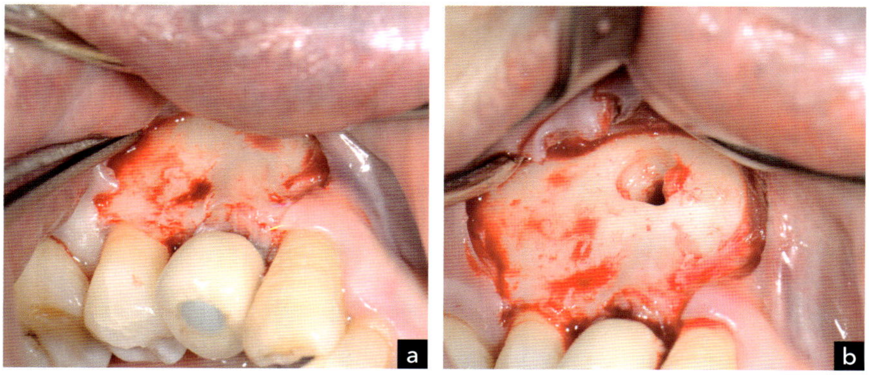

图8-1-2　并发症处理

a. 翻瓣，暴露根尖区；b，c. 开窗刮治；d. 2周拆线后

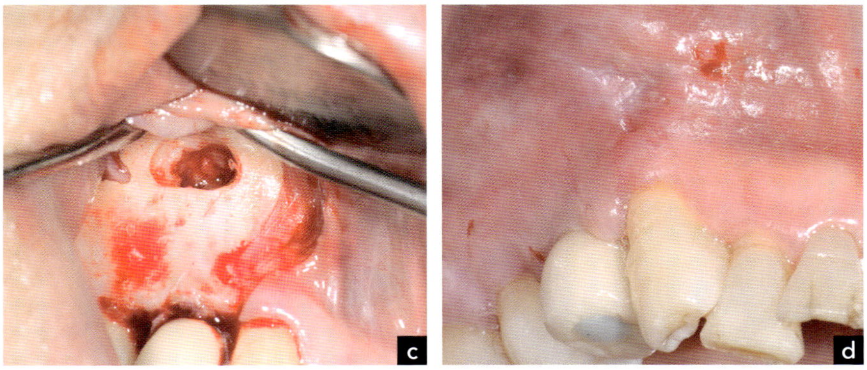

图8-1-2（续）

▶影像学资料（图8-1-3）

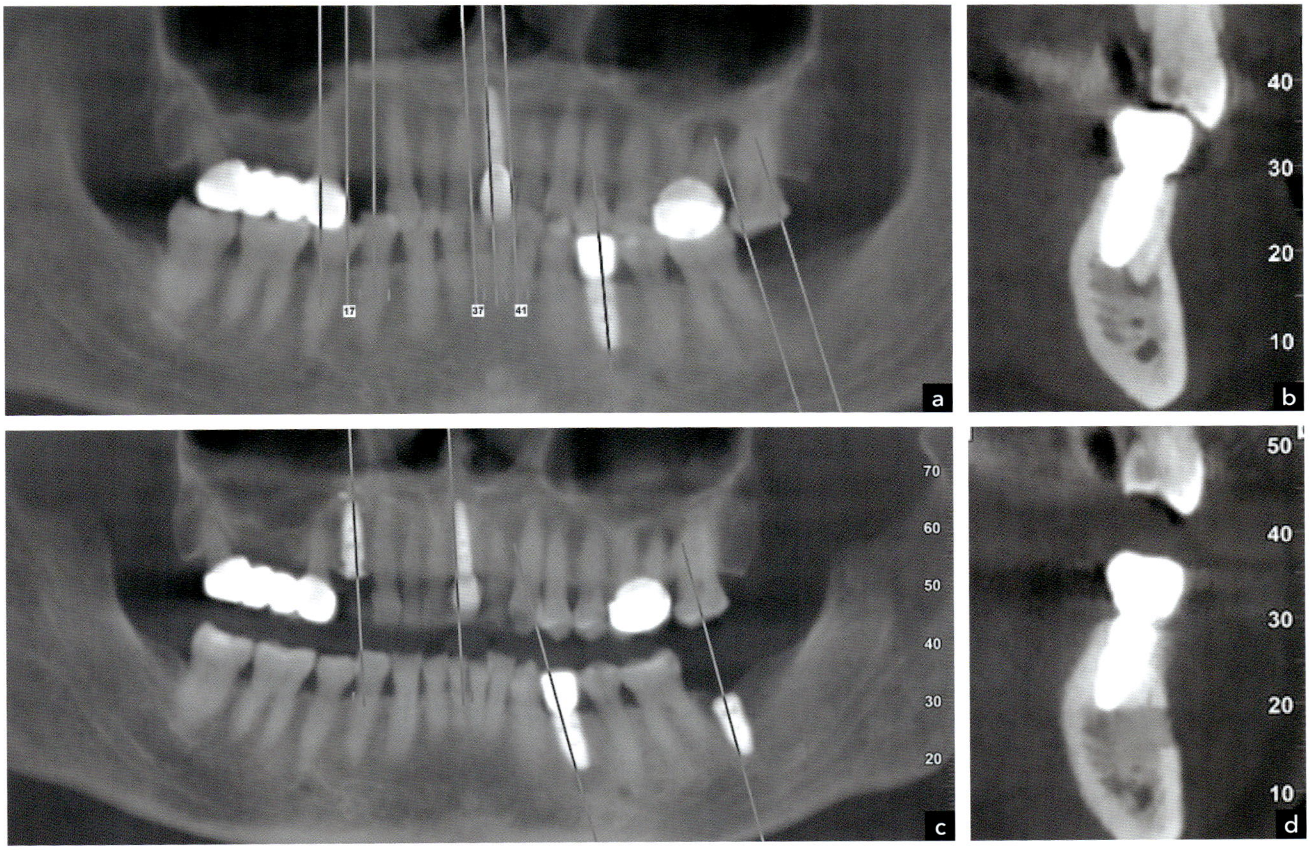

图8-1-3　并发症治疗前后影像学资料

a. 全景片见种植体根尖阴影；b. 矢状切面见种植体颊侧根片根方低密度影；c，d. 治疗后1.5个月，全景片及CBCT矢状切面见根片根方低密度影消失

总结

本病例嵴顶唇侧骨板菲薄，在牙齿被拔除后，束状骨必定会随着牙周膜的消失而吸收，因此在菲薄的颊侧牙槽骨顶端，拔牙后必然会导致牙槽骨宽度和高度的下降。SST能帮助保留患牙发育单元的几个要素：牙槽骨、牙周膜、牙骨质。从而维持束状骨的血供，避免唇侧骨吸收。术后感染很大程度来源于残余根片，尤其是根尖部的剩余牙体组织。一方面需要术前准确判断根尖区牙体组织是否去尽，另一方面术中也应大量冲洗以避免感染。此外，感染一旦发生，需要合理判断感染部位、来源、是否局限，从而依据实际情况进行处理。本病例中，感染局限于根片根尖区，术者局部开窗刮治，取得了理想效果。

病例实战8.2

根片暴露处理一例

刘芸

前言

美学区唇颊侧骨板菲薄，拔牙后吸收明显。通过SST保留根片的操作不当，也会导致并发症发生，包括术后感染、根片暴露、根片吸收等，其中，以根片暴露最为常见。对于这些并发症，一旦发生，需要谨慎处理。

▶患者基本情况

本病例为女性患者，55岁，右上前牙数月前咬折，前来我院就诊。经临床检查评估，判断为11残根，保留效果不佳，建议种植修复。患者既往体健，否认高血压、心脏病、糖尿病史，否认食物、药物过敏史。口内检查见11残根，牙龈稍红，探诊出血。

▶种植一期治疗

种植一期手术在不翻瓣情况下实施，先用慢速钻打通根管，加长裂钻分根，微创拔除腭侧根片，修整剩余唇侧根片，去除根尖部分，保留嵴顶及根中部分，将根片修整至较薄状态，同时降低根片高度至龈下0.5mm。偏腭侧植入3.7mm×13mm种植体1颗，种植体周植入骨代用品，接愈合基台（图8-2-1）。

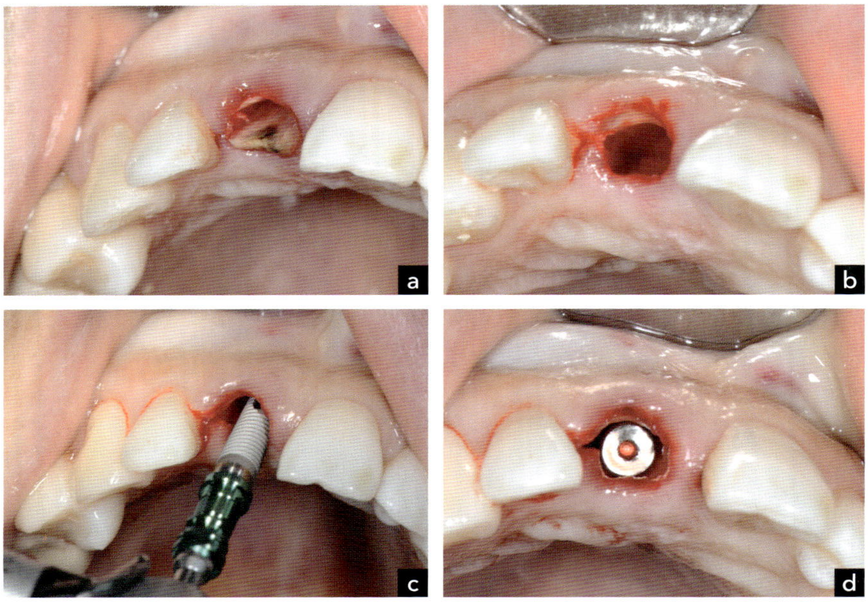

图8-2-1　种植一期手术

a. 近远中向分离的牙根；b. 修整唇侧根片及备洞后；c. 种植体植入；d. 种植体植入后

▶种植二期治疗

一期术后3个月，获得骨结合，软组织愈合良好，软硬组织轮廓外形得到较好地保持。口内试戴临时修复体。调整咬合，牙龈塑形（图8-2-2）。

临时修复体试戴6个月，软组织轮廓满意，取模制作最终修复体。口内试戴个性化全瓷修复基台，调整基台边缘至龈下0.5mm，由技工中心完成全瓷冠，口内粘接固位，调整咬合，二期修复完成（图8-2-3）。

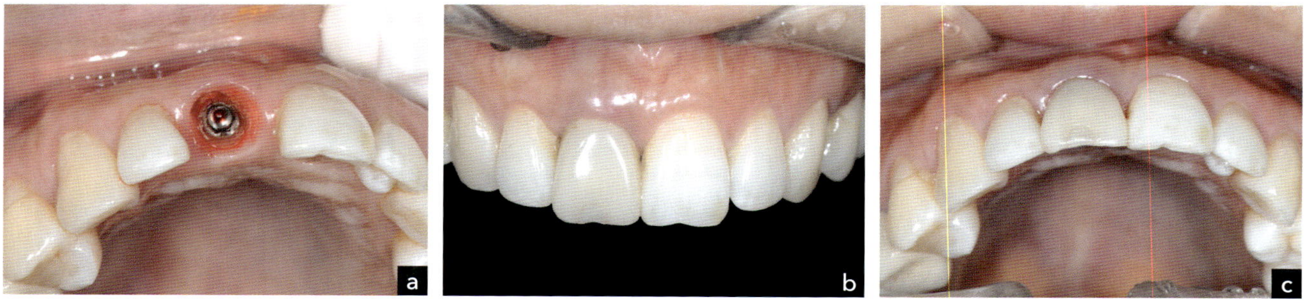

图8-2-2　临时修复体戴入口内

a. 术后3个月口内照；b. 口内戴入临时修复体后正面照；c. 口内戴入临时修复体后殆面照

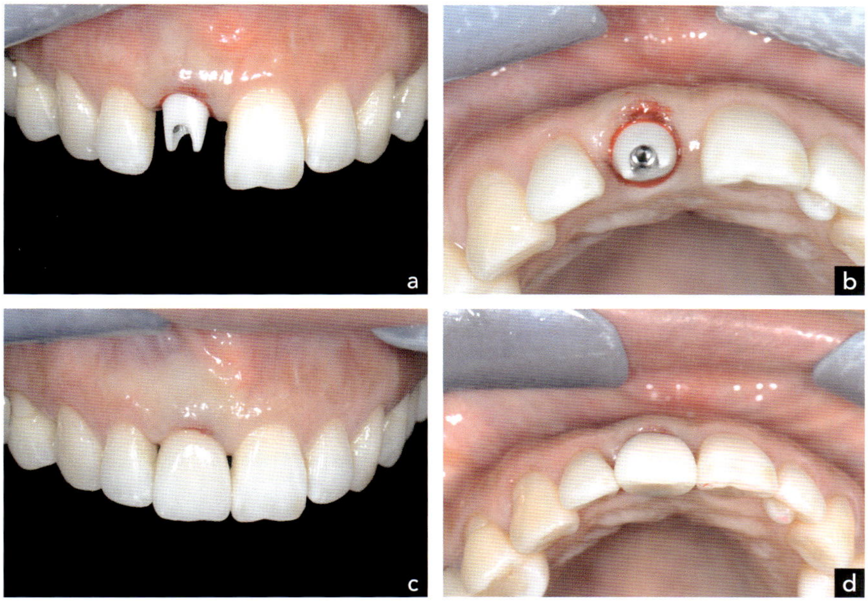

图8-2-3　修复体制作和戴入口内

a. 口内试戴个性化全瓷基台正面照；b. 口内试戴个性化瓷基台骀面照；c. 口内试戴全瓷冠后正面照；d. 戴入牙冠后上前牙骀面照

▶根片暴露及处理

戴牙后4年，根片部分暴露，取下牙冠，修整骨片，重新取模、制作全瓷冠并戴入（图8-2-4）。

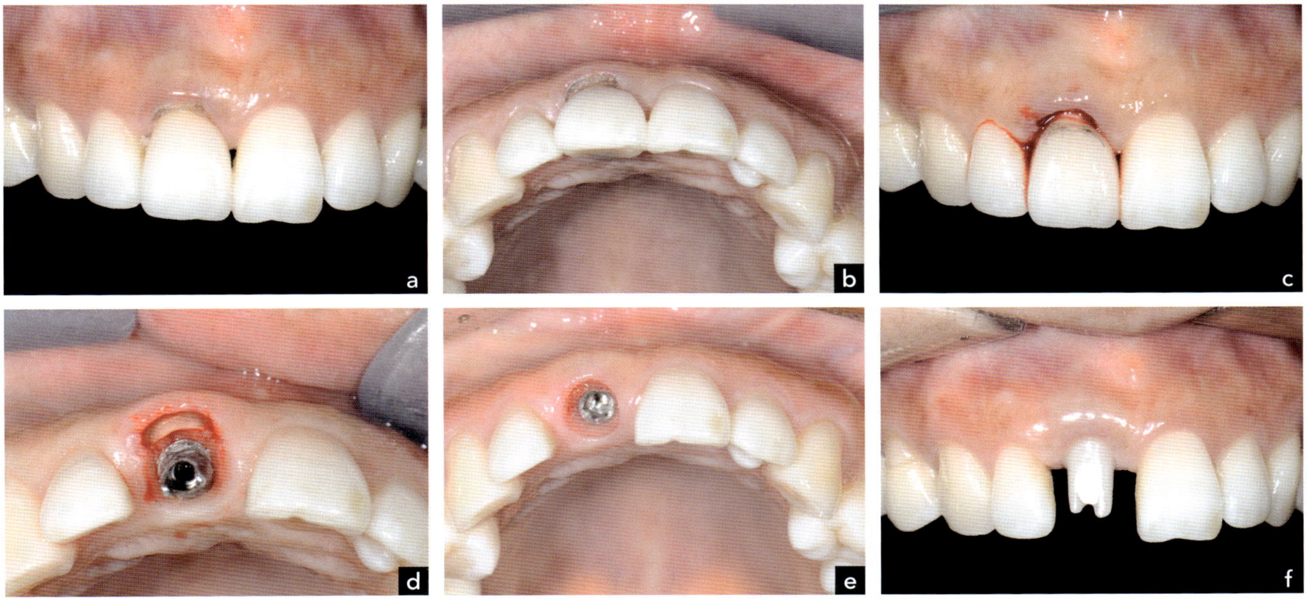

图8-2-4　根片暴露及处理

a. 正面照可见根片暴露；b. 骀面照可见根片暴露；c. 修整骨片；d. 取下全瓷冠后骀面照；e. 修整骨片后骀面照；f. 口内重新戴入个性化瓷基台；g. 重新戴入全瓷冠后正面照；h. 戴入全瓷冠后骀面照

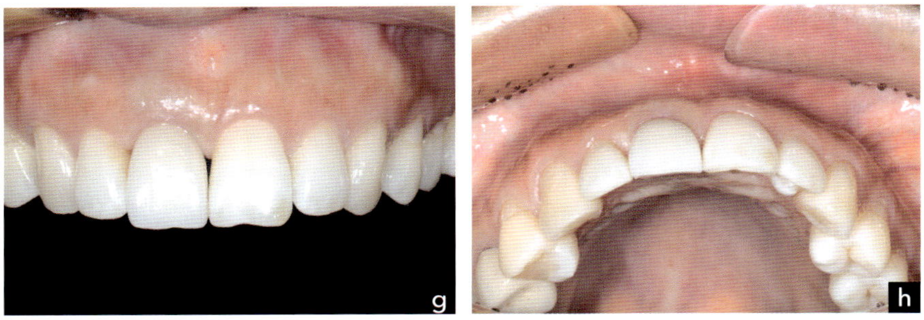

图8-2-4（续）

▶影像学资料（图8-2-5）

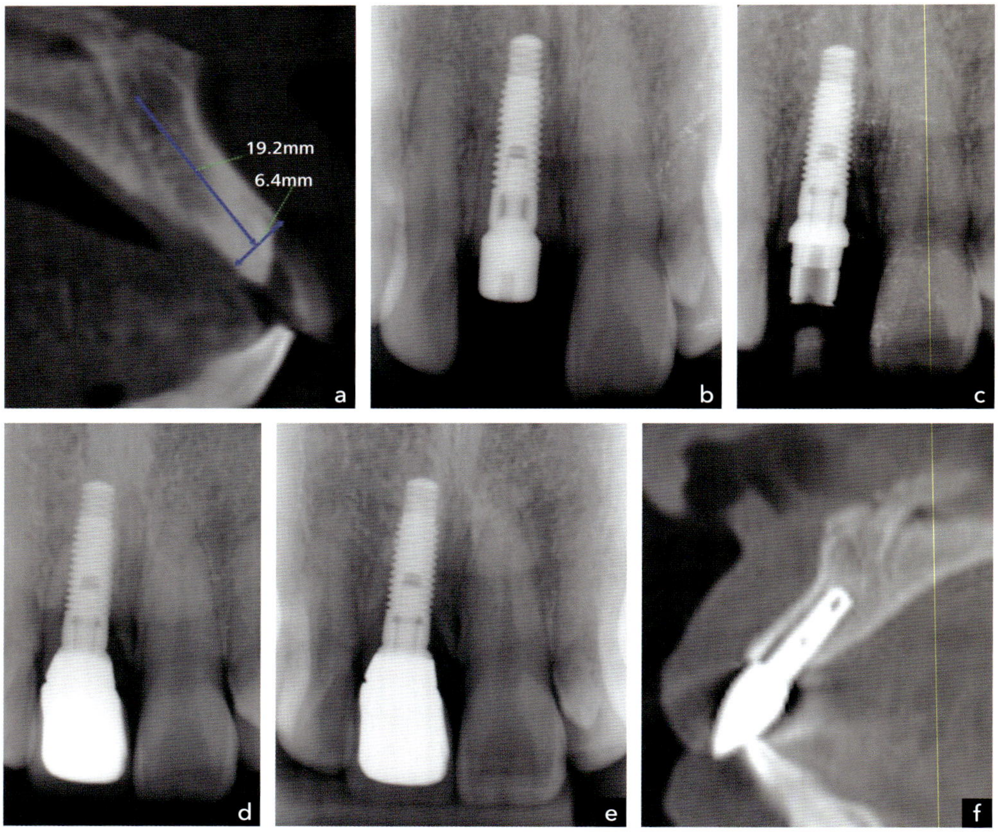

图8-2-5 治疗前后影像学资料

a. 治疗前患牙CBCT矢状切面；b. 种植体植入即刻根尖片；c. 临时修复体试戴6个月后根尖片；d. 修复体戴入即刻根尖片；e. 戴牙8个月后根尖片；f. 暴露根片磨除后2周，种植体矢状切面

▶SST技术细则（表8-2-1）

表8-2-1　SST相关技术细则表

SST相关因素		技术细则		
保留根片的部位		唇侧	腭侧	邻面
骨板厚度	嵴顶	＜1mm	1mm	＞1mm
	根中	＜1mm	1mm	＞1mm
	根尖	＜1mm	1mm	＞1mm
根片与牙槽嵴顶的关系		平齐	高0.5 ~ 1mm	高1 ~ 2mm
根片保留的长度		3 ~ 5mm	5 ~ 8mm	＞8mm
根片保留的厚度		＜1mm	1 ~ 2mm	＞2mm
根片与种植体间间隙		直接接触	＜1mm	＞1mm
种植体初期稳定性		0 ~ 10Ncm	10 ~ 35Ncm	＞35Ncm
植入骨代用品		是	否	
愈合基台选用		成品基台	个性化基台	
即刻修复		是	否	

总结

本病例嵴顶唇侧骨板菲薄，在牙齿被拔除后，束状骨必定会随着牙周膜的消失而吸收，导致牙槽骨宽度和高度的下降。SST能帮助维持束状骨的血供，避免唇侧骨吸收。SST也存在一些并发症发生的可能，包括术后感染、根片暴露、根片吸收等，其中，以根片暴露最为常见。这就对医生的技术提出了更多要求，需要做到预防为主，包括控制根片高度、形态，以及加强复诊，一旦发现根片暴露需及时处理，一般采取调磨根片的方式。本病例中，不翻瓣术式磨除的根片位于龈下0.5mm，根片暴露发生于戴牙后4年，表现为根片向修复体方向排斥，术者将根片磨除平齐骨水平，取得了理想效果。

病例实战8.3

颊腭侧牙根分离失败一例

刘芸

前言

SST通过保存种植位点唇颊侧完整的牙周膜附件，从而更好地保存种植体周软硬组织，在前牙区可获得理想的美观效果。但SST技术敏感性高，对术者有较高的要求。尤其在不翻瓣情况下进行牙根分离会导致颊腭侧牙根分离失败，一旦发生，应积极应对，必要时更改术式。

▶患者基本情况

本病例为女性患者，35岁，上前牙根管治疗术后折断，前来我院就诊。经临床检查评估，判断为11-22牙体缺损，保留效果不佳，建议种植修复。患者既往体健，否认高血压、心脏病、糖尿病史，否认食物、药物过敏史。口内检查见11-22牙体缺损，牙龈稍红，探诊出血（图8-3-1）。

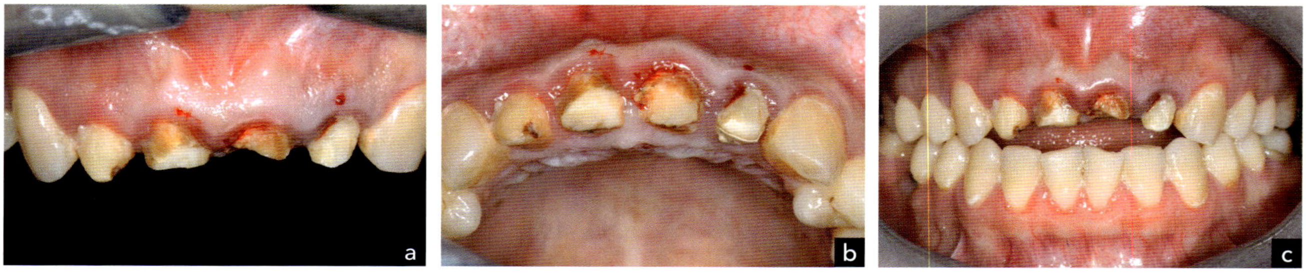

图8-3-1 术前口内照

a. 上前牙正面照；b. 上前牙骀面照；c. 口内咬合照

▶ 种植美学风险评估

对该患者的种植美学风险评估发现，患者存在高位笑线、2颗以上牙连续缺失的高风险因素（表8-3-1）。

表8-3-1　种植美学风险评估表

风险因素	低	中	高
健康状况	健康，免疫功能正常		免疫功能低下
吸烟习惯	不吸烟	少量吸烟（＜10支/天）	大量吸烟（＞10支/天）
患者美学期望值	低	中	高
笑线	低位	中位	高位
牙龈生物型	低弧线，厚龈生物型	中弧线，中厚龈生物型	高弧线，薄龈生物型
牙冠形态	方圆形	卵圆形	尖圆形
位点感染情况	无	慢性	急性
邻牙牙槽嵴高度	到接触点＜5mm	到接触点5.5 ~ 6.5mm	到接触点＞7mm
缺牙间隙的宽度	单颗牙＞7mm	单颗牙＜7mm	2颗牙或2颗牙以上
软组织解剖	软组织完整		软组织缺损
牙槽嵴解剖	无骨缺损	水平向骨缺损	垂直向骨缺损

▶ 种植一期治疗

种植一期手术在不翻瓣情况下实施，先用慢速钻打通11-21根管，加长裂钻分根，微创拔除腭侧根片，该过程中11唇腭侧牙根分离失败，拔除腭侧牙根片时唇侧根片松动，同时被连带拔除。21-22修整剩余唇侧根片，去除根尖部分，保留嵴顶及根中部分，将根片修整至较薄状态，同时降低根片高度至龈下1mm。11、22偏腭侧各植入3.7mm×13mm种植体1颗，种植体周植入骨代用品，接愈合基台（图8-3-2）。

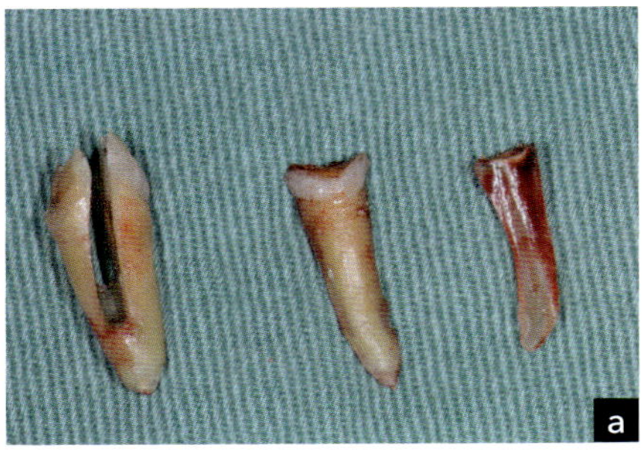

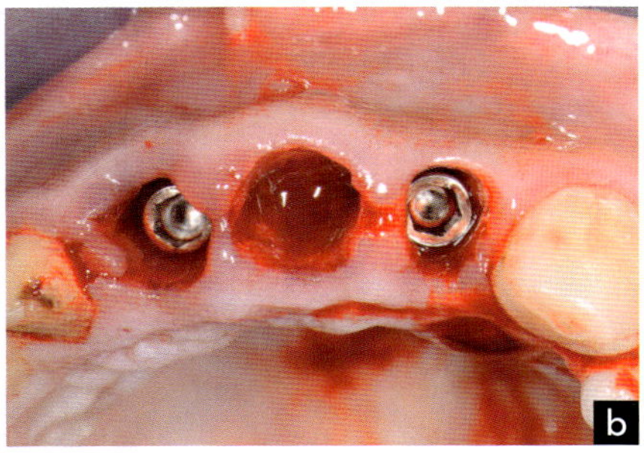

图8-3-2　种植一期手术

a. 拔除的11牙根以及21、22腭侧根片；b. 修整唇侧根片及备洞后11、22植入种植体；c. 戴入愈合基台；d. 种植体植入后𬌗面照

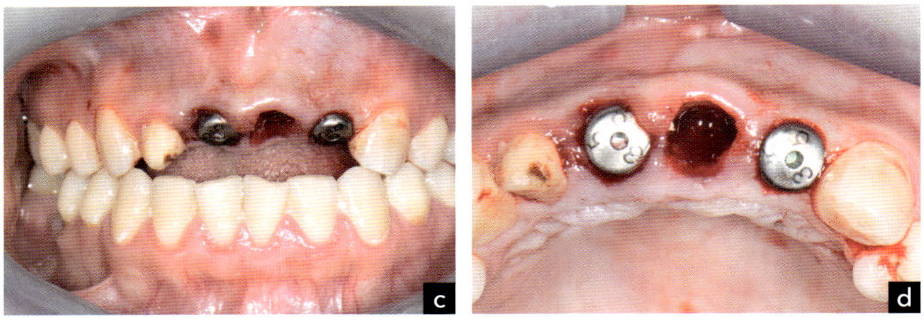

图8-3-2（续）

▶种植二期治疗

一期术后3个月，获得骨结合，软组织愈合良好，软硬组织轮廓外形得到较好地保持。口内试戴临时修复体。调整咬合，牙龈塑形（图8-3-3）。

临时修复体试戴5个月，软组织轮廓满意，取模制作最终修复体。口内试戴个性化全瓷修复基台，调整基台边缘至龈下0.5mm，由技工中心完成全瓷冠，口内粘接固位，调整咬合，二期修复完成（图8-3-4）。

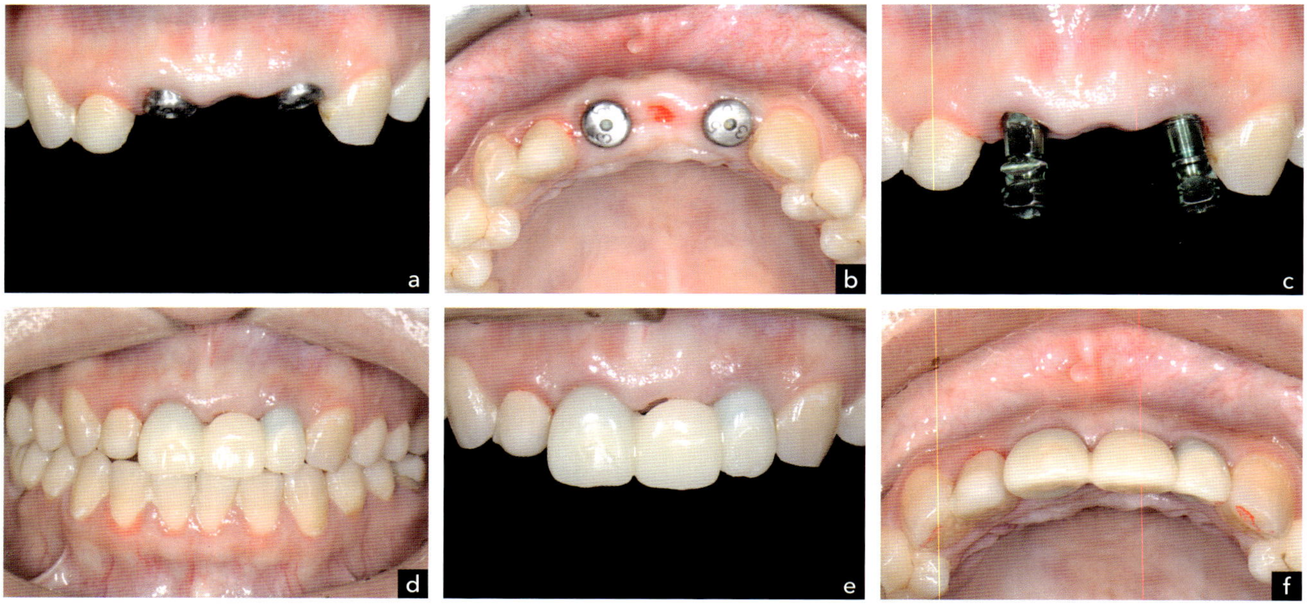

图8-3-3　临时修复体戴入口内

a. 术后3个月口内正面照；b. 术后3个月口内𬌗面照；c. 接入转移杆，取模；d. 口内戴入11-21临时桥后咬合照；e. 口内戴入临时桥后正面照；f. 口内戴入临时桥后𬌗面照

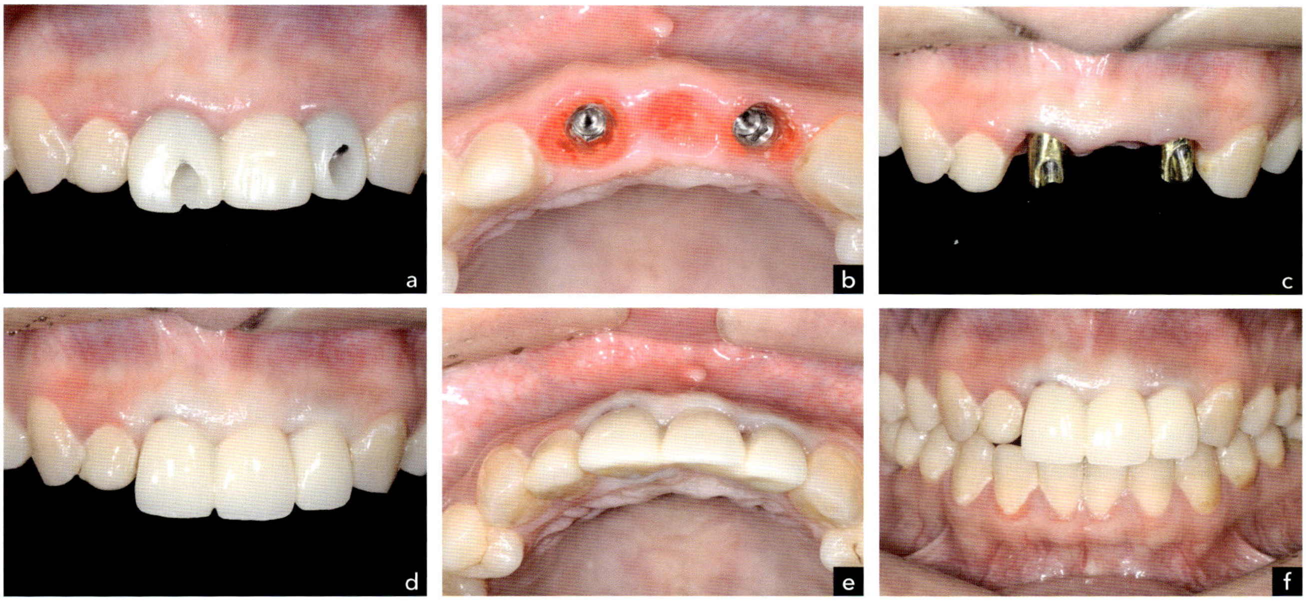

图8-3-4　修复体制作和戴入口内

a. 临时修复体试戴5个月后正面照；b. 取下临时修复体后殆面照；c. 口内试戴个性化基台；d. 口内试戴11–22全瓷桥后正面照；e. 口内试戴全瓷桥后殆面照；f. 戴入牙冠后咬合照

▶戴牙后3个月复查

戴牙后3个月复查，可见龈缘协调、骨弓轮廓丰满，由于口腔卫生不佳，龈缘稍显红肿（图8-3-5）。

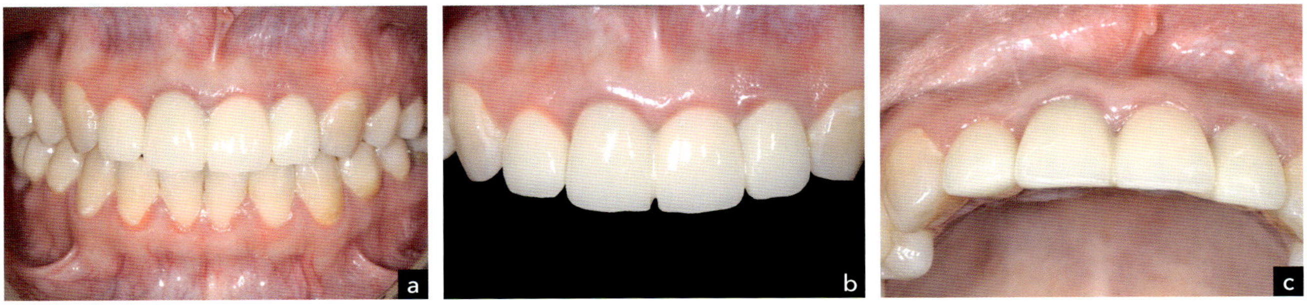

图8-3-5　戴牙后3个月复查

a. 11–22全瓷桥咬合照；b. 11–22全瓷桥正面照；c. 11–22全瓷桥殆面照

▶影像学资料（图8-3-6）

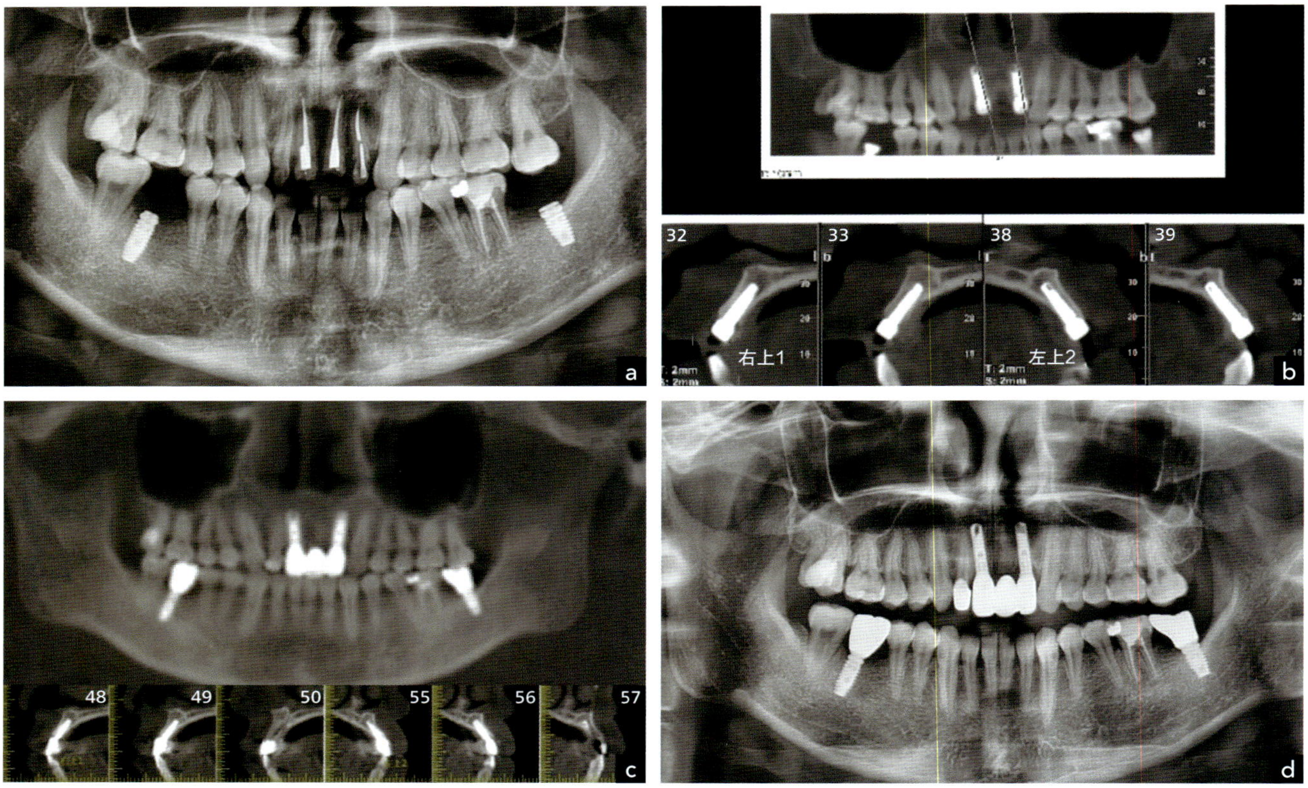

图8-3-6　治疗前后影像学资料

a. 治疗前全景片；b. 种植体植入即刻CBCT；c. 终修复体戴入后CBCT；d. 戴牙后3个月全景片

▶SST技术细则（表8-3-2）

表8-3-2　SST相关技术细则表

SST相关因素		技术细则		
保留根片的部位		唇侧	腭侧	邻面
骨板厚度	嵴顶	＜1mm	1mm	＞1mm
	根中	＜1mm	1mm	＞1mm
	根尖	＜1mm	1mm	＞1mm
根片与牙槽嵴顶的关系		平齐	高0.5 ~ 1mm	高1 ~ 2mm
根片保留的长度		3 ~ 5mm	5 ~ 8mm	＞8mm

续表

SST相关因素	技术细则		
根片保留的厚度	＜1mm	1 ～ 2mm	＞2mm
根片与种植体间间隙	直接接触	＜1mm	＞1mm
种植体初期稳定性	0 ～ 10Ncm	10 ～ 35Ncm	＞35Ncm
植入骨代用品	是		否
愈合基台选用	成品基台		个性化基台
即刻修复	是		否

总结

SST对术前适应证的选择、术中的精准性操作要求均较高，其中，分根是关键步骤，不翻瓣术式由于视野等条件限制，存在牙根分离失败的可能，本病例即为此种情况，一旦发生根片松动，应更改术式，即从SST变为普通的即刻种植。通过本病例可以发现，只要处理得当，即便发生颊腭侧牙根分离失败，依然能够获得理想的、稳定的美观效果。

第 9 章

展望

OUTLOOK

本书中，我们深入探讨了根盾技术（socket shield technique，SST），并对其在不同病例中的应用进行了详细的整理和展示。我们的目标非常明确，那就是为了向广大从事口腔种植治疗的医生同行们，全面展示根盾技术的发展历程、当前的技术成熟度以及它在临床实践中所展现出的巨大潜力和显著优势。

通过对一系列经过精心挑选的病例进行剖析，本书不仅展示了根盾技术在实际操作中的具体应用，还深入分析了这些病例的处理过程，包括术前准备、术中的关键技术点以及术后的管理与评估。这样的展示方式，旨在帮助医生同行们更好地理解根盾技术的精髓，掌握其操作要领，从而在实际操作时能够得心应手，提高手术效率和安全性，最终为患者带来更好的治疗效果和生活质量。此外，本书还强调了根盾技术在保存软硬组织、提升种植美学效果，尤其是唇侧轮廓美学等方面的独特优势，这些都是其他传统技术难以比拟的。

自2010年Hürzeler教授提出了根盾技术以来，10余年的临床应用让根盾技术有了成熟的发展，随着各种改良技术的加入，根盾技术可以广泛应用于各种不同的患牙条件，在更多病例中发挥其卓越的美学效果，如近远中距较小的下前牙、根型更为复杂的后牙，乃至在全口多颗牙种植的病例中，根盾技术的应用也可以使种植术后软硬组织的保留取得更佳的效果。

继上前牙单牙种植大量使用根盾技术获得良好美学效果后，我们也在颊舌向牙槽嵴较窄的下前牙区尝试保留根片，同样实现了唇颊侧丰满度的维持（图9-1）。

根盾技术在世界级难题前牙多牙种植中，同样展现出良好的应用前景，尤其对牙间骨嵴和龈乳头高度的维持，较其他技术更容易实现（图9-2和图9-3）。

与传统即刻种植技术相比，根盾技术的临床疗效优势是有目共睹的，该技术简便易行，尤其适合基层医疗机构推广。而根盾技术的远期疗效则需要更多的病例数据支持。在我们已完成的病例中，已有多例患者在接受了根盾技术治疗数年后，仍展现出非常出色的治疗效果，这也使我们对根盾技术的长期稳定性和可靠性充满信心（图9-4）。

根盾技术需要对牙根进行切割与修整，使其在保存种植位点牙周膜血供的同时，不影响种植体植入，具有一定的技术敏感性。在本书展示的病例中，我们将根盾技术与数字化技术结合，这不仅能够降低根盾技术在实际操作中的复杂性和技术难度，还能够显著提高手术过程中的精确度和可靠性，为手术提供更为准确的指导。此外，数字化技术还使得手术过程更加标准化和流程化。医生可以通过数字化设备进行精确的测量和切割，确保每一步操作都达到预期的效果。同时，数字化记录也为术后的复查和评估提供了便利，有助于医生对手术效果进行长期的跟踪和管理。

总之，本书的编写初衷和核心目的，是希望通过对根盾技术的深入分析和现有病例的全面展示，为广大同行提供一个学习和交流的平台，共同推动根盾技术的发展，使其更好地服务于口腔种植行业，造福于广大患者。

王劲茗　麦　馥

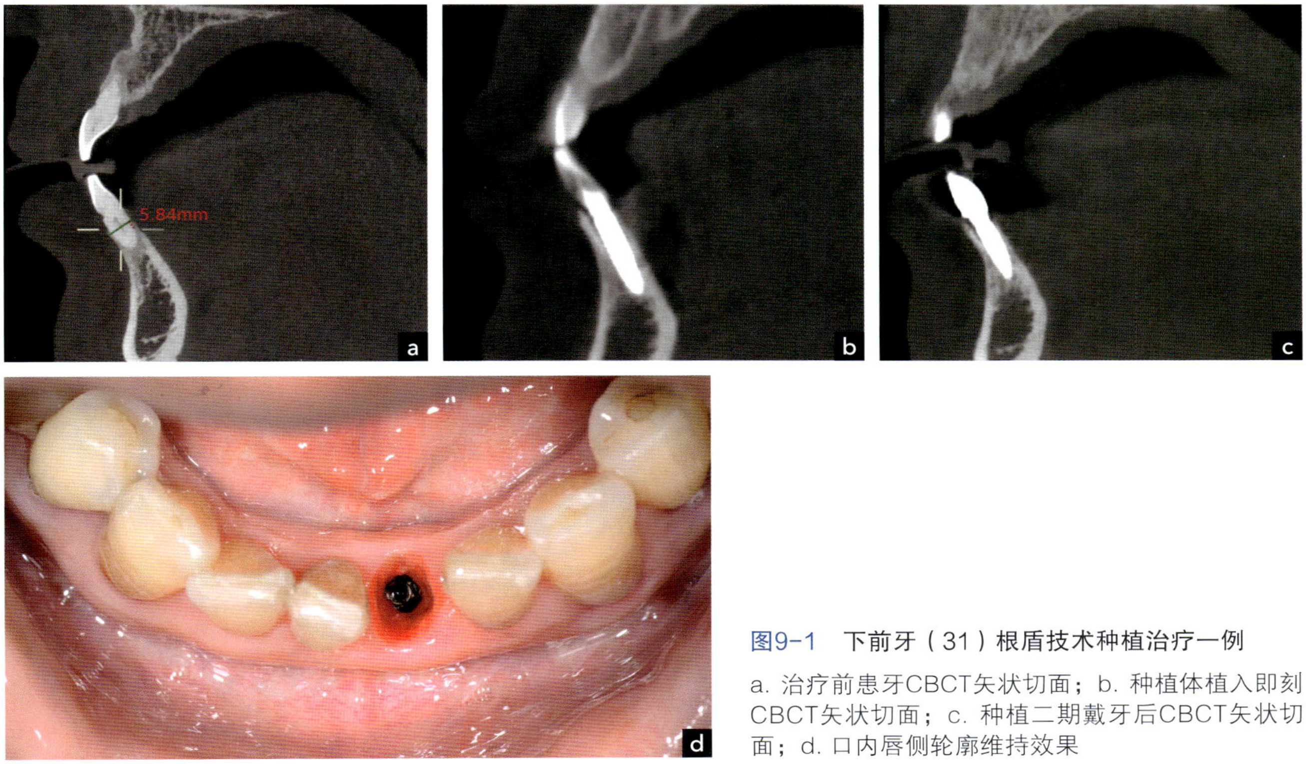

图9-1　下前牙（31）根盾技术种植治疗一例

a. 治疗前患牙CBCT矢状切面；b. 种植体植入即刻CBCT矢状切面；c. 种植二期戴牙后CBCT矢状切面；d. 口内唇侧轮廓维持效果

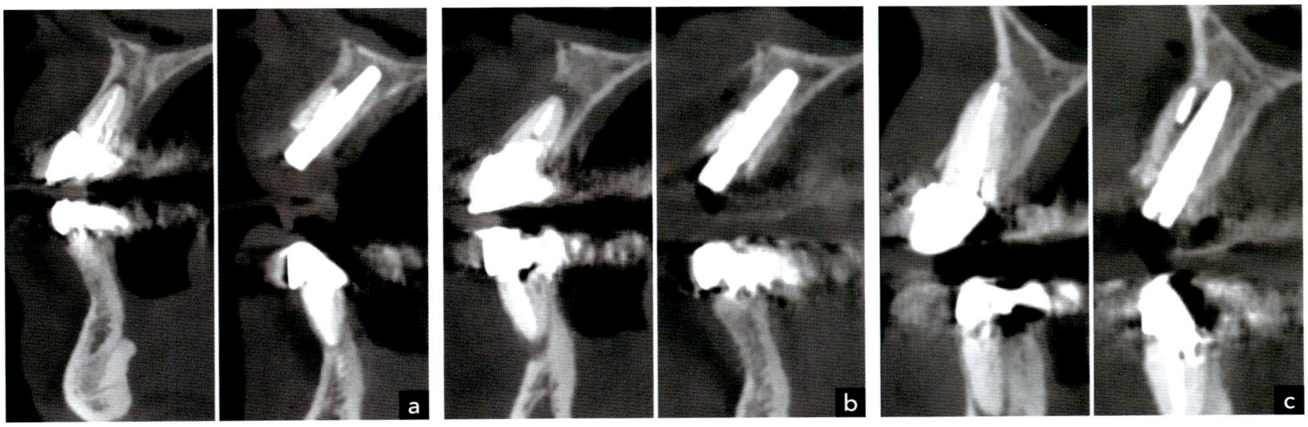

图9-2　前牙多颗牙根盾技术种植治疗一例

a. 11治疗前后对比；b. 21治疗前后对比；c. 23治疗前后对比；d. 前牙多颗牙根盾制备；e. 前牙种植体植入

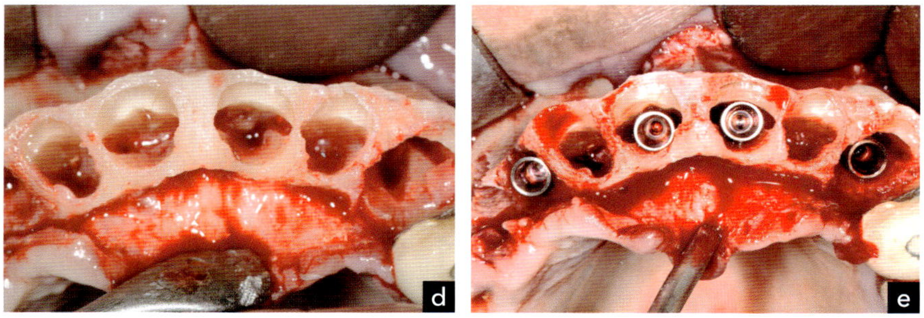

图9-2（续）

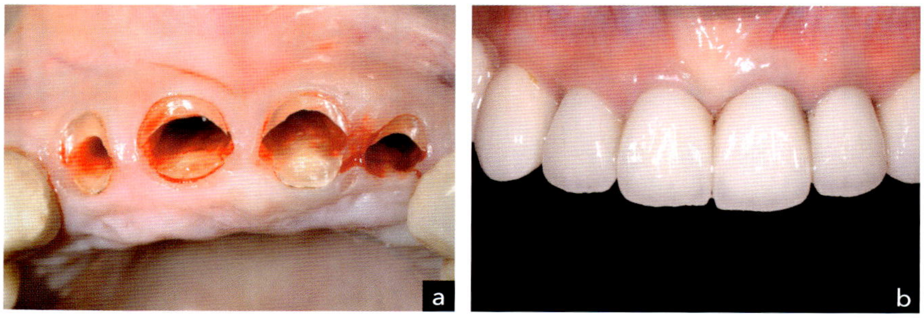

图9-3 根盾技术对前牙多牙轮廓美学的维持

a. 前牙多颗牙根盾制备；b. 前牙多颗牙种植牙冠戴入

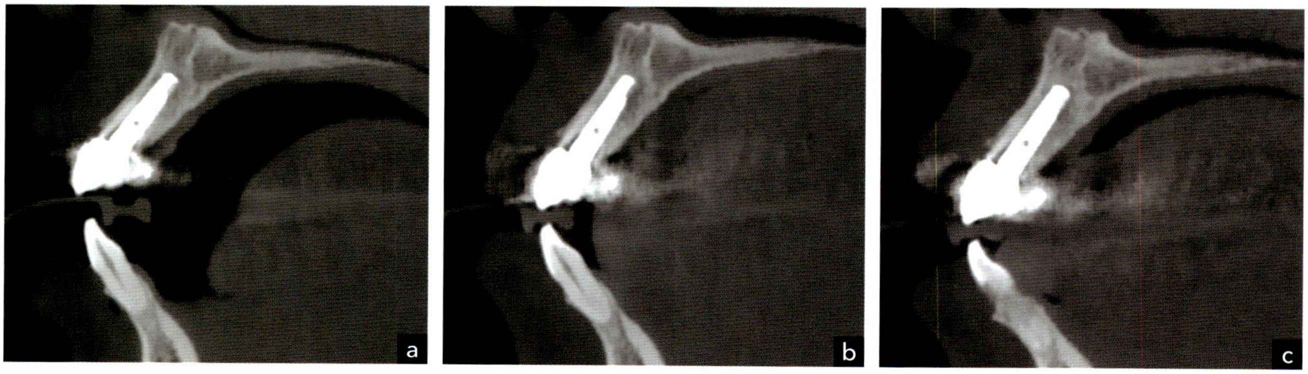

图9-4 根盾技术种植治疗术后7年疗效稳定

a. 种植术后CBCT矢状切面；b. 种植术后5年CBCT矢状切面；c. 种植术后7年CBCT矢状切面

参考文献

[1] Schropp L, Wenzel A, Kostopoulos L, et al. Bone healing and soft tissue contour changes following single-tooth extraction: a clinical and radiographic 12-month prospective study[J]. Int J Periodontics Restorative Dent, 2003, 23(4):313-323.

[2] Van der Weijden F, Dell'Acqua F, Slot DE. Alveolar bone dimensional changes of post-extraction sockets in humans: a systematic review[J]. J Clin Periodontol, 2009, 36(12):1048-1058.

[3] Tan WL, Wong TL, Wong MC, et al. A systematic review of post-extractional alveolar hard and soft tissue dimensional changes in humans[J]. Clin Oral Implants Res, 2012, 23(Suppl 5):1-21.

[4] Huynh-Ba G, Pjetursson BE, Sanz M, et al. Analysis of the socket bone wall dimensions in the upper maxilla in relation to immediate implant placement[J]. Clin Oral Implants Res, 2010, 21(1):37-42.

[5] Chappuis V, Araújo MG, Buser D. Clinical relevance of dimensional bone and soft tissue alterations post-extraction in esthetic sites[J]. Periodontol 2000, 2017, 73(1):73-83.

[6] Misawa M, Lindhe J, Araújo MG. The alveolar process following single-tooth extraction: a study of maxillary incisor and premolar sites in man[J]. Clin Oral Implants Res, 2016, 27(7):884-889.

[7] Araújo MG, da Silva JCC, de Mendonça AF, et al. Ridge alterations following grafting of fresh extraction sockets in man. A randomized clinical trial[J]. Clin Oral Implants Res, 2015, 26(4):407-412.

[8] Qahash M, Susin C, Polimeni G, et al. Bone healing dynamics at buccal peri-implant sites[J]. Clin Oral Implants Res, 2008, 19(2):166-172.

[9] Tomasi C, Sanz M, Cecchinato D, et al. Bone dimensional variations at implants placed in fresh extraction sockets: a multilevel multivariate analysis[J]. Clin Oral Implants Res, 2010, 21(1):30-36.

[10] Chappuis V, Engel O, Reyes M, et al. Ridge alterations post-extraction in the esthetic zone: a 3D analysis with CBCT[J]. J Dent Res, 2013, 92(12 Suppl):195S-201S.

[11] Cosyn J, Eghbali A, Hermans A, et al. A 5-year prospective study on single immediate implants in the aesthetic zone[J]. J Clin Periodontol, 2016, 43(8):702-709.

[12] Botticelli D, Berglundh T, Lindhe J. Hard-tissue alterations following immediate implant placement in extraction sites[J]. J Clin Periodontol, 2004, 31(10):820-828.

[13] Araújo MG, Sukekava F, Wennström JL, et al. Ridge alterations following implant placement in fresh extraction sockets: an experimental study in the dog[J]. J Clin Periodontol, 2005, 32(6):645-652.

[14] Sanz M, Cecchinato D, Ferrus J, et al. A prospective, randomized-controlled clinical trial to evaluate bone preservation using implants with different geometry placed into extraction sockets in the maxilla[J]. Clin Oral Implants Res, 2010, 21(1):13-21.

[15] Wessels R, Vervaeke S, Seyssens L, et al. A 5-year cohort study on early implant placement with guided bone regeneration or alveolar ridge preservation with connective tissue graft[J]. Clin Implant Dent Relat Res, 2020, 22(6):697-705.

[16] Araújo MG, Lindhe J. Ridge preservation with the use of Bio-Oss collagen: A 6-month study in the dog[J]. Clin Oral Implants Res, 2009, 20(5):433-440.

[17] Fickl S, Zuhr O, Wachtel H, et al. Dimensional changes of the alveolar ridge contour after different socket preservation techniques[J]. J Clin Periodontol, 2008, 35(10):906-913.

[18] Fickl S, Schneider D, Zuhr O, et al. Dimensional changes of the ridge contour after socket preservation and buccal overbuilding: an animal study[J]. J Clin Periodontol, 2009, 36(5):442-448.

[19] Vignoletti F, Matesanz P, Rodrigo D, et al. Surgical protocols for ridge preservation after tooth extraction. A systematic review[J]. Clin Oral Implants Res, 2012, 23(Suppl 5):22-38.

[20] Araújo MG, Lindhe J. Dimensional ridge alterations following tooth extraction. An experimental study in the dog[J]. J Clin Periodontol, 2005, 32(2):212-218.

[21] Cardaropoli G, Araújo M, Lindhe J. Dynamics of bone tissue formation in tooth extraction sites. An experimental study in dogs[J]. J Clin Periodontol, 2003, 30(9):809-818.

[22] Zhang Z, Dong Y, Yang J, et al. Effect of socket-shield technique on alveolar ridge soft and hard tissue in dogs[J]. J Clin Periodontol, 2019, 46(2):256-263.

[23] Al-Hezaimi K, Levi P, Rudy R, et al. An extraction socket classification developed using analysis of bone type and blood supply to the buccal bone in monkeys[J]. Int J Periodontics Restorative Dent, 2011, 31(4):421-427.

[24] Casey DM, Lauciello FR. A review of the submerged-root concept[J]. J Prosthet Dent, 1980, 43(2):128-132.

[25] Salama M, Ishikawa T, Salama H, et al. Advantages of the root submergence technique for pontic site development in esthetic implant therapy[J]. Int J Periodontics Restorative Dent, 2007, 27(6):521-527.

[26] Hürzeler MB, Zuhr O, Schupbach P, et al. The socket-shield technique: a proof-of-principle report[J]. J Clin Periodontol, 2010, 37(9):855-862.

[27] Lioubavina-Hack N, Lang NP, Karring T. Significance of

primary stability for osseointegration of dental implants[J]. Clin Oral Implants Res, 2006, 17(3):244-250.

[28]Javed F, Ahmed HB, Crespi R, et al. Role of primary stability for successful osseointegration of dental implants: Factors of influence and evaluation[J]. Interv Med Appl Sci, 2013, 5(4):162-167.

[29]Kan JY, Rungcharassaeng K. Immediate placement and provisionalization of maxillary anterior single implants: a surgical and prosthodontic rationale[J]. Pract Periodontics Aesthet Dent, 2000, 12(9):817-824; quiz 826.

[30]Gluckman H, Pontes CC, Du Toit J. Radial plane tooth position and bone wall dimensions in the anterior maxilla: A CBCT classification for immediate implant placement[J]. J Prosthet Dent, 2018, 120(1):50-56.

[31]Calvo-Guirado JL, Troiano M, López-López PJ, et al. Different configuration of socket shield technique in peri-implant bone preservation: An experimental study in dog mandible[J]. Ann Anat, 2016, 208:109-115.

[32]Siormpas KD, Mitsias ME, Kontsiotou-Siormpa E, et al. Immediate implant placement in the esthetic zone utilizing the "root-membrane" technique: clinical results up to 5 years postloading[J]. Int J Oral Maxillofac Implants, 2014, 29(6):1397-1405.

[33]Kher U, Tunkiwala A. Surgical technique for socket shield procedure[J]. Clinical Dentistry Reviewed, 2020, 4(1):13.

[34]Staehler P, Abraha SM, Bastos J, et al. The socket-shield technique: a step-by-step protocol after 12 years of experience[J]. Int J Esthet Dent, 2020, 15(3):288-305.

[35]Tan Z, Kang J, Liu W, et al. The effect of the heights and thicknesses of the remaining root segments on buccal bone resorption in the socket-shield technique: An experimental study in dogs[J]. Clin Implant Dent Relat Res, 2018, 20(3):352-359.

[36]谭震, 付刚, 文俊儒, 等. 牙根屏障技术的临床应用与评估[J]. 中华口腔医学杂志, 2020, 55(11):851-856.

[37]Calvo-Guirado JL, Benítez-García JA, Maté Sánchez de Val JE, et al. Socket-shield technique: the influence of the length of the remaining buccal segment of healthy tooth structure on peri-implant bone and socket preservation. A study in dogs[J]. Ann Anat, 2019, 221:84-92.

[38]Roe P, Kan JYK, Rungcharassaeng K. Residual root preparation for socket-shield procedures: a facial window approach[J]. Int J Esthet Dent, 2017, 12(3):324-335.

[39]Mitsias ME, Siormpas KD, Kontsiotou-Siormpa E, et al. A Step-by-Step Description of PDL-Mediated Ridge Preservation for Immediate Implant Rehabilitation in the Esthetic Region[J]. Int J Periodontics Restorative Dent, 2015, 35(6):835-841.

[40]Gluckman H, Salama M, Du Toit J. Partial Extraction Therapies (PET) Part 1: Maintaining Alveolar Ridge Contour at Pontic and Immediate Implant Sites[J]. Int J Periodontics Restorative Dent, 2016, 36(5):681-687.

[41]Troiano M, Benincasa M, Sánchez P, et al. Bundle bone preservation with root-t-belt: case study[J]. Ann Oral Maxillofac Surg, 2014, 2(1):7.

[42]Kumar PR, Kher U. Shield the socket: Procedure, case report and classification[J]. J Indian Soc Periodontol, 2018, 22(3):266-272.

[43]Mitsias ME, Siormpas KD, Kotsakis GA, et al. The Root Membrane Technique: Human Histologic Evidence after Five Years of Function[J]. Biomed Res Int, 2017:7269467.

[44]Schwimer C, Pette GA, Gluckman H, et al. Human Histologic Evidence of New Bone Formation and Osseointegration Between Root Dentin (Unplanned Socket-Shield) and Dental Implant: Case Report[J]. Int J Oral Maxillofac Implants, 2018, 33(1):e19-e23.

[45]Gluckman H, Salama M, Du Toit J. Partial Extraction Therapies (PET) Part 2: Procedures and Technical Aspects[J]. Int J Periodontics Restorative Dent, 2017, 37(3):377-385.

[46]Dayakar MM, Waheed A, Bhat HS, et al. The socket-shield technique and immediate implant placement[J]. J Indian Soc Periodontol, 2018, 22(5):451-455.

[47]Bäumer D, Zuhr O, Rebele S, et al. The socket-shield technique: first histological, clinical, and volumetrical observations after separation of the buccal tooth segment - a pilot study[J]. Clin Implant Dent Relat Res, 2015, 17(1):71-82.

[48]Araújo MG, Lindhe J. Ridge alterations following tooth extraction with and without flap elevation: an experimental study in the dog[J]. Clin Oral Implants Res, 2009, 20(6):545-549.

[49]Fickl S, Zuhr O, Wachtel H, et al. Tissue alterations after tooth extraction with and without surgical trauma: a volumetric study in the beagle dog[J]. J Clin Periodontol, 2008, 35(4):356-363.

[50]Campelo LD, Camara JR. Flapless implant surgery: a 10-year clinical retrospective analysis[J]. Int J Oral Maxillofac Implants, 2002, 17(2):271-276.

[51]Abd-Elrahman A, Shaheen M, Askar N, et al. Socket shield technique vs conventional immediate implant placement with immediate temporization. Randomized clinical trial[J]. Clin Implant Dent Relat Res, 2020, 22(5):602-611.

[52]Esteve-Pardo G, Esteve-Colomina L, Jimenez D, et al. Dimensional Alterations Following Immediate Implant Placement Using the Socket-Shield Technique in the Anterior Maxilla: A Case Series[J]. Int J Periodontics Restorative Dent, 2022, 42(4):545-553.

[53]Bramanti E, Norcia A, Cicciù M, et al. Postextraction Dental Implant in the Aesthetic Zone, Socket Shield Technique

Versus Conventional Protocol[J]. J Craniofac Surg, 2018, 29(4):1037-1041.

[54]Han CH, Park KB, Mangano FG. The Modified Socket Shield Technique[J]. J Craniofac Surg, 2018, 29(8):2247-2254.

[55]Atef M, El Barbary A, Dahrous MSE, et al. Comparison of the soft and hard peri-implant tissue dimensional changes around single immediate implants in the esthetic zone with socket shield technique versus using xenograft: A randomized controlled clinical trial[J]. Clin Implant Dent Relat Res, 2021, 23(3):456-465.

[56]Sun C, Zhao J, Liu Z, et al. Comparing conventional flapless immediate implantation and socket-shield technique for esthetic and clinical outcomes: A randomized clinical study[J]. Clin Oral Implants Res, 2020, 31(2):181-191.

[57]Gluckman H, Salama M, Du Toit J. A retrospective evaluation of 128 socket-shield cases in the esthetic zone and posterior sites: Partial extraction therapy with up to 4 years follow-up[J]. Clin Implant Dent Relat Res, 2018, 20(2):122-129.

[58]Siormpas KD, Mitsias ME, Kotsakis GA, et al. The Root Membrane Technique: A Retrospective Clinical Study With Up to 10 Years of Follow-Up[J]. Implant Dent, 2018, 27(5):564-574.

[59]Khan A, Zahan N. Comparative outcome of socket shield method and conventional immediate implant implantation with immediate temporization- a 10 years follow-up-[J]. Int J Res Med Sci, 2023, 11(7):2372-2377.

[60]Chen L, Yang Z, Liu X, et al. CAD-CAM titanium preparation template for the socket-shield technique[J]. J Prosthet Dent, 2020, 123(6):786-790.

[61]Wei SM, Zhu Y, Wei JX, et al. Accuracy of dynamic navigation in implant surgery: A systematic review and meta-analysis[J]. Clin Oral Implants Res, 2021, 32(4):383-393.

[62]Pozzi A, Arcuri L, Kan J, et al. Navigation guided socket-shield technique for implant and pontic sites in the esthetic zone: A proof-of-concept 1-year prospective study with immediate implant placement and loading[J]. J Esthet Restor Dent, 2022, 34(1):203-214.

[63]Pozzi A, Arcuri L, Carosi P, et al. Clinical and radiological outcomes of novel digital workflow and dynamic navigation for single-implant immediate loading in aesthetic zone: 1-year prospective case series[J]. Clin Oral Implants Res, 2021, 32(12):1397-1410.

[64]Su H, Gonzalez-Martin O, Weisgold A, et al. Considerations of implant abutment and crown contour: critical contour and subcritical contour[J]. Int J Periodontics Restorative Dent, 2010, 30(4):335-343.

[65]González-Martín O, Lee E, Weisgold A, et al. Contour Management of Implant Restorations for Optimal Emergence Profiles: Guidelines for Immediate and Delayed Provisional Restorations[J]. Int J Periodontics Restorative Dent, 2020, 40(1):61-70.

[66]Huang H, Shu L, Liu Y, et al. Immediate Implant Combined with Modified Socket-Shield Technique: A Case Letter[J]. J Oral Implantol, 2017, 43(2):139-143.

图文编辑

刘　菲　刘　娜　康　鹤　肖　艳　王静雅　纪凤薇　刘玉卿　张　浩　曹　勇　杨　洋

图书在版编目（CIP）数据

牙种植轮廓美学：实战根盾技术：SST / 王劲茗，邓飞龙主编.

沈阳：辽宁科学技术出版社，2024. 12. -- ISBN 978-7-5591-3955-9

Ⅰ. R782.12

中国国家版本馆CIP数据核字第2024C13X10号

出版发行：辽宁科学技术出版社
（地址：沈阳市和平区十一纬路25号　邮编：110003）
印 刷 者：凸版艺彩（东莞）印刷有限公司
经 销 者：各地新华书店
幅面尺寸：210mm × 285mm
印　　张：11.5
插　　页：4
字　　数：240千字
出版时间：2024 年 12 月第 1 版
印刷时间：2024 年 12 月第 1 次印刷
出 品 人：陈　刚
责任编辑：殷　欣
封面设计：周　洁
版式设计：周　洁
责任校对：李　硕　王玉宝

书　　号：ISBN 978-7-5591-3955-9
定　　价：298.00 元

投稿热线：024-23280336
邮购热线：024-23280336
E-mail: irisin0120@163.com / cyclonechen@126.com
http: //www.lnkj.com.cn

关注辽科口腔好书　　咨询客服